Travail du Laboratoire du Dr Quenu (Hôpital Cochin)

G. PIQUAND

LES

Dégénérescences

DES

FIBRO-MYOMES DE L'UTÉRUS

PARIS

G. STEINHEIL, ÉDITEUR

2, RUE CASIMIR-DELAVIGNE, 2

1905

Les Dégénérescences

DES

FIBRO-MYOMES DE L'UTÉRUS

Travail du Laboratoire du Dr Quénu (Hôpital Cochin)

G. PIQUAND

ANCIEN INTERNE LAURÉAT DES HÔPITAUX
PROSECTEUR PROVISOIRE A LA FACULTÉ DE MÉDECINE

LES

Dégénérescences

DES

FIBRO=MYOMES DE L'UTÉRUS

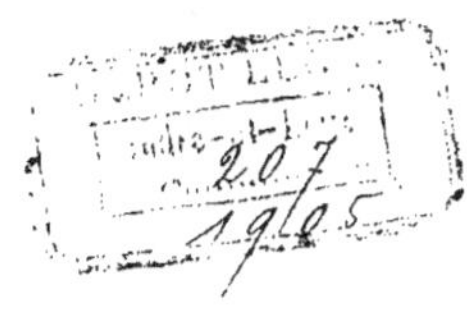

PARIS

G. STEINHEIL, ÉDITEUR

2, RUE CASIMIR-DELAVIGNE, 2

1905

A MES MAITRES DANS LES HOPITAUX

M. LE PROFESSEUR TILLAUX (**In Memoriam**).

M. LE PROFESSEUR RECLUS (**Internat** 1901).

M. LE PROFESSEUR AGRÉGÉ WALTHER (**Internat** 1902).

M. LE PROFESSEUR AGRÉGÉ QUÉNU (**Internat** 1903).

M. LE PROFESSEUR AGRÉGÉ FAURE (**Internat** 1900 et 1904).

M. LE PROFESSEUR AGRÉGÉ SEBILEAU (**Externat** 1899).

M. LE DOCTEUR RICHE (**Internat** 1902).

M. LE DOCTEUR LAUNAY (**Internat** 1903).

A MM. AUCLAIR, ROUTIER, SCHWARTZ, SOULIGOUX, THIERY

ERRATA

Page 134, ligne 23, *lire* : 6 cas de dégénérescence sur 205, *au lieu de* 605 fibromes.

Page 152, ligne 14, *lire* : plus grande fréquence de la forme fuso-cellulaire, *au lieu de* globo-cellulaire.

Page 222, ligne 29, *lire* : culs-de-sac glandulaires aberrants, *au lieu de* abondants.

Page 239, figure 26, *lire* : formations adénomateuses, *au lieu de* œdémateuses.

Page 262, ligne 24, *lire* : dégénérescence épithéliale du moignon, *au lieu du* myome.

Page 401, dernière ligne, *lire* 26 morts et 16 guérisons, *au lieu de* 6.

Page 413, ligne 24, *lire* : 13 interventions, *au lieu de* 33.

LES DÉGÉNÉRESCENCES
DES FIBRO-MYOMES DE L'UTÉRUS

INTRODUCTION

« Il existe dans l'histoire de la pathologie et de la chirurgie
utérine un fait curieux, c'est le peu d'importance que l'on a
pendant de longues années attribué aux fibro-myomes ; c'est seulement depuis quelques années que ces tumeurs ont été regar-
dées comme une affection sérieuse et même assez souvent
mortelle » (Lawson-Tait).

Tous les auteurs classiques sont d'accord en effet pour conseiller aux femmes qui ont des fibromes évoluant pacifiquement
de les garder avec espoir de les voir rétrocéder à l'époque de
la ménopause.

Déjà en 1893, dans la discussion qui eut lieu au *Congrès de
chirurgie* sur le traitement des fibro-myomes, de nombreux auteurs, Péan et Kœberlé entre autres, se sont élevés coutre cette
prétendue bénignité des fibromes et les considèrent comme des
tumeurs toujours graves qui légitiment les interventions les
plus radicales et doivent toujours tenir en éveil le médecin.

Depuis 1893 de nombreux travaux ont été consacrés à l'étude
des transformations des myomes et ont montré la fréquence et
la gravité de certaines de ces transformations, mais d'une part
la plupart des travaux ont été faits à un point de vue purement
histologique sans se préoccuper des symptômes cliniques qui

accompagnent ces transformations, d'autre part il n'a été fait aucun travail d'ensemble renseignant sur la fréquence relative, le moment de l'apparition, l'évolution clinique et le pronostic des principales dégénérescences qui peuvent atteindre les fibro-myomes de l'utérus.

Ayant eu l'occasion au cours de nos deux dernières années d'internat d'examiner un grand nombre de fibromes dans le ser-vice de M. Walther à la Pitié et surtout dans le service de M. Quénu, à Cochin, nous avons pu constater et étudier plusieurs cas d'altérations et de transformations de ces tumeurs ; il nous a paru intéressant de grouper toutes ces dégénérescences dans un même travail où nous essaierons de reprendre et de contrôler les études anatomo-pathologiques des auteurs précédents, de décrire les signes cliniques par lesquels ces transformations peu-vent être diagnostiquées ; enfin de rechercher jusqu'à quel point la possibilité de leur apparition assombrit le pronostic des fibro-myomes de l'utérus.

Ce travail repose essentiellement sur l'étude de 42 observa-tions de fibromes utérins dégénérés. Sur ces 42 fibromes dégéné-rés, nous avons trouvé :

11 cas de dégénérescence fibreuse ;

6 cas de dégénérescence calcaire ;

7 cas de dégénérescence œdémateuse ;

5 cas de dégénérescence sarcomateuse ;

4 cas de dégénérescence kystique ;

1 cas de suppuration ;

1 cas de nécrobiose totale ;

3 cas de gangrène.

4 cas de coexistence de fibromes et de cancer.

Nous diviserons l'étude des dégénérescences des fibromes en deux grandes classes : les unes résultant d'une évolution anor-male des éléments histologiques de la tumeur sans intervention d'aucun agent infectieux ; les autres succédant au contraire à une infection de la tumeur.

Dans la première classe nous étudierons successivement :

1° La dégénérescence fibreuse à laquelle nous rattacherons les quelques cas signalés de dégénérescence cartilagineuse ;

2° La dégénérescence calcaire à laquelle nous rattacherons de même quelques cas de transformation osseuse ;

3° La dégénérescence œdémateuse ;

4° La dégénérescence sarcomateuse ;

5° La dégénérescence télangiectasique ;

6° La dégénérescence épithéliale :

7° La dégénérescence fibro-kystique.

La dégénérescence graisseuse a été souvent signalée dans les cas de fibromes chez des femmes enceintes ; d'après plusieurs auteurs elle pourrait produire la diminution ou même la disparition de la tumeur : mais cette dégénérescence n'a été constatée histologiquement que deux fois par Freund et par Martin ; sur des fibromes en voie de nécrose, nous avons pu trouver en quelques points des traces de transformation graisseuse, nous n'avons pu observer aucun cas de transformation graisseuse généralisée à toute une tumeur.

Les matériaux nous manquent donc pour étudier cette dégénérescence.

Quant aux dégénérescences consécutives à une infection de fibro-myomes, nous les diviserons en deux classes, et nous étudierons successivement :

1° La suppuration ;

2° La gangrène des fibro-myomes.

PREMIÈRE PARTIE

DÉGÉNÉRESCENCES SIMPLES SANS INFECTION DES FIBRO-MYOMES

CHAPITRE PREMIER

DÉGÉNÉRESCENCE FIBREUSE

La dégénérescence fibreuse était complètement méconnue par les auteurs anciens qui regardaient les tumeurs utérines bénignes comme constituées uniquement par du tissu fibreux plus ou moins dense. Robin (1848) puis Lebert (1852) décrivirent les premiers sous le nom de fibroïdes des tumeurs utérines constituées par du tissu fibreux et des fibres musculaires lisses. Cruveilhier (1856) décrit encore les fibromes comme formés uniquement par du tissu fibreux le plus dense que l'on connaisse. Virchow (1854), Zencker (1864), Broca (1869), Hénocque (1869), Sévastopoulo (1875), confirment les idées de Robin et de Lebert en montrant la présence habituelle de fibres musculaires lisses dans ces tumeurs qu'ils proposent d'appeler non plus fibromes, mais myomes ou fibro-myomes.

Aujourd'hui, tous les histologistes considèrent la présence de tissu fibreux dans ces tumeurs comme une dégénérescence survenant au cours de leur évolution.

§ 1. — **Anatomie pathologique**.

En étudiant la structure du fibro-myome normal, on trouve presque constamment, autour des nodules fibromateux périvasculaires, des travées plus ou moins épaisses de tissu fibreux. C'est le développement exagéré de ces faisceaux, accompagné de la disparition du tissu musculaire, qui constitue la dégénérescence fibreuse.

Cette dégénérescence est extrêmement fréquente dans les fibromes anciens à longue évolution : tantôt la dégénérescence se généralise à la totalité ou à la plus grande partie de la tumeur, tantôt au contraire elle est bien localisée, de sorte qu'à la coupe on trouve un ou plusieurs petits nodules fibreux disséminés au milieu de tissu myomateux normal.

Obs. 1. — *Transformation fibreuse incomplète d'un fibrome, artériosclérose des artères utérines.* — Mme B..., âgée de 47 ans, entre dans le service de M. Quénu (pavillon Pasteur, hôpital Cochin) en juin 1902 pour un fibrome utérin dont elle est atteinte depuis plusieurs années.

Depuis trois mois, elle se plaint de douleurs assez vives et surtout de métrorrhagies abondantes survenant au moment des règles qui durent sept à huit jours et même davantage.

Au toucher, on sent une tumeur très dure de la grosseur des deux poings faisant complètement corps avec l'utérus.

Hystérectomie abdominale subtotale. La malade sort guérie au bout d'un mois.

EXAMEN MACROSCOPIQUE. — La tumeur, de la grosseur d'une tête de fœtus, est développée aux dépens de la partie postérieure et supérieure de l'utérus : sur une coupe verticale de l'utérus, elle se montre sous forme d'une masse blanc nacré régulièrement arrondie, d'aspect fasciculé, entourée complètement par une sorte de capsule formée par du tissu rougeâtre, en quelque sorte réticulé ; la tumeur très dure au toucher paraît fortement comprimée dans sa gaine ; après section, elle devient fortement convexe et tend à faire hernie au dehors, de telle sorte qu'il est impossible de juxtaposer les deux moitiés de la coupe.

A la périphérie, le tissu rouge réticulé qui entoure la tumeur se continue insensiblement avec le tissu utérin.

Examen microscopique. — Pratiqué sur plusieurs fragments pris les uns au centre, d'autres à la partie moyenne, d'autres à la périphérie de la tumeur. (Fixation à l'alcool. Coloration à l'hématoxylo-éosine.)

Les coupes d'un fragment pris au centre montrent un tissu fibro-myomateux à peu près normal présentant des vaisseaux à structure embryonnaire, entourés par des fibres musculaires lisses disposées concentriquement, entremêlées avec des bandelettes de tissu fibreux fasciculé.

Les coupes d'un fragment pris à la partie moyenne de la tumeur présentent un aspect notablement différent; les vaisseaux sont peu abondants, présentant une paroi peu distincte, difficile à distinguer d'une simple lacune; ils sont entourés par des faisceaux de tissu conjonctif disposés circulairement; entre ces faisceaux fibreux on aperçoit quelques débris de cellules musculaires reconnaissables à leur noyau bien coloré par l'hématoxylo-éosine.

Les coupes pratiquées à la périphérie de la tumeur montrent une disparition à peu près complète des vaisseaux et des fibres musculaires. On aperçoit exclusivement des faisceaux fibreux à disposition parallèle ou concentrique renfermant à peine entre eux quelques noyaux allongés. Les vaisseaux sont extrêmement rares : sur six coupes, deux ne renferment aucun vaisseau, trois renferment quelques vaisseaux à parois mal différenciées, une seule présente un vaisseau différencié entouré d'une double couronne de noyaux.

L'examen du tissu rouge réticulé qui entoure la tumeur montre que ce tissu est formé par des travées de tissu conjonctif renfermant de nombreuses fibres musculaires et de nombreux vaisseaux. Le contraste est absolument frappant entre la coupe d'un fragment de la périphérie de la tumeur presque complètement avasculaire et la coupe du tissu périphérique immédiatement juxtaposé à ce fragment qui renferme au contraire de nombreuses fibres musculaires et de nombreux vaisseaux.

L'examen du pédicule vasculaire de l'utérus, un peu au-dessus du plan de section, montre des lésions intéressantes : les veines sont normales. L'artère utérine donne au doigt une sensation très nette de dureté, de rigidité ; sur une coupe sa paroi paraît épaissie et sa lumière au contraire rétrécie. A l'examen microscopique, on constate une multiplication des cellules de l'endartère qui détermine un épaississement notable de la tunique interne. Ces lésions vasculaires paraissent surtout marquées sur l'artère utérine du côté gauche.

Obs. 2. — *Transformation fibreuse au début.* — Mme L..., âgée de 48 ans, entre dans le service de M. Quénu (pavillon Pasteur, hôpital Cochin) pour un fibrome utérin volumineux déterminant depuis plusieurs mois des hémorragies abondantes au moment des règles.

Hystérectomie subtotale, le 12 avril 1903.

La malade quitte l'hôpital le 14 mai.

EXAMEN MACROSCOPIQUE. — La tumeur, du poids de 1.250 grammes, est formée par une série de nodules très durs régulièrement arrondis, de coloration blanc nacré, entourés complètement par du tissu rouge lâche richement vascularisé. Les dimensions des nodules sont très variables, les deux plus gros ont à peu près le volume d'une petite orange, les plus petits ont à peine le volume d'un pois.

L'examen histologique des plus petits nodules montre du tissu fibro-myomateux absolument normal.

L'examen des deux nodules les plus volumineux montre qu'ils sont formés par du tissu fibreux et du tissu musculaire lisse, mais le tissu fibreux est beaucoup plus abondant qu'à l'état normal, il s'insinue entre les fibres musculaires et dissocie leurs faisceaux ; d'une façon très nette, on constate que les bandes de tissu fibreux se trouvent presque exclusivement dans le voisinage des vaisseaux sanguins, autour desquels elles forment une sorte d'anneau fibreux.

L'examen du pédicule vasculaire de l'utérus montre peu de modification. Toutefois, l'artère utérine du côté droit semble un peu plus volumineuse et un peu plus dure que normalement. A l'examen histologique de la paroi artérielle, l'endartère paraît épaissie.

Obs. 3. — *Dégénérescence fibreuse partielle.* — Mme X..., âgée de 45 ans, entre à la Pitié dans le service de M. Walther pour un fibrome utérin occasionnant depuis cinq mois des douleurs vives et une incapacité presque complète de travail. Hémorragies assez peu abondantes survenant seulement au moment des règles qui durent cinq à six jours.

Hystérectomie subtotale le 11 juin 1902.

La malade quitte l'hôpital un mois après.

EXAMEN MACROSCOPIQUE. — Tumeur du volume d'une tête de fœtus, de forme irrégulière, mamelonnée, composée de plusieurs fibromes séparés par un tissu intermédiaire très vasculaire.

Le plus gros de ces fibromes, du volume d'une orange, présente à sa partie moyenne deux taches jaunes de forme irrégulière au niveau desquelles l'aspect lobulé du fibrome disparaît complètement : au niveau de ces taches, le tissu est très dur, difficile à couper au scalpel.

EXAMEN MICROSCOPIQUE. — L'examen d'un fragment pris dans les points où le myome paraît normal montre que ces parties sont formées par du tissu musculaire et du tissu fibreux plus abondant qu'à l'état normal ; comme dans les préparations de la pièce précédente, les vaisseaux paraissent entourés d'un cercle de tissu fibreux.

L'examen d'un fragment pris au milieu d'une des taches jaunes montre qu'à ce niveau la tumeur est formée presque exclusivement par des bandelettes de tissu fibreux à direction parallèle renfermant entre elles quelques fibres musculaires lisses dont les noyaux se colorent mal par les réactifs. Entre ces bandelettes de tissu fibreux on aperçoit également de petites vésicules graisseuses allongées suivant la direction des bandes de tissu fibreux. Les vaisseaux sont peu abondants, mais perméables.

L'examen d'une coupe prise à l'union du tissu normal et du tissu jaunâtre montre bien l'évolution des lésions.

A la partie périphérique de la coupe, on trouve encore de nombreuses fibres musculaires lisses entre lesquelles on voit des plaques fibreuses et des bandes de tissu fibrillaire. A mesure qu'on se rapproche du centre les bandes de tissu fibreux deviennent plus abondantes, pénètrent et dissocient les cellules musculaires dont les noyaux deviennent de moins en moins apparents ; en même temps les anneaux fibreux qui entourent les vaisseaux deviennent plus épais et rétrécissent leur lumière. Vers le centre de la tache, on ne trouve plus guère que du tissu fibreux ondulé renfermant quelques vaisseaux perméables, quelques fibres musculaires difficilement reconnaissables et des gouttelettes de graisse plus ou moins volumineuses.

L'examen des pédicules vasculaires de l'utérus montre nettement un épaississement de la paroi de l'utérus avec lésions d'endartérite chronique.

Obs. 4. — *Dégénérescence fibreuse totale.* — Fibrome du poids de 1500 gr. développé aux dépens du fond de l'utérus, opéré à Broussais par M. Chaput et remis à nous par M. Français, interne du service en novembre 1902.

Tumeur régulièrement arrondie du volume d'une tête de fœtus : la tumeur au toucher présente une coloration blanc hyalin tirant sur le jaune ; sa consistance est dure, élastique, presque cartilagineuse.

Examen microscopique. — Dans la majeure partie de la tumeur, il est impossible de distinguer autre chose que des faisceaux conjonctifs fibrillaires avec une substance intermédiaire très abondante ; de loin en loin, on voit quelques noyaux, ou mieux quelques débris de noyaux complètement déformés. Les vaisseaux ont totalement disparu, c'est à peine si on voit quelques petites lacunes irrégulièrement aplaties, autour desquelles le tissu fibreux paraît s'enrouler en forme de tourbillons.

Obs. 5. — Communiquée à la Société de chirurgie par M. Quénu, le

28 janvier 1902. (Préparations histologiques de M. Landel.) — Fibrome
intra-pariétal sphérique du volume d'une orange.

Sur la coupe, tissu grisâtre ardoisé paraissant presque exsangue avec
îlots jaunâtres, disséminés de la taille d'un pois.

A L'EXAMEN HISTOLOGIQUE, ce tissu grisâtre paraît formé par du tissu
fibreux et du tissu musculaire lisse, comme on l'observe normalement.
Mais le tissu fibreux est très abondant, il s'insinue entre les fibres musculaires, dont il dissocie les faisceaux, et entoure les vaisseaux sanguins,
autour desquels il forme de larges zones fibreuses, d'aspect homogène.
Ces vaisseaux sont d'ailleurs abondants et leur lumière est parfaitement
libre, mais rétrécie par des cercles de tissu fibreux.

A un plus fort grossissement, on constate que les éléments vivants,
fibres musculaires lisses et cellules endothéliales des vaisseaux, contiennent de fines gouttelettes graisseuses. Les noyaux des fibres lisses
se colorent mal par les réactifs, ce qui marque un certain degré d'atrophie.
Les masses jaunâtres sont constituées par des vésicules remplies de graisse,
vésicules occupant la place d'anciens faisceaux musculaires lisses dont
les parois sont bien conservées et en dessinent nettement les contours.

Ce fibro-myome présente donc une dégénérescence par sclérose et transformation granulo-graisseuse des éléments.

Les observations que nous venons de citer nous permettent maintenant de décrire les lésions anatomiques qui accompagnent la dégénérescence fibreuse des fibro-myomes utérins.

Les tumeurs envahies par cette dégénérescence sont habituellement dures et difficiles à couper. A l'œil nu, elles ont une couleur jaunâtre, ou bien un aspect brillant, nacré, en quelque sorte
cartilagineux ; à leur niveau l'aspect lobulé habituel des fibro-
myomes disparaît. Tantôt la dégénérescence est totale, et toute
la tumeur présente le même aspect et la même consistance, tantôt et plus souvent la dégénérescence est partielle se traduisant
par la présence de masses jaunâtres, dures, non lobulées au sein
d'un myome dont le reste paraît normal. A l'examen microscopique, on remarque essentiellement le développement du tissu
fibreux qui remplace le tissu musculaire : ce tissu fibreux affecte
une disposition variable suivant que la transformation est plus
ou moins avancée.

La dégénérescence peut débuter en deux points, soit par la périphérie, soit par le centre des lobules myomateux :

a) Lorsque la dégénérescence commence par la périphérie du nodule (obs. 1), elle se traduit d'abord simplement par le développement du tissu conjonctif internodulaire qui s'épaissit tandis que le nodule myomateux s'atrophie ; les fibres musculaires lisses qui le constituent s'altèrent et deviennent difficiles à colorer, en même temps les vaisseaux nourriciers tendent à diminuer ou même à s'oblitérer presque complètement.

A un stade plus avancé, les fibrilles conjonctives internodulaires pénètrent dans l'intérieur du nodule myomateux sous forme de bandelettes plus ou moins épaisses qui dissocient et enserrent les fibres musculaires ; celles-ci se présentent alors sous forme d'ilots irréguliers perdus au milieu de la masse du tissu fibreux. Enfin, à un dernier stade, les fibres musculaires disparaissent complètement, on ne voit plus que des faisceaux conjonctifs fibrillaires avec une substance intermédiaire plus ou moins abondante renfermant par endroits des débris de noyaux complètement déformés, et de simples lacunes irrégulièrement aplaties et à peine perméables (obs. 3).

b) Lorsque la dégénérescence débute par le centre des nodules myomateux, on constate au début une altération des vaisseaux nourriciers dont la paroi s'épaissit et s'entoure d'une sorte d'anneau de tissu fibreux : ce tissu fibreux se développe peu à peu et envahit le tissu musculaire qui s'atrophie et finit par disparaître plus ou moins complètement comme dans le cas précédent.

Dans la grande majorité des cas les deux processus de dégénérescence fibreuse périphérique et de dégénérescence fibreuse centrale sont associés et se rencontrent sur la même tumeur, concourant simultanément à la disparition du tissu musculaire et à son remplacement par du tissu fibreux (obs. 2, 3, 5).

Dans tous ces cas, qu'il s'agisse de dégénérescence fibreuse périphérique ou centrale, il y a toujours en même temps des lésions importantes d'endartérite chronique qui se montrent non seulement au niveau des petits vaisseaux, mais encore au niveau des artères utérines. C'est là un fait qui, à notre connaissance, n'a pas encore été signalé, et qui, croyons-nous, est absolument capital dans la pathogénie de cette dégénérescence.

§ 2. — **Pathogénie.**

L'évolution de la dégénérescence fibreuse nous paraît, en effet, étroitement liée à une altération vasculaire. L'étude anatomique que nous avons faite dans le chapitre précédent des lésions nous montre d'une façon nette trois caractères importants :

1° A mesure que la transformation fibreuse devient plus complète, les vaisseaux nourriciers du fibrome diminuent et deviennent moins perméables ;

2° Les artères présentent des lésions nettes d'endartérite chronique ;

3° Le tissu fibreux se forme, dans certains cas, d'une façon très nette, autour des vaisseaux.

De ces faits, il nous semble que l'on peut conclure que la transformation fibreuse est une sclérose ou, si l'on préfère, une cirrhose, à point de départ vasculaire, de tous points comparable aux scléroses cardiaque, rénale, médullaire.

La transformation du tissu musculaire en tissu fibreux peut se faire suivant deux mécanismes :

A. Par propagation inflammatoire ;

B. Par sclérose dystrophique.

A. La *propagation inflammatoire* est évidente dans les cas où le tissu fibreux apparaît d'abord autour des vaisseaux atteints d'endartérite ; du péri-artère, l'inflammation passe au parenchyme voisin et entraîne le développement du tissu conjonctif.

B. La *sclérose dystrophique* joue également un rôle important dans l'évolution de la dégénérescence fibreuse : l'endartérite oblitérante diminue progressivement l'apport du sang par les vaisseaux nourriciers ; sous l'influence de l'ischémie les éléments nobles du tissu myomateux, c'est-à-dire les fibres musculaires lisses, disparaissent peu à peu ; un travail inverse s'établit dans le tissu conjonctif qui se développe de manière à prendre la place des éléments disparus ; la sclérose par ischémie ainsi constituée débute non autour des vaisseaux comme la sclérose inflammatoire, mais au contraire à la périphérie des lobules myomateux, le plus loin possible des centres vasculaires.

Les deux mécanismes de sclérose que nous venons d'indiquer évoluent en général simultanément et concourent au remplacement du tissu musculaire par le tissu fibreux. Ils expliquent bien les deux modes de début de la dégénérescence fibreuse que nous avons signalés, savoir :

1° Dégénérescence périphérique loin des vaisseaux par ischémie et sclérose trophique ;

2° Dégénérescence centrale péri-vasculaire par propagation de l'inflammation.

Dans les deux cas le rôle essentiel revient aux altérations des vaisseaux, à l'inflammation chronique des artères utérines et de leurs branches. Quant aux causes de cette lésion vasculaire elles sont probablement assez variables suivant les cas, mais il en est une extrêmement importante que l'on retrouve dans presque toutes les observations : c'est l'approche de la ménopause. A ce moment, en même temps que l'appareil génital s'atrophie, on constate d'une façon constante des lésions vasculaires importantes, les veines deviennent variqueuses, les parois des artères utérines s'épaississent, s'infiltrent souvent de granulations calcaires qui diminuent à la fois le calibre et la contractilité : rien d'étonnant à ce que ces lésions d'endartérite chronique soient suffisantes pour déterminer la sclérose, la transformation

fibreuse des myomes. C'est ce qui nous explique que cette dégénérescence se montre toujours chez des femmes âgées, près de
la ménopause, très exceptionnellement chez des femmes jeunes.
Toutes nos observations de dégénérescence fibreuse ont trait
à des malades âgées de plus de 40 ans.

§ 3. — **Complications anatomiques de la dégénérescence fibreuse.**

La dégénérescence fibreuse peut exister seule, mais elle peut
aussi s'accompagner d'autres lésions : transformation calcaire,
œdémateuse, cartilagineuse, nécrose du fibrome.

1° Transformation calcaire. — Elle peut être plus ou moins
complète depuis l'infiltration de quelques grains jusqu'à une
transformation totale ; nous l'étudierons au chapitre suivant.

2° Transformation œdémateuse. — La transformation œdémateuse compliquant la dégénérescence fibreuse est assez rare, nous
avons pu en observer un cas.

Obs. 6. — Fibrome du poids de 125 grammes, développé aux dépens
du fond et de la face postérieure de l'utérus, opéré à Cochin par
M. Faure, octobre 1903.

Tumeur régulièrement arrondie entourée d'une capsule de tissu lâche
richement vascularisé. A la coupe, la tumeur paraît très dure dans
la presque totalité de son étendue, sauf au centre où elle est très ramollie.
A ce niveau, on voit une tache de coloration jaunâtre constituée par
un tissu extrêmement mou ressemblant à une sorte de gelée.

EXAMEN MICROSCOPIQUE. — L'examen d'un fragment pris à la périphérie de la tumeur montre une dégénérescence fibreuse presque
complète formée par du tissu fibreux adulte, rose, fasciculé, avec de
rares noyaux allongés et quelques fibres musculaires.

L'examen d'un fragment pris au niveau de la tache centrale montre
une sorte de réseau formé par des fibrilles conjonctives et par quelques
fibres musculaires ; les mailles de ce réseau sont remplies par une substance grenue œdémateuse sans structure appréciable, non colorable par
les réactifs ; de loin en loin on constate la présence, au milieu des

mailles du réseau, de vaisseaux volumineux à lumière large beaucoup plus développée que ceux de la zone périphérique.

Cette observation montre un exemple type de dégénérescence fibreuse et œdémateuse associées ; il semble que la dégénérescence fibreuse soit survenue la première et que la dégénérescence œdémateuse soit venue secondairement.

Quant au mécanisme de ces transformations, sans vouloir empiéter ici sur l'étude de la dégénérescence œdémateuse que nous faisons plus loin (chapitre III), nous pouvons dire que la sclérose périphérique paraît avoir déterminé l'œdème central en comprimant les veines de la tumeur, en gênant la circulation en retour et en déterminant ainsi la congestion des vaisseaux du centre de la tumeur, comme le montre l'existence à ce niveau de vaisseaux volumineux et dilatés.

3° **Dégénérescence cartilagineuse.** — Quelques auteurs ont signalé dans des cas de dégénérescence fibreuse complète la formation de tissu cartilagineux.

Ridder (1) signale l'homogénéité de la substance inter-cellulaire de certains fibro-myomes atteints de dégénérescence fibreuse, et pense que, dans ces cas, il peut y avoir formation de tissu cartilagineux.

Cruveilhier (2) signale plusieurs cas dans lesquels il a trouvé au sein de fibro-myomes la présence de noyaux d'aspect cartilagineux, mais à l'examen histologique il reconnut que ces noyaux étaient formés uniquement par du tissu fibreux condensé.

Berneaudeaux (th. de Paris 1857) décrit la dégénérescence cartilagineuse des myomes, mais reconnaît n'avoir jamais rencontré au microscope de cellules cartilagineuses dans ces tumeurs.

Plusieurs des pièces que nous avons examinées avaient des noyaux durs rappelant plus ou moins l'aspect de cartilage, mais

(1) RIDDER in WEBER, *Ueber fibröse Körper der Gebärtmutter*. Dorpat, 1852.
(2) CRUVEILHIER, *loc. cit.*

nous n'avons trouvé à l'examen microscopique que du tissu fibreux condensé sans jamais voir de cellules cartilagineuses.

Aucune observation, à notre connaissance, ne signale la présence de ces cellules dans un fibro-myome, aussi sans nier la possibilité de la transformation cartilagineuse, nous devons conclure qu'il ne semble y avoir aucun cas certain de cette transformation.

4° **Nécrose**. — La nécrose constitue une complication fréquente de la dégénérescence fibreuse, et mérite d'être étudiée un peu plus longuement.

Obs. 7. — Fibrome du poids de 700 grammes, opéré à Broussais par M. Chaput, et remis à nous par M. Français, interne du service décembre 1902).

EXAMEN MACROSCOPIQUE. — Tumeur dure, de forme allongée, légèrement bosselée, implantée sur la paroi postérieure de l'utérus.

Sur une coupe sagittale, on voit une portion périphérique capsulaire, puis la tumeur proprement dite : celle-ci présente dans la plus grande partie de son étendue une coloration grisâtre et un aspect à peu près normal, mais la portion centrale a une coloration jaune brun et est moins dure que le reste de la tumeur.

EXAMEN MICROSCOPIQUE. (Coloration à l'hématoxylo-éosine.) — L'examen d'un fragment pris à la périphérie, dans le voisinage de la capsule, montre des lésions de dégénérescence fibreuse. A un faible grossissement on voit que la tumeur est constituée par un tissu rose entrecoupé de plaques de coloration jaune.

Avec un grossissement plus fort, on voit que les plaques jaunes sont formées par des fibrilles de tissu conjonctif adulte, le tissu rosé est constitué par un enchevêtrement de fibres musculaires et de bandelettes conjonctives : de loin en loin on aperçoit des vaisseaux dont la paroi paraît épaissie. et la lumière rétrécie.

L'examen d'un fragment pris au milieu de la tache jaune centrale montre une substance fibrillaire au sein de laquelle il est impossible de reconnaître une structure nette : les fibrilles sont toutes dissociées et ne présentent aucune affinité pour les colorants, on ne distingue aucun vaisseau.

L'examen d'un fragment pris à la limite de la masse centrale dégénérée montre la succession des lésions. Sur les coupes prises à la périphérie du fragment, on reconnaît encore des fibres musculaires et des vaisseaux noyés dans un réseau de tissu conjonctif fasciculé, puis à mesure qu'on examine des coupes plus rapprochées de la masse centrale on voit disparaître les noyaux et los vaisseaux ; sur les dernières coupes, on ne voit plus que des bandelettes conjonctives ondulées impossibles à colorer.

Obs. 8 (communiquée à la Société de chirurgie par M. Quénu le 28 janvier 1902). — Préparations histologiques faites par M. Landel.

Utérus contenant plusieurs fibro-myomes dégénérés. Les uns, sous-muqueux présentent à la coupe un aspect rosé, homogène ; un autre, intra-pariétal et de la taille d'une orange, possède une zone périphérique calcifiée, une zone moyenne pourpre foncée et une zone centrale brune ayant l'apparence du caoutchouc.

A L'EXAMEN HISTOLOGIQUE le tissu rosé des tumeurs sous-muqueuses présente un tissu fibreux abondant avec des fibres musculaires lisses tantôt normales, tantôt un peu atrophiées ; les noyaux se colorent moins bien qu'à l'état normal par les réactifs. Les vaisseaux sont nombreux, non thrombosés, à lumière présentant des dimensions non sensiblement réduites.

La zone moyenne pourpre foncé présente une atrophie notable des éléments musculaires lisses dont les noyaux sont réduits de volume et se colorent mal par les réactifs; la lumière des vaisseaux, d'ailleurs peu abondants, est notablement réduite.

Enfin la zone centrale montre une dégénérescence complète des éléments vivants qui cessent de présenter aucune élection pour les réactifs, mais demeurent sur place sans se désagréger. On retrouve dans ce tissu conjonctif quelques vaisseaux dont la lumière est restée distincte, bien qu'extrèmement réduite.

Obs. 9. — *Dégénérescence fibreuse avec nécrose partielle.* — Mme T.,, âgée de 48 ans, entrée à l'hôpital Cochin, service de M. Quénu, pour un fibrome utérin datant déjà de plusieurs années, et déterminant depuis environ six mois des douleurs vives, et des hémorragies assez abondantes.

Hystérectomie subtotale le 26 janvier 1903.

La malade quitte l'hôpital le 12 mars.

EXAMEN MACROSCOPIQUE. — Tumeur régulièrement arrondie développée aux dépens de la moitié supérieure de l'utérus.

Au-dessus de la tumeur principale, on voit sept tumeurs beaucoup plus petites formant une sorte de grappe.

A la coupe, le tissu utérin paraît bourrelé de fibromes interstitiels : l'un d'eux, plus volumineux, situé au-dessus de la cavité utérine constitue à lui seul presque toute la tumeur; au-dessus on voit un deuxième fibrome moins volumineux, puis toute une série de petits nodules fibromateux. La tumeur principale, régulièrement arrondie, est entourée d'une sorte de capsule de tissu celluleux réticulé, richement vascularisé, d'aspect rougeâtre ; la tumeur elle-même est très dure à la coupe et irrégulièrement mamelonnée, elle présente une coloration inégale blanche par endroits, jaunâtre en d'autres. A la périphérie de la tumeur, dans le voisinage de l'extrémité supérieure on aperçoit une tache irrégulière de couleur violacée, présentant en son milieu une petite cavité irrégulière, du volume d'un pois à demi remplie par une sorte de bouillie grisâtre.

Examen microscopique. — L'examen d'un fragment pris à la périphérie de la tumeur montre des lésions de dégénérescence fibreuse ; dans les parties blanches, la structure est presque normale. Sur les coupes on voit des éléments musculaires facilement colorables et des vaisseaux assez nombreux largement perméables entourés par des bandes de tissu fibreux. Au niveau des taches jaunes, la dégénérescence est plus avancée, les fibres musculaires, très peu nombreuses, sont à peine visibles, difficilement colorables, les vaisseaux rares à peine perméables ; le tissu est formé presque exclusivement par des bandes de tissu fibreux colorées en rose par l'éosine.

L'examen d'un fragment pris au centre et comprenant la paroi de la cavité centrale montre, en allant de la périphérie vers le centre, des lésions de dégénérescence fibreuse totale puis de nécrose. Les premières coupes montrent un tissu uniformément rosé, formé par des bandes fibreuses colorées par l'éosine, ne renfermant aucun vaisseau. A mesure qu'on se rapproche de la paroi de la cavité, le tissu fibreux devient moins homogène et moins bien colorable, la paroi elle-même est formée par un grand nombre de fibrilles à disposition très irrégulière, en quelque sorte effilochées, à peine colorables en gris bistre par l'éosine. Le centre de la cavité renferme une substance grenue amorphe non colorable mélangée de quelques fibrilles complètement dissociées. L'examen des vaisseaux du pédicule montre un épaississement de la paroi des artères utérines avec lésions d'endartérite.

Obs. 10. — Fibrome du poids de 500 grammes enlevé par M. Quénu (1902).

Examen macroscopique. — Tumeur régulièrement arrondie, développée aux dépens de la partie antérieure et latérale droite de l'utérus. A la coupe la tumeur présente une consistance dure, sa coloration est grisâtre parsemée de taches rouge brun plus ou moins foncées.

Au centre, on voit une plaque de coloration jaune ocre, présentant en son centre une cavité irrégulière, du volume d'une grosse noisette, remplie par une substance molle, grisâtre, analogue à de la bouillie.

L'EXAMEN MICROSCOPIQUE montre des lésions très analogues à celles de la pièce précédente.

A la périphérie, on trouve des lésions de dégénérescence fibreuse plus ou moins avancée dans les parties blanches, presque totale dans les parties brune.

La tache centrale est constituée exclusivement par du tissu fibreux presque complètement dépourvu de vaisseaux. A mesure qu'on se rapproche de la cavité centrale, ce tissu se désagrège, devient impossible à colorer et finalement se réduit à une multitude de fibrilles irrégulièrement effilochées, flottant dans une sorte de bouillie complètement amorphe qui remplit la cavité centrale.

Les quatre observations que nous venons de rapporter nous permettent de décrire toutes les phases de la nécrose survenant à la suite de transformation fibreuse d'un myome.

La nécrose se montre de préférence au centre d'un fibromyome présentant des lésions avancées de dégénérescence fibreuse.

A un premier stade, elle se traduit uniquement par un changement de coloration et de consistance de la tumeur. Au niveau des points en voie de nécrose, on voit apparaître des taches de coloration brunâtre présentant la consistance et l'aspect du caoutchouc, puis peu à peu la consistance diminue, le tissu fibreux se ramollit complètement, finit par se dissocier et aboutit à la formation de cavités à parois irrégulières, déchiquetées, remplies d'une substance molle, blanchâtre, ressemblant à de la bouillie.

L'examen microscopique montre d'une façon plus complète la succession des lésions ; au début, on constate seulement la disparition des fibres musculaires, la diminution des vaisseaux, la tumeur n'étant plus formée que par des faisceaux conjonctifs difficiles à colorer (obs. 7). A une période un peu plus avancée (obs. 8), on constate une dégénérescence complète des éléments conjonctifs qui cessent de présenter aucune élection pour les réactifs, mais demeurent sur place sans se désagréger ; à ce stade les vaisseaux sont encore perméables mais extrêmement réduits. A la dernière période, les vaisseaux disparaissent complètement, le tissu fibreux se dissocie, s'effiloche en fibrilles et finit par se désagréger et par se réduire en une véritable bouillie amorphe (obs. 9 et 10).

Sur une pièce présentant des lésions de nécrose complète comme celles des observations 9 et 10, on peut retrouver, en examinant les diverses parties de la tumeur, tous les stades de la dégénérescence qui va du tissu myomateux normal à la nécrose en passant par la dégénérescence fibreuse.

A la périphérie de la tumeur les coupes montrent du tissu souvent presque normal, en voie de dégénérescence fibreuse plus ou moins avancée. Plus en dedans, on ne voit que du tissu fibreux pur, faiblement vasculaire ; plus en dedans, encore ce tissu se dissocie et s'effiloche en fibrilles qui vont se perdre dans la masse centrale ; enfin cette dernière apparaît comme une substance amorphe, grenue ou vaguement fibrillaire à peine colorée, dans laquelle il est impossible de distinguer aucun élément vivant.

La pathogénie de ces altérations nous paraît extrêmement simple : nous avons vu plus haut que la dégénérescence fibreuse est toujours en rapport avec des lésions vasculaires, avec des lésions d'endartérite oblitérante ; ces lésions peuvent aboutir à l'oblitération complète des vaisseaux déterminant l'ischémie complète de certains points des plaques fibreuses de nouvelle formation ; il se produit alors non pas de la gangrène puisqu'il n'y a pas de germes infectieux, mais une véritable nécrobiose par suite du défaut de nutrition ; les éléments du tissu fibreux dégénèrent, se ramollissent et finissent par tomber en déliquescence, formant ainsi ces cavités kystiques, pleines d'une bouillie plus ou moins blanchâtre, que nous avons trouvées sur nos pièces.

§ 4. — Évolution clinique de la dégénérescence fibreuse.

« La symptomatologie de la dégénérescence fibreuse des myomes utérins ne présente aucune particularité ; le diagnostic en est impossible », disent les quelques auteurs qui ont étudié cette dégénérescence.

Cette opinion nous paraît beaucoup trop absolue, l'étude des cas que nous avons pu observer, la lecture des observations publiées, nous ont au contraire laissé cette impression que très souvent la dégénérescence fibreuse se traduit par des symptômes assez nets qui peuvent attirer l'attention.

Presque toujours cette dégénérescence atteint des tumeurs assez peu volumineuses, ne dépassant qu'exceptionnellement le volume d'une tête d'enfant, presque toujours elle se montre quelque temps avant l'époque de la ménopause.

Dans certains cas, l'évolution est insidieuse, la malade ne ressent aucun symptôme fonctionnel, la tumeur n'augmente pas de volume, mais tend au contraire plutôt à diminuer ; l'augmentation de consistance de la tumeur, qui devient plus dure, presque ligneuse, constitue le seul signe de la dégénérescence et souvent ce signe est peu net, demande à être recherché très attentivement ou même n'est pas perçu. Toutefois, cette évolution insidieuse nous paraît rare. Dans la grande majorité des cas, la dégénérescence fibreuse se traduit par des symptômes fonctionnels assez intenses consistant en douleurs et en métrorrhagies. Ces symptômes sont d'autant plus caractéristiques qu'ils surviennent souvent après une période d'indolence complète durant depuis plusieurs années.

Voici en effet à quoi peut se résumer en quelques mots l'histoire clinique de la plupart des malades dont nous avons eu l'observation :

« Mme X..., âgée de 40 à 50 ans, est venue consulter pour un fibrome dont elle est atteinte depuis plusieurs années, mais qui pendant longtemps n'a occasionné aucun trouble, si ce n'est une abondance plus considérable et une durée plus longue des règles.

« Il y a 4 ou 5 mois elle a été prise de douleurs assez vives, les métrorrhagies sont devenues plus considérables au point que la malade, qui jusqu'à ce jour attendait patiemment le moment de sa ménopause, vient demander à être débarrassée de sa tumeur.

« On opère et on trouve un fibrome en voie de dégénérescence fibreuse. »

Par conséquent, toutes les fois qu'un fibrome ancien donne lieu à des troubles de douleurs et de métrorrhagies chez une femme âgée, on devra penser à une dégénérescence fibreuse. Et étant donné la fréquence de cette dégénérescence, cette simple supposition pourra être bien près de devenir un diagnostic ferme si on a pu suivre l'évolution de la tumeur et constater qu'au moment où apparaissaient les troubles fonctionnels, la tumeur devenait plus dure et tendait à diminuer plutôt qu'à augmenter de volume.

L'évolution ultérieure des tumeurs ayant subi la dégénérescence fibreuse est extrêmement intéressante à étudier ; nous avons déjà signalé, au début de ce travail, l'opinion éminemment fausse, selon nous, de la plupart des auteurs classiques qui admettent que, dans la majorité des cas, au moment de la ménopause, les fibro-myomes de l'utérus diminuent de volume, cessent d'être gênants et même peuvent disparaître complètement ; c'est évidemment par dégénérescence fibreuse ou calcaire que peut se produire cette atrophie des myomes : de fait, dans un nombre assez considérable de cas, on a trouvé à l'autopsie de vieilles femmes des myomes transformés complètement en tissu fibreux ou crétacé qui ne donnaient lieu à aucune gêne durant la vie.

Nous-même avons pu en observer un cas des plus nets :

Obs. 11. — Mme X..., âgée de 70 ans, entre à l'hôpital de la Pitié dans le service de M. Walther pour une occlusion intestinale au mois de mars 1902. On pratique d'urgence un anus contre nature.

La malade traîne pendant quelque temps en s'affaiblissant sans cesse et meurt au bout de quarante jours.

A l'autopsie, on trouve un cancer du côlon ilio-pelvien ayant déterminé les accidents d'occlusion, de plus on trouve une tumeur extrêmement dure, arrondie, développée aux dépens de la face postérieure de l'utérus.

L'examen histologique montre que cette tumeur était formée uniquement de tissu fibreux, presque complètement dépourvu de vaisseaux.

La malade, lors de son examen clinique, avait déclaré avoir eu autrefois des métrorrhagies assez abondantes qui avaient été attribuées à la présence d'un fibrome utérin et qui avaient complètement cessé depuis environ 10 ans ; il s'agissait donc d'un fibro-myome ayant donné lieu à quelques troubles au moment de la ménopause, puis s'étant atrophié par dégénérescence fibreuse.

Il nous paraît donc indiscutable d'admettre que, dans certains cas, la dégénérescence fibreuse peut amener l'atrophie d'un myome, mais d'après les pièces que nous avons examinées, d'après la plupart des observations publiées, cette atrophie par transformation fibreuse se rencontre à peu près exclusivement dans les cas de petits fibromes à peine perceptibles à l'examen, ne donnant lieu à aucun trouble fonctionnel. Nous n'avons, au contraire, pu retrouver aucune observation dans laquelle un fibrome volumineux donnant lieu à des troubles fonctionnels intenses se fût atrophié et cessât de devenir gênant au moment de la ménopause.

Si la dégénérescence fibreuse paraît incapable d'amener l'atrophie des myomes bien développés, elle peut être la cause de complications graves. Nous avons étudié les lésions vasculaires qui accompagnent la dégénérescence fibreuse, et montré comment cette dégénérescence peut aboutir à la nécrobiose et à la déliquescence du tissu fibromateux. Or le myome ainsi ischémié et nécrosé constitue un lieu de moindre résistance, un véritable terrain de culture pour les divers microorganismes. Il peut facilement s'infecter et donner lieu aux accidents graves de suppuration et de gangrène que nous étudions dans la deuxième partie de ce mémoire.

Nous en arrivons à cette conclusion : Dans quelques cas de fibro-myomes peu volumineux et peu gênants, la dégénérescence fibreuse survenant au moment de la ménopause peut sans doute amener l'atrophie de la tumeur. Dans tous les autres cas, l'atrophie est absolument exceptionnelle ; bien au contraire la dégénérescence fibreuse, survenant sous l'influence des troubles vasculaires, des accidents d'artériosclérose qui accompagnent la ménopause, constitue une véritable complication : d'une part elle détermine fréquemment des symptômes fonctionnels assez graves (douleurs, métrorrhagies, compressions des organes voisins), d'autre part, par les troubles vasculaires, par l'ischémie et la nécrose qu'elle détermine au sein de la tumeur, elle peut préparer les accidents plus graves de suppuration et de gangrène.

CHAPITRE II

DÉGÉNÉRESCENCE CALCAIRE DES FIBRO-MYOMES

§ 1. — **Historique.**

La dégénérescence calcaire des fibro-myomes de l'utérus a été
signalée dès la plus haute antiquité. Déjà Hippocrate rapporte
le cas d'une servante thessalienne qui évacua par le vagin deux
pierres de la matrice. Tous les anciens auteurs citent des cas
analogues, mais ils n'en connaissaient pas la vraie origine, ils en
faisaient des calculs utérins, des pierres utérines (lapides *in
utero nati*). Pour eux, l'utérus, comme la vessie, le rein, la
vésicule biliaire, pouvait contenir des calculs, ces calculs se
formant dans la cavité utérine et y restant libres. Ces idées sont
encore admises par Louis qui, dans un mémoire présenté à l'Académie royale de chirurgie (1753), rassemble 18 cas de pierres de
l'utérus.

Il faut arriver à Roux (1) (1809) et surtout à Meckel (2) (1818),
pour voir abandonner la conception ancienne : Meckel enseigne
que ces tumeurs proviennent de la transformation calcaire d'un
fibro-myome qui, d'abord développé dans le tissu utérin, devient
libre plus tard. Rob-Lee (3) (1835) confirme les idées de

---

(1) Roux, *Mélanges de chirurgie*, p. 113. 1809.
(2) Meckel, *Hand. der pathol. Anat.* Leipzig, 1818, III, 2, p. 248.
(3) Rob-Lee, *Med. chir. Transact.*, vol. XIX, p. 96. 1835.

Meckel et réunit un certain nombre de ces productions sous le nom de tumeurs fibro-calcaires. Depuis, un grand nombre de cas de tumeurs fibro-calcaires ont été publiés. En 1840, Arnott (1) cite un cas où un fibrome calcifié de 50 livres causa la mort d'une vieille femme en déchirant l'intestin dans une chute. Trumet (2) dans sa thèse, Ashwell (3), Lehnerdt (4) en citent d'autres exemples. Bostock (5) (1835) en étudie soigneusement la compbsition chimique.

Plus récemment, outre les divers traités de gynécologie qui tous signalent la dégénérescence calcaire, il faut citer le cas de Mordret (du Mans) (6) qui trouve dans l'utérus d'une fille de soixante-dix-huit ans un fibro-myome ovoïde rempli de crétification et entouré d'une épaisse couche calcaire dont la division nécessite la scie : les cas de Usphurd (7), de Briggs (8) ; J.-T. Everett (9) consacre à l'étude des tumeurs fibro-calcaires un mémoire important dans lequel il rapporte 33 cas de calcification de fibromes. Cruveilhier (10) l'étudie assez longuement dans son traité. En 1894, Thorn (11) étudie l'origine, la nature et le mode de formation de ces pierres utérines. L'année suivante, Costes (12) dans sa thèse leur consacre un chapitre. En 1897, Guibé (13) présente à la Société d'anatomie un cas de fibrome calcifié.

(1) ARNOTT, *Med. chir. Transact.*, 1840, vol. XXIII, p. 199.

(2) TRUMET, *Tumeurs de l'utérus*. Th. de Paris, 1851, p. 76.

(3) ASHWELL, *Gaz. hebd.*, 1854, p. 410.

(4) LEHNERDT, *Monats. f. Geb.*, 1869, XXXIII, p. 241.

(5) BOSTOCK, *Med. chir. Transact.*, London, vol. XIX, p. 81. 1835.

(6) MORDRET, *Ann. de gynéc.*, t. XI, p. 135.

(7) USPHURD, *Amer. Journal of Obst.*, 1881, vol. XIV, p. 108.

(8) BRIGGS, *Amer. Journal of Obst.*, 1887, vol. XX, p. 103.

(9) EVERETT, *Ibid.*, 1879, vol. XII, p. 700.

(10) CRUVEILHIER, *Anat. path.*, t. III.

(11) THORN, Zur Kasuistik der Uteruseine. *Zeitsch. f. Geburtsch. u. Gynœk.* Bd. 28, S. 75, 93.

(12) COSTES, Thèse de Paris, 1895.

(13) GUIBÉ, *Société anatomique*, 1898, p. 561, et *De la calcification des fibromyomes utérins*. Thèse de Paris, 1901, G. Steinheil, éditeur.

La même année, Hyenne (1) dans sa thèse puis Meslay et Hyenne (2) étudient cette dégénérescence et apportent quelques cas nouveaux. En 1899, Bernard (3) puis Fouquet (4) présentent à la Société anatomique des fibromes calcifiés, que Fouquet étudie de nouveau dans un article de la *Gazette des hôpitaux*. Lomer (5) et Blanc (6) étudient la calcification des fibro-myomes dans leurs thèses. Enfin Guibé dans sa thèse résume tous les cas précédents et arrive à réunir 130 observations.

§ 2. — Étiologie de la dégénérescence calcaire.

Les auteurs ne s'entendent pas sur la fréquence de la dégénérescence calcaire. Cruveilhier considère la pétrification comme la plus fréquente des altérations des corps fibreux. Au contraire, Pozzi considère la calcification comme une altération assez rare. De ces deux opinions contradictoires, il semble qu'on puisse, avec Guibé, tirer cette conclusion que les fibromes calcifiés sont fréquents aux autopsies des vieillards, assez rares au contraire dans les cas opérés chirurgicalement.

Toutefois, il ne faut pas exagérer cette rareté :

Sur 201 fibromes opérés, Martin (7) en trouve 3 calcifiés.

Sur 200 fibromes, Lauwers (8) trouve 4 cas de calcification.

Sur 171 opérations pour fibromes, Jacob (9) rapporte 7 cas de dégénérescence calcaire.

(1) HYENNE, *Etude anatomo-clinique des principales dégénérescences des fibro-myomes de l'utérus.* Thèse de Paris, 1898, G. Steinheil, éditeur.

(2) MESLAY et HYENNE, *Annales de gynécologie*, 1898, t. IV, p. 1.

(3) BERNARD, *Soc. anat.*, 1899, p. 198.

(4) FOUQUET, *Soc. anat.*, avril 1900, et *Gazette des hôpitaux*, 26 mai 1900.

(5) LOMER, Inaug.-Dissertation, Berlin, 1901.

(6) BLANC, Thèse de Montpellier, 1900.

(7) MARTIN cité par JACOB.

(8) LAUWERS, *Bull. de la Soc. belge de gynéc. et d'obstétrique*, 1903, p. 60-104.

(9) JACOB, *Bull. de la Soc. belge de gynéc. et d'obstétrique*, 1898 et 1902.

Cullingworth (1), sur 100 fibromes de l'utérus, en trouve 1 calcifié. Noble (de Philadelphie) (2) a trouvé 5 cas de calcification sur 218 fibromes opérés. Martin (3) (de Boston) a eu 3 cas de calcification sur 57 fibromes opérés.

Dans la pratique hospitalière de M. Quénu à Cochin, nous trouvons, dans les années 1899 à 1903, 94 opérations de fibromes avec 4 cas de calcification.

En additionnant ces diverses statistiques, nous trouvons 28 cas de dégénérescence calcaire sur un total de 1.041 fibromes, soit environ 3 p. 100.

Parmi les diverses conditions étiologiques, une seule semble avoir une importance réelle, c'est l'âge des malades. Dans une minutieuse statistique portant sur 75 cas, Guibé a constaté que la presque totalité des fibromes calcifiés se rencontraient chez des femmes âgées de plus de 40 ans, de préférence aux environs de 50 ans, c'est-à-dire à peu près au moment de la ménopause, ou bien après les troubles qui l'accompagnent : la ménopause semble donc avoir une influence importante sur la dégénérescence calcaire des fibro-myomes. Au-dessous de 40 ans les fibromes calcifiés sont rares, au-dessous de 35 ils sont exceptionnels; cependant Thorn a rapporté 1 cas de myome calcifié chez une femme vierge de 22 ans. Le même auteur rapporte également l'observation d'une fillette de 5 ans chez laquelle un fibrome calcifié de l'utérus, gros comme un œuf, aurait amené la mort par rétention d'urine, mais dans ce dernier cas il semble bien qu'il y ait eu erreur de diagnostic et qu'il s'agisse en réalité d'un calcul vésical. Il n'est pas rare de trouver des fibromes calcifiés chez de très vieilles femmes. Louis a trouvé un myome du poids de 4 kilogrammes à l'autopsie d'une femme de 71 ans.

(1) CULLINGWORTH, *Journal of Obstet. and Gynec.*, janvier 1902.
(2) NOBLE, de Philadelphie, *American Journal of Obstet.*, septembre 1904.
(3) MARTIN, de Boston, *Pathologie and therapeutics of the Diseases of Women*, Boston, 1890.

Lomer rapporte un cas de fibrome calcifié chez une femme de
79 ans : dans ces divers cas, il est probable que la calcification
avait atteint la tumeur bien avant le moment où elle fut constatée.

§ 3. — Anatomie pathologique.

La dégénérescence calcaire n'atteint pas indifféremment tous
les fibromes de l'utérus, mais les auteurs qui ont étudié la question ne s'accordent guère sur la fréquence relative de cette
dégénérescence dans les diverses classes de fibromes.

Pozzi et Martin pensent qu'elle se rencontre surtout dans les
fibromes sous-séreux pédiculés ou dans les polypes. Au contraire, Virchow, de Sinety, Schrœder, Delbet, admettent que la
calcification est surtout fréquente dans les tumeurs interstitielles
et sous-péritonéales. Guibé, qui a minutieusement étudié toutes
les observations qu'il a pu recueillir, trouve sur 89 fibromes calcifiés, 34 fibromes interstitiels, 30 fibromes sous-péritonéaux,
seulement 5 fibromes sous-muqueux ; il en conclut que les
fibromes sous-séreux et interstitiels représentent la presque
totalité des fibromes calcifiés, et que la calcification des polypes
est exceptionnelle. Nous avons examiné 6 fibromes atteints de
dégénérescence calcaire; dans 5 cas il s'agissait de fibromes
interstitiels (obs. 13, 14, 15, 16, 19), dans 1 cas de polype sous-
muqueux (obs. 12). La calcification atteint presque exclusivement les fibromes du corps de l'utérus, exceptionnellement les
fibromes du col; cependant Tate (1) a pu observer un polype
calcifié du col de l'utérus. Le volume des fibromes calcifiés est
extrêmement variable, depuis un petit nodule gros comme un
pois jusqu'aux tumeurs les plus volumineuses. Courty a vu un
myome calcifié de la grosseur d'une tête d'adulte pesant 10 kilo-

____

(1) In Lomer, *loc. cit.* Observation 40.

grammes. Boehm, Trumet, Schrœder ont observé des myomes calcifiés pesant respectivement 20, 24 et 35 livres. Cependant, habituellement, les fibromes calcifiés sont assez peu volumineux ; il est exceptionnel de leur voir dépasser le volume d'une tête de fœtus. Parmi les cas que nous avons pu examiner, l'un (obs. 12) était gros comme une noix et pesait un peu plus de 40 grammes, un autre (obs. 14), gros comme un œuf, pesait 250 grammes ; un troisième (obs. 15) dépassait légèrement le volume d'une tête de fœtus et pesait 1.200 grammes.

La densité du fibrome calcifié est extrêmement variable suivant que la calcification est plus ou moins complète.

Dans un cas, Guibé a trouvé que la densité était de 1,15 ; dans notre observation 13, elle était de 1,10, dans notre observation 15 de 2,1.

A. — EXAMEN MACROSCOPIQUE.

L'aspect macroscopique sous lequel se présente un fibrome calcifié est assez variable suivant la disposition et suivant l'état plus ou moins avancé de l'infiltration calcaire. Cette infiltration se présente sous deux formes principales :

1° Calcification à début central ;

2° Calcification à début périphérique.

1° **Calcification à début central**. — Elle constitue la variété la plus intéressante ; nous avons pu examiner 4 pièces présentant ce mode de calcification à des degrés plus ou moins avancés :

Obs. 12. — Mme X..., âgée de 48 ans, entrée à l'hôpital de la Pitié, service de M. Walther, le 2 août 1903, pour des pertes abondantes presque continuelles depuis deux mois.

Au toucher vaginal, on trouve un petit polype extrémement dur, gros comme une noix, faisant saillie entre les lèvres du col. Le palper bi-manuel permet de sentir un fibrome assez volumineux bien mobile remontant à environ trois travers de doigt au-dessous de l'ombilic.

Le 4 avril, enlèvement du polype, la section du pédicule ne donne lieu qu'à une hémorragie insignifiante; quatre jours plus tard, la malade quitte l'hôpital en refusant toute intervention pour son fibrome.

Examen de la pièce. — Le polype se montre sous forme d'une tumeur très dure, de coloration blanchâtre, présentant disséminées dans son tissu une foule de petites granulations calcaires du volume d'un grain de millet.

Un fragment pris au centre de la tumeur est décalcifié dans un mélange d'acide chlorhydrique et d'acide chromique (1), puis monté dans la paraffine et coloré par la safranine et la liqueur de Benda.

Examinées à l'œil nu, les coupes paraissent formées par un tissu de coloration bleuâtre parsemé de plaques irrégulières, plus ou moins grandes, très fortement colorées en rouge.

L'examen au microscope montre que les zones bleues sont formées par du tissu conjonctif fibrillaire renfermant quelques bandes de fibres musculaires et quelques vaisseaux.

Les plaques rouges présentent un aspect granuleux et réfringent, et ne renferment aucun élément figuré dissociable par les réactifs ; à la périphérie, le tissu rouge revêt un aspect fibrillaire, diminue de coloration et finit par se continuer insensiblement avec le tissu conjonctif environnant.

Obs. 13. — Mme B..., âgée de 47 ans, entrée à l'hôpital Cochin, dans le service de M. Quénu, en avril 1903, pour un fibrome donnant lieu depuis quelques mois à des douleurs, et surtout a des métrorrhagies abondantes.

A l'examen on trouve une tumeur assez volumineuse, très dure, peu mobile, développée surtout en arrière de l'utérus et enclavée dans le cul-de-sac de Douglas.

L'utérus est peu mobile, sa cavité atteint 12 cent. de profondeur.

Hystérectomie subtotale le 25 avril.

La malade quitta l'hôpital le 27 mai.

Examen macroscopique. — Il montre un fibrome gros comme une tête de fœtus, très dur, développé aux dépens du fond et de la face postérieure de l'utérus. A la coupe, on constate l'existence à la partie moyenne de la tumeur d'un petit nodule gros comme une noix, très dur irrégulièrement arrondi, et formé par du tissu calcifié.

Deux fragments pris l'un au centre, l'autre à la périphérie du nodule, sont décalcifiés dans le mélange d'acide chlorhydrique et d'acide chromique, puis montés dans la paraffine, coupés et colorés à la safranine et au Benda.

(1) Acide chlorhydrique   5
    Acide chromique   15
    Eau 1.000

EXAMEN MICROSCOPIQUE. — Les coupes du fragment pris au centre du nodule présentent à un faible grossissement l'aspect suivant : sur presque toute l'étendue de la coupe, on voit de larges plaques, de forme irrégulière, teintées en rouge ou en rouge brun. Entre ces plaques, on aperçoit des sortes de travées bleues présentant un aspect ondulé.

A un grossissement plus considérable, les plaques rouges et brunes paraissent formées par la juxtaposition d'un grand nombre de grains disposés sans aucun ordre ; on ne trouve parmi ces grains aucun noyau, aucun élément figuré reconnaissable.

Dans les travées bleu violacé qui séparent les plaques rouges, on aperçoit un tissu fibrillaire analogue au tissu conjonctif dans lequel on reconnaît par endroits quelques noyaux arrondis ou allongés. Des vaisseaux sont très nets au milieu de ces travées, tandis qu'on n'en voit aucune trace dans les plaques rouges.

Les coupes du fragment pris à la périphérie du nodule, à la limite du tissu calcifié, présentent à un faible grossissement l'aspect suivant : la presque totalité de la coupe est formée par un tissu de coloration bleue ou rosée, sillonnée par des sortes de tractus irréguliers fortement colorés en rouge.

A un plus fort grossissement, on voit que les parties bleu rosé sont formées par du tissu fibro-myomateux en voie de dégénérescence fibreuse dans lequel on distingue nettement des noyaux, des bandes de fibres musculaires lisses et des vaisseaux. Les traînées rougeâtres présentent un aspect granuleux analogue à celui des plaques du milieu, mais entre les grains on aperçoit des fibrilles qui, peu nombreuses à la partie moyenne de la travée, deviennent plus nombreuses sur les bords, finissent par ne plus renfermer de grains rougeâtres et par se continuer avec le tissu conjonctif voisin.

Obs. 14. — *Fibrome utérin calcifié trouvé à la dissection d'un cadavre de vieille femme à l'amphithéâtre des hôpitaux* (avril 1902). — Le fibro-myome forme une saillie arrondie de la grosseur d'un œuf ; à la surface de l'utérus, il est séparé du tissu utérin proprement dit par une couche de tissu celluleux lâche qui permet de l'énucléer facilement : la tumeur ainsi isolée est entièrement dure, très lourde et très régulière.

Une section à la scie montre un tissu blanc jaunâtre constitué par une sorte de réseau fibrillaire renfermant entre ses mailles des granulations blanchâtres du volume d'une tête d'épingle qui s'énucléent spontanément du tissu qui les enchâsse.

EXAMEN HISTOLOGIQUE après décalcification et coloration à l'hématoxylo-éosine montre une transformation calcaire presque totale ; le stroma est formé par du tissu fibreux à peine vascularisé infiltré de fines granulations

calcaires ; les nodules calcifiés sont formés par une série de granulations calcaires réunies par une substance amorphe non dissociable par les réactifs·

L'examen des artères utérines montre des lésions d'artério-sclérose. Ces
mêmes lésions se retrouvent sur la plupart des artères qui toutes sont
dures et rigides.

Obs. 15. — *Fibrome utérin calcifié envoyé à M. Quénu par le docteur
Houzel (de Boulogne)*. — La tumeur, du volume d'une grosse tête de fœtus,
est développée aux dépens de toute la partie supérieure de l'utérus ;
très régulièrement arrondie, elle est entourée complètement par une couche de tissu celluleux qui la sépare en haut du revêtement péritonéal
en bas du tissu utérin. La tumeur, facilement énucléée, pèse 1.200
grammes ; elle est très dure, la pointe d'un bistouri la pénètre difficilement. Sur une coupe pratiquée à la scie, la tumeur présente dans la plus
grande partie de son étendue un aspect granité, formée de granulations
blanchâtres, grosses comme un grain de chènevis et auxquelles la scie
donne un bel aspect poli ; entre ces granulations se trouve une sorte de
stroma blanchâtre qui s'effrite facilement.

La partie inférieure de la coupe a un aspect notablement différent ; à
ce niveau, la consistance devient tellement grande que la section à la scie
est longue et très pénible, la surface de section. au lieu de l'aspect granuleux du reste de la coupe, présente un aspect lisse, poli, semblable à
du tissu osseux éburné.

EXAMEN HISTOLOGIQUE de deux fragments prélevés l'un à la partie
moyenne, l'autre à la partie inférieure de la tumeur.

Décalcification dans le mélange d'acide chromique et chlorhydrique,
montage à la paraffine, coloration à la safranine et au Benda.

Examen du fragment supérieur. — Les coupes sont formées en grande
partie par des plaques rouges irrégulièrement arrondies correspondant
aux granulations ; entre ces plaques, on voit des bandes de tissu bleu ou
rosé formant une sorte de réseau.

Les plaques rouges ont un aspect variable au centre et à la périphérie ;
au centre, elles sont formées par la réunion de petites granulations extrêmement fines plongées dans une substance amorphe ; à la périphérie, on
retrouve ces mêmes granulations, mais moins nombreuses, placées dans
les mailles d'une sorte de réseau conjonctif dont les fibrilles, d'abord très
peu apparentes, deviennent de plus en plus marquées à mesure qu'on se
rapproche des bords. A la limite des granulations, on voit une zone de
transition formée par des bandes de tissu conjonctif renfermant de loin
en loin quelques granulations calcaires et présentant une disposition
tourbillonnée qui rappelle celle du nodule fibromateux normal.

Le stroma qui entoure les granulations est formé par du tissu fibril-

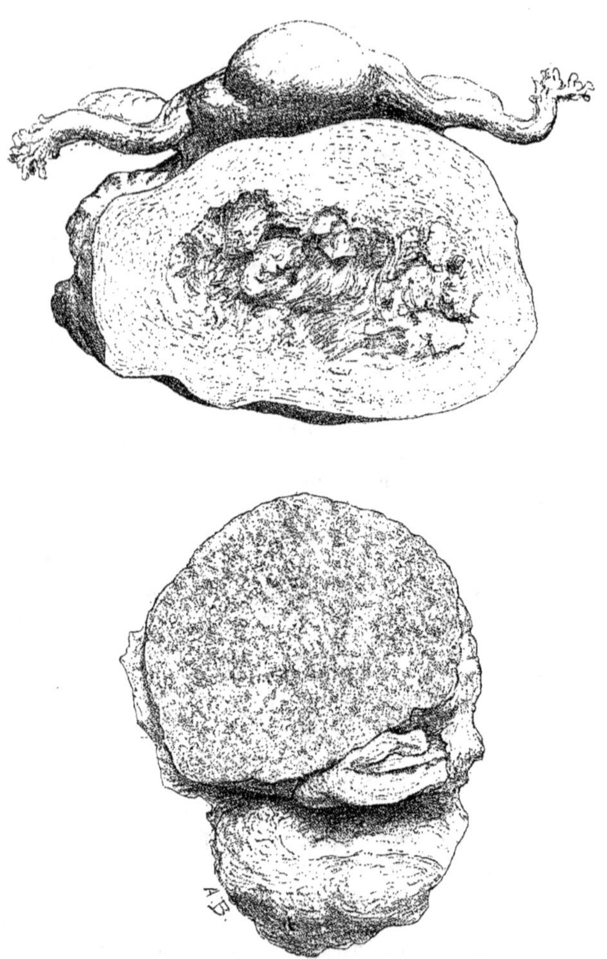

Fibromes utérins calcifiés

FIG. 1. — Fibrome complètement calcifié (obs. 15).
FIG. 2. — Fibrome à calcification moins avancée (obs. 17). La partie périphérique complètement calcifiée forme une sorte de coque. Dans la partie
centrale la calcification moins avancée porte surtout sur les travées qui
séparent les nodules myomateux.

laire ondulé dans lequel on distingue des noyaux et des fibres musculaires lisses; dans ce tissu existent des vaisseaux d'apparence normale.

Examen du fragment inférieur. — Les coupes examinées à l'œil nu
après coloration présentent une coloration rouge plus ou moins foncée
suivant les points considérés ; examinées au microscope, elles présentent
une série de granulations confluentes disposées sans ordre apparent, très
près les unes des autres ; entre ces granulations, on voit une sorte de
stroma très réduit coloré en rouge moins foncé, ne présentant aucune
structure dans la plus grande partie de son étendue, sauf en quelques
points où il présente un aspect vaguement fibrillaire. Si on examine une
série de coupes portant sur des points de plus en plus éloignés de la région granuleuse, on peut voir toutes les transitions entre ces deux parties
de la tumeur. Peu à peu les granulations deviennent moins nombreuses,
moins confluentes, groupées sous forme de nodules entre lesquels apparaissent des travées de tissu fibrillaire d'abord peu appréciables, puis
bien différenciées, plus épaisses et renfermant des vaisseaux et des fibres
musculaires lisses. L'examen des artères utérines près de leur point de
section montre des lésions très nettes d'artério-sclérose avec épaississement des parois et dépôt de plaques calcaires.

Obs. 16 (1). — Mme X... âgée de 68 ans, entre à Cochin, service de
M. Schwartz, en décembre 1904. Depuis plusieurs semaines, la malade se
plaint de douleurs abdominales, de douleurs dans les membres inférieurs
et d'impossibilité presque absolue de la marche.

Depuis quelques jours les deux membres inférieurs sont presque complètement paralysés, la malade ne peut ni uriner, ni aller à la selle, on
est obligé de la sonder; il y a des accidents d'occlusion intestinale chronique.

A l'examen on trouve par le palper combiné au toucher vaginal une
masse extrêmement dure remontant un peu au-dessus du pubis qui paraît
faire corps avec l'utérus et est presque complètement immobile dans le
bassin.

Diagnostic. — Fibrome comprimant le rectum, la vessie et le plexus
sacré.

OPÉRATION. — Laparotomie. On trouve un fibrome calcifié rattaché par
un pédicule au fond de l'utérus et enclavé dans le bassin ; la tumeur est
enlevée sans difficultés, puis on fait l'hystérectomie supra-vaginale.

(1) Le fibrome qui fait le sujet de cette observation a été présenté à la
Société anatomique (janvier 1905) par notre collègue Ricou qui a bien voulu
nous remettre la pièce avec les renseignements cliniques et des coupes
faites par notre collègue Chevassu.

La malade meurt le onzième jour.

La tumeur constitue une masse régulièrement arrondie, un peu plus grosse que le poing, extrêmement dure. Sur une coupe médiane pratiquée à la scie, elle présente un aspect granité formé par de grosses granulations blanchâtres complètement calcifiées logées dans une sorte de stroma fibrillaire.

Examen histologique après décalcification ; la calcification semble se produire uniquement dans le tissu fibreux de la tumeur, en certains points on voit des amas de granulations extrêmement fines disposées au milieu de tissu fibro-conjonctif sans aucune fibre musculaire lisse.

En d'autres points, on voit des granulations calcifiées placées au milieu d'amas de fibres lisses, mais la calcification se produit uniquement dans les interstices qui séparent les fibres musculaires ; celles-ci conservent longtemps leur forme et leur aspect et peuvent être suivies dans l'intérieur des blocs calcifiés ; toutefois, à mesure qu'on se rapproche du centre des granulations elles deviennent moins nettes, moins colorables, et finissent par disparaître complètement.

L'étude des 5 observations que nous venons de rapporter nous permet de décrire à peu près complètement les diverses phases de la calcification des myomes. A un premier stade, la calcification débute par le dépôt de granulations calcaires qui infiltrent le tissu du fibrome : ces granulations, en nombre très variable, sont petites, ne dépassant guère le volume d'un grain de chènevis (obs. 12).

Plus tard, les dépôts calcaires augmentent de volume et arrivent à se souder de façon à former des travées irrégulièrement anastomosées qui sillonnent le tissu du myome ; ces travées augmentent sans cesse de volume et finissent par se réunir au centre de la tumeur formant ainsi un noyau central complètement calcifié d'où partent des travées qui s'étendent plus ou moins loin vers la périphérie du fibrome (obs. 13).

A une période plus avancée (obs. 14 et 15), la tumeur tout entière est infiltrée de sels calcaires et présente une coloration blanche ou blanc jaunâtre, un aspect granuleux, une consistance très dure.

Le simple examen à l'œil d'une section de la tumeur permet

de constater qu'elle est formée par une sorte de réseau ou de stroma renfermant des granulations.

Le stroma présente une coloration blanchâtre: beaucoup moins dur que le reste de la tumeur, il se laisse assez facilement pénétrer par un instrument tranchant lorsqu'on le scie ou qu'on le coupe ; on voit qu'il est formé par un tissu fibrillaire assez facile à dissocier, infiltré de sels calcaires qui s'effritent sous le tranchant de la scie en formant une poussière blanchâtre.

Les granulations logées dans les mailles de ce stroma ont un volume variant d'une tête d'épingle à un pois ou même davantage : irrégulièrement arrondies, de coloration blanc jaunâtre, elles sont extrêmement dures et se laissent très difficilement sectionner. Lorsqu'on scie la tumeur, la plupart des granulations s'énucléent au niveau de la coupe, quelques-unes seulement se laissent diviser ; leur surface de section blanche, bien unie, semble formée par l'agglutination d'une infinité de grains extrêmement petits rappelant l'aspect d'un morceau de plâtre fin.

A un dernier stade (fragment inférieur de la pièce 15), la calcification devient complète, et envahit uniformément tous les éléments de la tumeur: celle-ci perd son aspect granuleux ; sur les coupes, elle présente une section blanc jaunâtre, lisse, polie, extrêmement dure rappelant l'aspect du tissu osseux éburné.

2° Calcification à début périphérique. — Elle est plus rare que la calcification à début central, Guibé n'a pu en trouver que 13 cas ; nous n'en avons aucune observation personnelle, mais nous avons pu examiner dans le laboratoire de M. Quénu une série de coupes faites par M. Landel et provenant de la pièce qui fait le sujet de l'observation 3 de Guibé et dont nous rapportons un résumé.

Obs. 17 (Résumé emprunté à la Thèse de Guibé, Paris, 1901). — Pièce enlevée par M. Terrier le 10 mars 1899. — Il s'agit d'un fibrome de forme ovoïde, de la taille d'un gros œuf d'autruche à surface lisse ; le tiers supérieur de la tumeur présente une dureté calcaire, le reste est assez mou. A côté de la masse principale, il y a un fibrome secondaire dont la consistance est normale.

Sur la coupe, on remarque à la partie supérieure de la tumeur une coque calcaire de la grosseur d'une orange qui remonte en haut jusqu'à la périphérie de la tumeur, et qui en bas descend à peu près jusqu'au centre. L'écorce calcifiée a 2 à 3 millimètres d'épaisseur. Au-dessous d'elle une zone brunâtre, couleur feuille morte, très molle, de 2 centi-mètres d'épaisseur. Vers le centre, une zone claire pourpre ressemblant à du caoutchouc.

Examen histologique. — A un grossissement moyen, on voit au-dessous du péritoine une première couche de fibres musculaires coupées perpendiculairement à leur axe, puis une deuxième couche de fibres dis-posées parallèlement à la surface du fibrome et en dedans d'elles une couche de faisceaux ondulés. Immédiatement en dedans se trouve la coque calcaire sous forme de placards allongés, mais irréguliers et en série interrompue. Ces placards sont granuleux, sans structure, mais pré-sentent un aspect vaguement strié en long rappelant celui des faisceaux ondulés. En dedans de la couche calcifiée, on retrouve une autre couche de faisceaux ondulés et le tissu musculaire du fibrome.

Dans aucun point soit des placards, soit de la zone des faisceaux on-dulés, on ne voit de coupes de vaisseaux.

Obs. 18. (Empruntée à Bourdillat, *Bullelins de la Société anato-mique*, avril 1869. *Infiltration calcaire complète à début périphérique*). — Il s'agit d'un fibrome calcifié de l'utérus recueilli à l'hospice des Ménages, dans le service de M. Mauriac. La pièce, du volume d'une orange, est sphérique, jaunâtre, extrêmement dure ; une coupe montre qu'elle est incrustée de sels calcaires ; dans toute sa profondeur, le travail d'infiltration n'a pas été également actif en tous les points. La partie périphérique est blanche, dure, très résistante, formant autour du reste de la tumeur une sorte de coque d'apparence osseuse dont l'épaisseur est de 3 à 5 millimètres. La partie centrale contenue dans cette coque, beaucoup moins dure, d'aspect spongieux, est formée par une série d'aréoles calcifiées concentriques, rappelant complètement la disposition du tissu fibreux, et circonscrivant des cavités de grandeur variable. La disposition du tissu calcifié, la plus grande abondance des sels formant coque à la périphérie, indique que le travail de calcification a débuté par la périphérie, puis de là s'est étendue vers le centre en envahissant tout le tissu du fibrome.

Mordret, Wallace, Blanc, Lomer ont rapporté des observa-

tions analogues de fibromes entourés d'une coque calcaire périphérique.

Lorsque la calcification débute par la périphérie du myome,
elle se montre comme la calcification à début central sous forme
de plaques irrégulières bien colorées par les réactifs (éosine ou
safranine) qui permettent de les distinguer facilement des tissus
avoisinants ; plus tard, ces plaques s'unissent de manière à former
une sorte de gaine ou de coque calcifiée qui entoure le tissu
fibromateux ; arrivée à ce stade, la calcification peut évoluer de
plusieurs façons.

Parfois le processus de calcification continue à évoluer, il se
forme une série de couches calcaires concentriques qui infiltrent
peu à peu le tissu fibro-myomateux et finissent par l'envahir
dans sa totalité : ces cas de calcification totale, à début périphérique, sont exceptionnels, le tissu calcifié n'est presque jamais
homogène, mais au contraire présente des caractères variables
suivant la partie considérée. Si on l'examine sur une coupe, on
voit qu'il est formé par une série de travées concentriques, les
travées périphériques très épaisses, très fortement calcifiées
constituant une sorte d'enveloppe plus ou moins épaisse, tandis
que les travées centrales, beaucoup moins dures, sont séparées
par des intervalles qui leur donnent un aspect spongieux et aréo-
laires. L'ensemble rappelle assez bien l'aspect d'une tige de
sureau vue à la loupe avec son écorce périphérique et sa moelle
centrale (obs. 18).

Beaucoup plus souvent la calcification est moins complète et se
borne à la formation d'une coque calcaire périphérique plus ou
moins épaisse, sans envahir la partie centrale du fibrome (obs.17).

Le tissu fibro-myomateux contenu dans cette coque présente
fréquemment des altérations, parfois il est infiltré de granulations calcaires comme dans un cas rapporté par Cruveilhier (*loc.
cit.*, p. 672).

Plus souvent, il présente des lésions de nécrobiose plus ou

moins complète en rapport avec la gêne de la circulation ; sur les
coupes de la pièce qui fait le sujet de notre observation 17, le
tissu myomateux contenu à l'intérieur de la coque calcaire présentait des lésions de mortification d'autant plus prononcées
qu'on se rapprochait davantage de la coque calcifiée ; le tissu situé
au centre de coloration pourpre renfermait encore des vaisseaux
et des éléments anatomiques distincts ; à mesure qu'on s'éloi-
gnait des vaisseaux nourriciers du centre pour se rapprocher
de la coque périphérique, ce tissu prenait la coloration brunâtre,
feuille morte, caractéristique de la nécrobiose. A l'examen
microscopique, on ne trouvait plus aucun vaisseau, aucun élément anatomique vivant. Jacobs (1) a rapporté deux cas absolument analogues de fibromes entourés d'une coque calcifiée dont
le tissu présentait des lésions de nécrobiose.

Les myomes complètement calcifiés ou bien entourés d'une
coque calcifiée périphérique présentent habituellement une surface extérieure régulière donnant naissance à une multitude de
rugosités, de crêtes, de prolongements qui s'enfoncent dans les
tissus avoisinants et peuvent entraîner diverses complications.

Matthews Duncan (1867) (2) rapporte l'observation d'une malade
morte de péritonite. A l'autopsie, on trouve dans la paroi utérine
un fibrome calcifié sous-séreux extrêmement irrégulier. Le péritoine présente à son niveau deux déchirures produites par la
pression des crêtes calcaires qui se détachent de la tumeur ; ces
déchirures semblent évidemment être la porte d'entrée de l'infection péritonéale.

Staude (1897) a observé un utérus renfermant trois fibromes
calcifiés ; le plus superficiel, placé immédiatement sous le péritoine, envoyait dans tous les sens une foule de prolongements
calcaires ; l'un des prolongements s'avançait jusqu'au rectum

(1) Jacobs, *S. belge de gynéc. et d'obst.*, 1897.
(2) Duncan, *Edinburgh med. Journ.*, 1867, v. 13, p. 179.

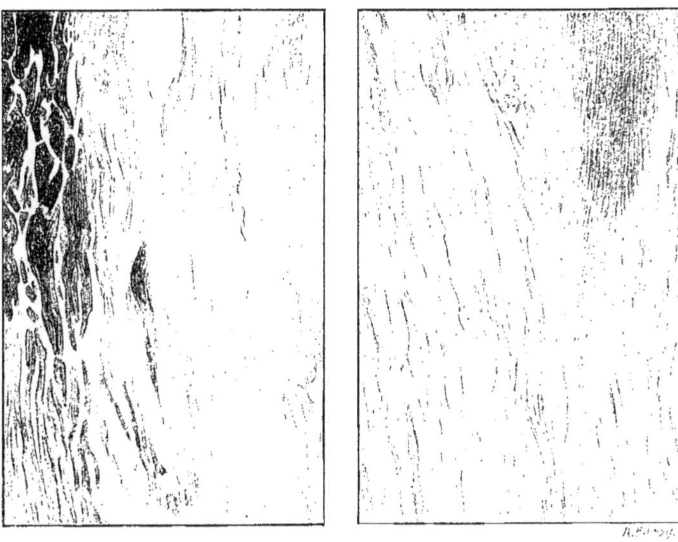

FIG. 3.   FIG. 4.

Calcification et nécrobiose du tissu voisin.

FIG. 3. — Coque calcaire périphérique : en dedans d'elle, tissu fibreux nécrosé sans aucun élément colorable par les réactifs.

FIG. 4. — Noyau calcaire entouré de tissu fibreux nécrosé ne renfermant aucun vaisseau. La zone calcifiée est formée de travées fibrillaires séparées par de fines granulations.

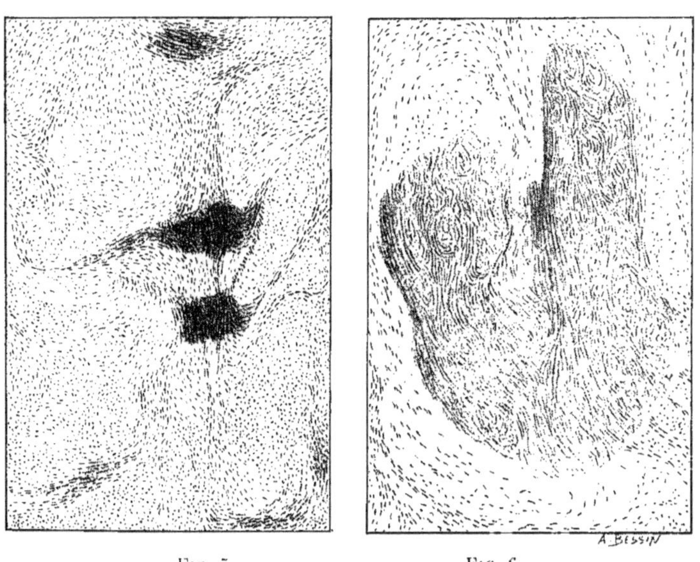

FIG. 5.   FIG. 6.

Calcification débutant par le centre d'un fibrome.

FIG. 5. — On voit, au milieu de tissu fibro-myomateux normal, plusieurs petits nodules calcifiés situés au milieu de travées de fibres lisses bien conservées. (Obs. 19. Gross. 50/1.)

FIG. 6. — Nodule calcifié isolé au milieu de tissu fibro-myomateux. La masse calcifiée présente un aspect fibrillaire ; tout autour on voit des fibres lisses, qui disparaissent complètement au niveau de la zone calcifiée.

auquel il adhérait si intimement qu'en le libérant l'opérateur déchira la paroi rectale.

Dans un cas de Hennig (1), des prolongements calcaires venant d'un fibrome calcifié comprimaient les uretères.

B. — ÉTUDE HISTOLOGIQUE.

L'étude histologique des fibromes calcifiés est assez simple, la technique qui nous a donné les meilleurs résultats consiste à décalcifier un fragment de la tumeur en le laissant séjourner trois à quatre jours dans un mélange d'acide chlorhydrique et d'acide chromique. Ensuite la pièce incluse suivant la méthode habituelle dans la paraffine se coupe assez facilement au microtome et est colorée soit à l'hématoxylo-éosine, soit mieux à la safranine et à la liqueur de Benda. Ces deux modes de coloration, surtout le dernier, mettent très bien en évidence les plaques calcaires et les distinguent nettement des parties non calcifiées.

Structure. — Quel que soit le degré de calcification, les coupes présentent toujours un stroma fibro-myomateux renfermant des plaques calcifiées.

Le stroma présente un aspect assez variable suivant que le processus de calcification est plus ou moins avancé ; dans les cas d'infiltration calcaire au début, ce stroma est formé par du tissu fibro-myomateux banal renfermant des fibres musculaires de nombre et d'aspect normal. Lorsque la calcification devient plus complète le stroma se réduit à de simples travées séparant les plaques calcaires ; en même temps sa structure change, les fibres musculaires disparaissent, les vaisseaux diminuent et les travées de plus en plus étroites ne sont plus composées que par des fibres conjonctives plus ou moins ondulées renfermant quelques vaisseaux. Enfin dans les cas de calcification complète

(1) HENNIG, *Centralblatt f. Gynœk.*, s. 1145, 1896.

(obs. 15), le stroma, à peine différent des plaques calcaires, est formé par un tissu complètement amorphe par endroits ,vaguement fibrillaire en d'autres, entièrement infiltré de sels calcaires.

Les plaques calcifiées contenues dans ce stroma présentent toutes un aspect identique quelles que soient leurs dimensions : examinées à un faible grossissement, elles paraissent absolument homogènes ; examinées à un fort grossissement elles paraissent granuleuses sans qu'on puisse trouver traces d'éléments anatomiques ; examinées à un très fort grossissement (oc. 2 et obj. 8 ou immersion 1/12), les granulations et les plaques calcaires se dissocient en quelque sorte et paraissent nettement formées par une foule de grains extrêmement petits plongés dans une sorte de stroma. Au centre des granulations ou des plaques, ce stroma est réduit à des travées à peine perceptibles et qui paraissent complètement amorphes ; à mesure qu'on s'éloigne du centre, les travées deviennent plus apparentes et vaguement ondulées. Enfin tout à fait à la périphérie, les travées sont bien perceptibles formant entre les grains des bandes de tissu nettement fibrillaire.

Tout autour des plaques ou des granulations calcifiées on voit une sorte de zone de transition formée par des bandes de tissu conjonctif fibrillaire, renfermant quelques grains calcifiés et présentant d'une façon plus ou moins nette la disposition tourbillonnée du nodule fibro-myomateux normal.

Évolution de la calcification. — Elle semble se faire de la façon suivante : d'abord le myome subit la dégénérescence fibreuse, le tissu conjonctif interstitiel, le tissu péri-vasculaire se développe et étouffe en quelque sorte les cellules musculaires qui finissent par disparaître. Lorsque le myome est ainsi transformé, les sels calcaires se déposent sous forme de grains microscopiques entre les fibrilles du tissu conjonctif. D'abord peu abondants, éloignés les uns des autres, ils augmentent peu à peu arrivant au contact en infiltrant les travées conjonctives et finissent par former des granulations, puis des blocs de plus en plus volumineux. A mesure que les granulations augmentent de volume, l'infiltration devient plus complète ; en même temps, sous l'influence de l'ischémie produite par l'oblitération des vaisseaux, les éléments du tissu fibreux se nécrobiosent, se détruisent complètement et en arrivent à former un stroma complètement amorphe, infiltré de granulations microscopiques pressées les unes contre les autres. L'infiltration calcaire et la dégénérescence totale des éléments anatomiques présentent leur maximum au centre des blocs calcifiés, d'où l'aspect granuleux et l'absence totale d'éléments anatomiques à ce niveau ; elles sont moins avancées à la périphérie, où les grains sont moins serrés et séparés par du tissu conservant encore un aspect fibrillaire.

Un point sur lequel on a discuté, est celui de savoir par où débute l'infiltration calcaire ; la plupart des auteurs admettent avec Pilliet et Costes que l'infiltration se fait d'abord autour du capillaire central, et de là s'étend progressivement vers la périphérie du nodule myomateux.

« *La première lésion consiste en disparition du capillaire central ; autour de lui se font les premiers dépôts calcaires, qui de là s'étendent peu à peu vers la périphérie.* »

Cette théorie est adoptée par presque tous les auteurs, de nombreuses raisons militent en sa faveur : d'abord, si la dégénérescence calcaire est en rapport avec des troubles vasculaires, il est naturel à priori d'admettre que l'infiltration débute autour des vaisseaux artério-scléreux et calcifiés. Ensuite il est certain que sur la plupart des pièces de fibromes calcifiés on constate que l'infiltration respecte assez bien les limites des nodules et qu'elle semble souvent moins avancée à la périphérie qu'au centre du nodule.

Malgré ces raisons, nous ne sommes pas absolument convaincus du début de l'infiltration calcaire autour du capillaire

central du nodule. Sur les coupes de calcification au début que
nous avons pu observer (obs. 12 et 13), sur d'autres coupes faites
par M. Landel sur les pièces de Guibé, nous n'avons jamais
trouvé d'infiltration péri-vasculaire ; au contraire, il nous a toujours semblé que l'infiltration se fait à distance, loin des vaisseaux, et que les vaisseaux restent assez longtemps en dehors
du processus de calcification, constituant avec le tissu conjonctif
musculaire qui les entoure, des espaces comparables aux
espaces portes du foie, où viennent aboutir les travées conjonctives
qui séparent les blocs calcifiés. Cette théorie nous explique tout
aussi bien que la précédente la lobulation des tumeurs calcifiées,
de plus elle nous explique la longue conservation des vaisseaux
et des fibres lisses dans les espaces qui séparent les nodules
calcifiés ; enfin elle rend également compte de l'évolution des
lésions de nécrose qui, très prononcées au centre du nodule calcifié, c'est-à-dire loin des vaisseaux, vont en diminuant àmesure
qu'on se rapproche de la périphérie, c'est-à-dire des vaisseaux
nourriciers des espaces internodulaires.

A côté de ces cas où la calcification succède à la dégénérescence fibreuse, il en est d'autres où elle peut se produire directement par dépôt des granulations calcaires dans les fibres
musculaires non altérées.

Virchow, Foester, Rokitansky, Hénocque ont publié quelques
observations dans lesquelles on retrouvait, au milieu des nodules
calcifiés, des noyaux de fibres musculaires ou même des fibres
plus ou moins altérées conservant la disposition en tourbillon
du myome primitif : dans un cas nous avons pu constater une
persistance assez longue des fibres musculaires malgré la
calcification (voir obs. 16).

Cette conservation des fibres musculaires est également signalée dans les observations suivantes :

(Costes Thèse de Paris, 1895) rapporte l'observation d'un petit

fibrome sous-péritonéal calcifié provenant d'une autopsie du service de
M. Lancereaux. La tumeur, de 5 millimètres de diamètre, fait saillie à la
surface de l'utérus et est en partie séparée du tissu utérin par une
lacune, la dégénérescence calcaire est plus ou moins complète suivant
les nodules, mais nulle part on ne retrouve le capillaire central qui a
complètement disparu.

Autour du centre se trouve une zone circulaire complètement calcifiée,
où l'on ne peut reconnaître aucun élément figuré; à mesure qu'on se
rapproche de la périphérie, on voit apparaître des vestiges de noyaux,
puis des noyaux nets, enfin des cellules musculaires normales.

Dans le nodule qui forme le milieu du fibro-myome et qui est complètement calcifié, on aperçoit des vestiges de noyaux en bâtonnets qui
gardent la disposition en tourbillon du myome primitif.

HÉNOCQUE (*Archives de physiologie*, 1873) a vérifié la persistance de
fibres musculaires lisses dans une « pierre de l'utérus » recueillie par
Amussat en 1829, et examinée après décalcification l'acide chlorhydrique.
Ces fibres musculaires présentaient des altérations telles que des renflements variqueux et surtout des dépôts de granulations graisseuses.

D'après ces observations, Virchow, Foester, Rokitansky,
Hénocque, Costes, Guibé admettent que dans certains cas l'infiltration calcaire porte directement sur les fibres musculaires ;
celles-ci subiraient d'abord une dégénérescence graisseuse et
secondairement s'infiltreraient de granulations calcaires.

Les observations de ces auteurs sont peu probantes et ne
montrent nullement les divers stades de cette infiltration. Sur
une de nos pièces, nous avons pu constater nettement l'infiltration calcaire des fibres musculaires et suivre pour ainsi dire pas
à pas les progrès de cette calcification.

Obs. 19. — Mme X..., âgée de 53 ans, entrée à la Pitié dans le service de M. Walther pour des douleurs pelviennes, des troubles urinaires,
et des métrorrhagies.

A l'examen on trouve une tumeur abdominale remontant à trois travers
de doigt au-dessus du pubis suivant nettement les mouvements de l'utérus.

Hystérectomie supra-vaginale, le 14 mars 1903.

On trouve un fibrome du volume des deux poings, développé aux dépens du fond et de la face antérieure de l'utérus.

A la coupe, on constate que la tumeur, très dure, renferme en son
centre un noyau calcifié du volume d'une petite noix ; tout autour de ce

noyau, le tissu fibromateux est infiltré de granulations d'autant plus petites et d'autant moins nombreuses qu'on s'éloigne davantage du centre de la tumeur.

EXAMEN HISTOLOGIQUE. — Les coupes pratiquées à la périphérie de la tumeur montrent du tissu fibro-myomateux normal sans aucune trace d'infiltration calcaire. Les coupes de la partie centrale faites après décalcification sont fortement colorées en rouge brun par la safranine ; à un faible grossissement, elles montrent une série de petits noyaux arrondis ou allongés, logés dans une sorte de réseau dont les mailles sont circonscrites par des travées vaguement fibrillaires moins fortement colorées.

A un grossissement plus considérable (oc. 2, obj. 8, Leitz), on voit que noyaux et travées sont formés par une série de granulations extrêmement fines serrées les unes contre les autres, entre lesquelles on peut distinguer un réseau fibrillaire plus ou moins net.

Les coupes pratiquées à la partie moyenne de la tumeur montrent bien la marche de l'infiltration calcaire.

Sur des coupes faites à quelque distance des grains calcaires sur du tissu qui ne paraissait nullement calcifié, on peut voir des fibres lisses volumineuses renfermant dans leur intérieur un certain nombre de petites granulations.

Sur d'autres points les fibres renferment un grand nombre de granulations siégeant surtout autour du noyau, qui arrivent à se réunir et à former une sorte de placard central occupant toute la partie moyenne de la fibre.

Enfin on peut voir des éléments calcifiés allongés, fusiformes, représentant absolument la disposition des fibres lisses, et qui ne sont évidemment que ces fibres complètement envahies par la calcification. Aux environs des noyaux calcaires, ces éléments deviennent plus nombreux, se tassent les uns contre les autres et finissent par s'unir presque complètement pour former les granulations calcifiées. Cependant, on peut presque toujours voir des travées fibreuses très minces séparant les éléments calcifiés dont les uns ont conservé leur aspect allongé et fusiforme tandis que les autres sont plus ou moins arrondis.

A un fort grossissement, on voit que ces éléments, d'apparence homogène, sont en réalité infiltrés d'une foule de petites granulations serrés les unes contre les autres.

Des lésions analogues sont rapportées dans l'observation suivante :

BLANC (Thèse de Montpellier, 1899, résumée). — Fibrome calcifié enlevé par hystérectomie subtotale chez une femme de 47 ans.

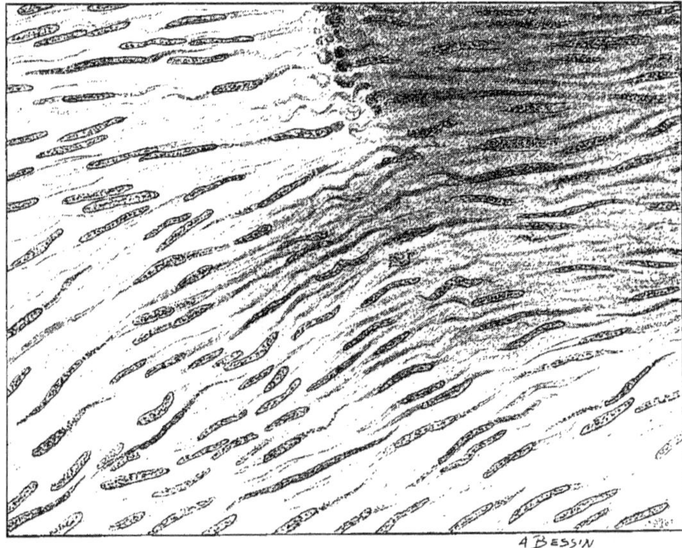

FIG. 7. — *Calcification par infiltration des fibres musculaires.* (Partie centrale de la fig. 3 vue à un grossissement de 550/1.)

On voit de volumineuses fibres lisses déformées, infiltrées de granulations calcaires d'autant plus nombreuses qu'on se rapproche davantage de la zone calcifiée. Dans le noyau calcifié lui-même on peut encore suivre les contours des fibres, les unes chargées de granulations, les autres plus sombres, à peine distinctes du tissu avoisinant.

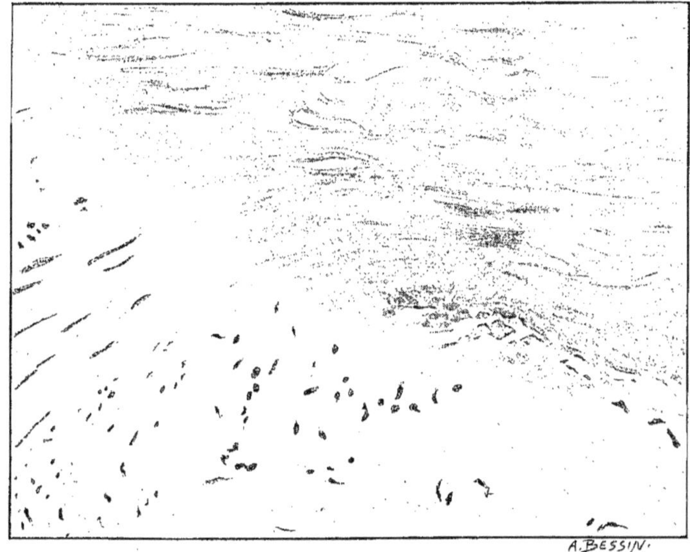

FIG. 8. — *Calcification par infiltration du tissu fibreux.* (Partie centrale de la fig. 4 vue à un grossissement de 550/1.)

A gauche, on voit du tissu fibro-myomateux à peu près normal, mais renfermant peu de vaisseaux. Dans le voisinage de la zone calcifiée, les fibres lisses et les noyaux disparaissent complètement. La zone calcifiée présente un aspect fibrillaire avec de nombreuses granulations.

La tumeur, développée dans la paroi antéro-supérieure de l'utérus, a le volume d'une orange ; sa partie centrale présente l'aspect et la consistance d'un fibro-myome normal ; à quelque distance du centre, ce tissu paraît sillonné de travées jaunâtres, dures, formées par du tissu en voie de calcification ; à mesure qu'on se rapproche de la périphérie, ces travées calcifiées deviennent plus épaisses, plus serrées, et elles finissent par aboutir à une coque complètement calcifiée qui entoure la tumeur.

EXAMEN HISTOLOGIQUE. — L'examen histologique de la partie centrale de la tumeur montre, à un faible grossissement, des fibres musculaires d'apparence normale avec, de loin en loin, des plaques irrégulières remplies de fines granulations à un fort grossissement ; on voit que les fibres musculaires sont volumineuses, variqueuses, renflées à leur partie centrale ou à leurs extrémités, et surtout leur protoplasme est infiltré de fines granulations calcaires, ce qui donne un aspect trouble ; il s'agit bien d'une infiltration du protoplasme par de fines granulations calcaires, car l'acide chlorhydrique fait disparaître ces granulations et met à nu un protoplasme homogène. Dans les points où l'infiltration calcaire est plus prononcée, les granulations deviennent plus abondantes ; tantôt elles se ramassent autour du noyau, tantôt elles conservent la forme générale de la cellule. On peut constater qu'il y a non seulement infiltration du pro toplasme par des granulations calcaires, mais encore enrobement de la fibre par des granulations, qui forment autour d'elle une sorte de manchon calcaire. Le processus aboutit à l'atrophie complète des fibres musculaires et à la formation de vastes placards calcaires dans lesquels il ne reste qu'une trame fibroïde.

Ces deux observations nous permettent de décrire tous les stades de l'infiltration calcaire des fibres musculaires. A un premier stade représentant le début de la calcification, on constate des lésions peu prononcées, les fibres musculaires conservent leur forme générale, mais deviennent plus volumineuses, leurs extrémités s'arrondissent ; en même temps leur noyau devient moins apparent, et le protoplasme s'infiltre de petites granulations de nature évidemment calcaires. En effet, en les traitant par HCl, ces granulations disparaissent, et l'on ne trouve plus qu'un protoplasme homogène, mais très difficile à colorer. Le tissu conjonctif qui entoure les fibres musculaires ne présente aucun signe d'altération.

A un stade un peu plus avancé, les granulations deviennent plus volumineuses, plus facilement appréciables, se groupant soit à la périphérie de la fibre, soit autour du noyau. En même temps le noyau de la fibre devient peu visible, difficile à colorer et finit par disparaître ; à ce stade il devient difficile de faire des coupes sans avoir au préalable décalcifié la tumeur.

A un troisième degré les granulations deviennent confluentes, formant habituellement une plaque centrale qui remplace le noyau de la fibre musculaire ; souvent à ce moment on voit se former également des granulations périphériques, qui constituent une sorte de gaine calcaire autour de la cellule musculaire et l'enrobent plus ou moins complètement ; compris entre la plaque calcaire centrale et l'enveloppe périphérique, le protoplasme de la cellule ne tarde pas à disparaître complètement, et la fibre musculaire se trouve transformée en un petit bloc calcaire rappelant assez bien sa forme allongée primitive. Ces grains calcaires s'unissent les uns aux autres pour former des blocs plus volumineux. Parfois le tissu conjonctif fibreux qui sépare les fibres musculaires s'atrophie, permettant la soudure de divers grains et la formation d'un bloc calcaire homogène plus ou moins volumineux, atteignant quelquefois les dimensions d'un pois ou même d'une noisette. Beaucoup plus souvent le tissu conjonctif ne s'atrophie pas et même il prolifère, formant entre les grains calcaires des travées conjonctives d'épaisseur variable. L'aspect de la tumeur ainsi calcifiée est caractéristique, on ne peut mieux la comparer qu'à une éponge ou à un rayon de ruche, dont les travées sont formées par du tissu conjonctif fibreux limitant une série d'alvéoles occupées par les grains calcaires résultant de la calcification des fibres musculaires.

Les deux processus que nous venons d'étudier : infiltration des fibres musculaires et infiltration du tissu conjonctif fibreux, peuvent d'ailleurs se combiner et évoluer simultanément ; alors nous avons l'aspect donné par les coupes de la pièce de notre observation 15 :

La tumeur a subi l'infiltration calcaire complète, mais à la coupe, surtout à l'examen microscopique, à un faible grossissement, on distingue facilement les deux processus d'infiltration : 1° on voit des travées fibrillaires calcifiées, formant des cloisons et constituées par infiltration calcaire du tissu fibreux ; 2° dans les loges limitées par l'union de ces cloisons calcifiées on voit des blocs calcaires formés par infiltration complète des fibres musculaires.

Composition chimique des fibromes calcifiés. — Elle a été étudiée dans un certain nombre de cas (Arnott, Bostock, Briggs, Everett, Guibé).

Nous-même avons fait analyser un fragment important provenant de la pièce de l'observation 15.

Voilà le résultat de cette analyse :

Substances organiques . . . . 28 p. 100
Substances minérales . . . . 72 —

Les substances minérales présentent la proportion suivante :

Phosphate de chaux . . . . 62 p. 100
Carbonate de chaux . . . . 8,5 —
Sulfate de chaux. . . . . 1,5 —

Les résultats de cette analyse cadrent assez bien avec ceux des auteurs précédents :

GUIBÉ :

Eau . . . . 11 gr. 30
Substances organiques . . . . 22 gr. 60
Substances minérales : 66 gr. 40 { Phosphate de chaux 58 gr. 87
{ Sulfate et carbonate 2 gr. 72

BOSTOCK (moyenne) :

Matières organiques . . . . 34 p. 100
Substances minérales . . . . »
Phosphate. . . . . 60 —
Carbonate. . . . . 5 —
Sulfates . . . . 1 —

Comme moyenne de la composition chimique des fibromes calcifiés, nous trouvons donc 1 quart de matières organiques et 3 quarts de matières minérales, ces matières minérales étant composées de 9 parties de phosphate de chaux, 1 partie de carbonate de chaux, plus une proportion variable de sulfate, habituellement faible.

Dans un cas d'Evenott, l'analyse a donné des résultats notablement différents :

Substances organiques . . . . 0,4 p. 100

Substances inorganiques
- Phosphate de chaux . 29 —
- Carbonate de chaux . 49 —
- Sulfate de chaux . . 13 —

La très faible proportion de matières organiques distingue nettement ce cas des précédents ; elle correspond probablement à une calcification extrèmement avancée. La grande proportion de carbonate de chaux (49 p. 100) est également à noter.

Dans un cas d'Hennig, l'analyse montre, outre les sels de chaux, de nombreux cristaux de cholestérine.

Ossification des fibro-myomes. — Un point intéressant de l'anatomie pathologique des fibromes calcifiés est de rechercher s'il y a toujours simplement calcification, ou bien si dans certains cas on peut voir une ossification véritable. La plupart des auteurs, Cruveilhier, Gusserow, Meslay et Hyenne, admettent qu'il n'y a aucun cas bien authentique de transformation osseuse des fibro-myomes, les observations publiées devant être considérées comme une mauvaise interprétation de fibro-myomes en état de dégénérescence calcaire.

Au contraire, Virchow, Cornil et Ranvier admettent que, dans des cas d'ailleurs très rares, les fibro-myomes de l'utérus peuvent s'ossifier : « Dans les tumeurs fibreuses, dans les tumeurs musculaires de l'utérus on observe soit de simples infiltrations calcaires, soit de véritables pétrifications, qu'il faut toujours distinguer des ossifications vraies qu'on peut rencontrer bien que plus rarement dans les mêmes circonstances. (CORNIL et RANVIER, *Manuel d'histologie pathologique*, 3ᵉ édition, t. I, p. 97.)

Quelques observations de fibromes ossifiés ont été publiées par Wedl (1), Bidder (2), Freund (3), von Krauss (4), Muller (5), Mayer, Ascher (6), Feuchtwanger (7), Kworotansky (8).

Les cas de Bidder et de von Krauss ne sont pas accompagnés d'examens histologiques. Les cas de Freund et d'Ascher sont peu explicites. Freund dit que : Sous le microscope, après une légère action de l'acide chlorhydrique, on reconnaît à la périphérie des formations osseuses évidentes avec corpuscules osseux ; vers le milieu une simple infiltration de sels calcaires. Lenherdt (1869) donne la description d'un utérus renfermant 5 fibromes : 3 sous-péritonéaux, 1 interstitiel et 1 presque libre dans la cavité ; ces tumeurs présentaient tous les stades de la calcification et de l'ossification, mais l'auteur ne dit pas s'il a pratiqué des examens histologiques.

Ascher a trouvé un fibro-myome entouré d'une couche de tissu osseux de 1 millimètre d'épaisseur, le reste de la tumeur étant formé de cartilage et d'un tissu myomateux farci de kystes

(1) WEDL, *Rudiments of pathological History*, 1855, p. 507.

(2) BIDDER, cité par WALTHER, *Ueber fibröse Körper der Gebärtmutter*. Dorpat, 1852, p. 39.

(3) FREUND, Knochenbildung in Myomen. *Klin. Beiträge zur Gynæk.*, Bd. III, p. 138.

(4) VON KRAUSS, *Merkwürdige Osteoid der Gebärtmutter*. Vurtemberg, 1830.

(5) MULLER, *Ein Uterus fibroid mit Verkalkungen*. Inaug. Dissert. Marburg, 1882.

(6) ASCHER, Zur Kasuistik der Myomoperation. *Zeitsch. für Geb. und gyn.*, 1886, Bd. XX, s. 336.

(7) FEUCHTWANGER, *Ein Uterus myom mit Knorpel und Knochenneubildung.* Inaug. Dissertation. Strassburg, 1897.

(8) KWOROTANSKY, *Beiträge für pathologische Anatomie und zur allgemeinen Pathologie*, t. XXIII, f. 1, 1902.

purulents ; mais, ajoute l'auteur lui-même, les examens microscopiques ont été assez superficiels.

Les cas de Mayer, Wedl, Muller, Feutchtwanger et Kworotansky sont au contraire accompagnés d'examens histologiques assez complets et paraissent incontestables.

MAYER (cité par LOMER. In. Diss. Berlin, 1901) rapporte une observation de myomotomie, chez une femme de 38 ans, pour une tumeur sous-séreuse mesurant 3 centimètres sur 5 de diamètre. L'examen histologique montre un myome partie graisseuse, partie calcifiée, partie ossifiée. Wedl affirme avoir trouvé sur les coupes de sa tumeur des corpuscules osseux groupés en couches concentriques autour d'aréoles parfois de forme allongée, parfois au contraire ronds ou polygonaux, et pourvus de nombreux canalicules radiés et bifurqués ; le tout moins régulièrement disposé que dans le tissu compact d'un os cylindrique.

MULLER, dans certains points calcifiés du myome, trouva des corpuscules osseux isolés et irrégulièrement disposés l'un par rapport à l'autre : ces corpuscules osseux sont bien évidents avec des prolongements longs et irréguliers ; quelques-uns ont une forme irrégulière arrondie et aplatie, mais on trouve aussi des éléments absolument identiques aux véritables corpuscules osseux. Quant à leur disposition, elle ne rappelle en rien celle des lamelles osseuses autour d'un canal médullaire.

Le cas de Feuchtwanger est le plus complet.

OBS. DE FEUCHTWANGER. — Il s'agit d'un fibro-myome opéré par Freund. La tumeur, du volume d'une tête d'adulte, renfermait de nombreuses formations kystiques. En un point existait une petite tumeur osseuse du volume d'une lentille, et tout autour de nombreux dépôts de même substance, visibles les uns à l'œil nu, les autres au microscope seulement.

L'examen microscopique montre l'existence de noyaux plus ou moins complètement ossifiés entourés ou non de cartilage ; là où l'os est mieux développé, il est translucide comme du verre et renferme de nombreux prolongements. L'os encore en voie de développement contient des sels calcaires à l'état de fines granulations opaques à la lumière transmise, et ne réfléchissant que faiblement la lumière directe.

L'observation de Kworotansky semble également probante.

OBS. DE KWOROTANSKY. — Il s'agit d'une femme âgée de 50 ans, opérée à la clinique de Zurich pour un fibrome utérin volumineux en décembre 1899.

La patiente avait atteint la ménopause en 1897, mais depuis elle avait eu des pertes sanguines, et à partir de mai 1899 des douleurs avaient fait leur apparition ; depuis cette époque, l'état de la malade ne cesse d'empirer, de telle sorte qu'au moment de l'opération l'état était très mauvais. La malade succomba une demi-heure après l'opération.

L'utérus présentait deux tumeurs distinctes :

1° Un fibrome sous-muqueux mesurant 16 centimètres de large ;

2° Une seconde tumeur presque aussi volumineuse que la première et présentant l'aspect habituel d'un myome calcifié. Mais l'examen histologique révéla la présence de cartilage du tissu ostéoïde et d'os.

Ces quatre observations paraissent démontrer de façon indiscutable la possibilité d'ossification des myomes. Toutefois, il s'agit évidemment de cas très rares, dans lesquels l'ossification est toujours partielle, n'atteignant qu'une petite partie du tissu de la tumeur, le reste étant plus ou moins calcifié. L'ossification est donc une transformation absolument exceptionnelle qui peut venir se surajouter à la calcification des myomes.

§ 4. — Pathogénie.

La pathogénie de la calcification des myomes est peu connue, pour ne pas dire complètement inconnue, les divers auteurs qui ont étudié cette dégénérescence laissant complètement de côté la pathogénie. Cependant un fait nous paraît à peu près certain, c'est que la dégénérescence calcaire présente des rapports intimes avec des troubles vasculaires, en particulier avec des lésions d'artériosclérose des artères utérines ; ce qui tend à le prouver, c'est l'apparition de cette dégénérescence chez des malades âgées au moment où, sous l'influence de la ménopause, les artères utérines s'épaississent, deviennent rigides et athéromateuses. D'ailleurs, nous avons examiné les artères utérines dans 3 cas de fibromes calcifiés : dans ces 3 cas, elles étaient très nettement atteintes d'artérite chronique, et même sur la pièce de l'observation 15, ces artères absolument rigides étaient infiltrées de sels calcaires qui diminuaient notablement leur calibre.

Le rapport de ces altérations vasculaires avec l'infiltration calcaire, la cause même de cette infiltration, est peu connue.

M. Talamon (*Revue critique de la calcification*) admet que l'imprégnation des tissus par les sels calcaires peut se faire de trois façons :

1° Les sels calcaires se déposent dans les tissus sans modification de ceux-ci, et après dissolution de ces sels par les acides affaiblis, on retrouve intacts les éléments des tissus ;

2° Il y a d'abord une destruction granulo-graisseuse des éléments des tissus, puis les sels de chaux se substituent à la matière graisseuse ;

3° Il se fait une transformation des tissus infiltrés, qui a pour résultat de substituer à un tissu formé d'éléments figurés une trame granuleuse amorphe dépourvue de vaisseaux et parsemée seulement de quelques cellules plates.

De ces trois modes de calcifications, il semble que le premier (c'est-à-dire le dépôt de granulations calcaires sans altération des tissus) soit seul applicable aux fibro-myomes ; en effet, en examinant des coupes représentant les premiers stades de calcification, on aperçoit des éléments musculaires ou conjonctifs absolument normaux renfermant quelques petites granulations, qui disparaissent lorsque les coupes ont été traitées assez longtemps par un acide affaibli. A une période plus avancée, les éléments cellulaires présentent des lésions avancées de nécrobiose et même de destruction, mais ces lésions paraissent dues surtout aux troubles mécaniques de nutrition déterminés par la présence et le développement des dépôts calcaires. Reste à déterminer la cause du dépôt des granulations calcaires dans les tissus ; il est certain que ces granulations résultent de la précipitation des sels de chaux tenus en dissolution dans le sang amené à la tumeur ; il nous semble qu'on doit faire jouer un rôle important dans le mécanisme de cette précipitation aux lésions d'athérome et d'artério-sclérose qui, nous l'avons vu, se rencontrent fréquemment.

Les artério-scléreux, les athéromateux présentent toujours des troubles de la nutrition, se traduisant notamment par la présence dans le sang d'excès de matériaux organiques et inorganiques, en particulier de sels de chaux. Ces divers sels peu solubles, en trop grande quantité dans le sang, se précipitent facilement, ainsi que le montre la fréquence chez ces sujets de dépôts de plaques calcaires dans la tunique interne des artères et même souvent dans les tissus avoisinants ; au niveau des fibromes, la précipitation se trouve favorisée par les lésions vasculaires locales entraînant une diminution de l'apport sanguin et consécutivement une véritable déshydratation du protoplasme cellulaire. A la suite de cette déshydratation, les carbonates et phosphates calcaires deviennent en solution sursaturée dans ce protoplasme et se précipitent sous forme de granulations imperceptibles ; une fois ces granulations formées, l'état du sang et de la circulation restant le même, elles augmentent progressivement par un apport lent et continu de nouvelles matières calcaires ; il se produit ainsi deux phénomènes bien connus en physique : d'abord, au début cristallisation d'un liquide sursaturé, ensuite nourriture et augmentation progressive du calcul aux dépens de la solution mère ou d'une autre solution même moins concentrée.

L'artério-sclérose jouerait ainsi le rôle principal dans la calcification des myomes ; elle agirait de deux façons : 1° en déterminant des altérations générales de la nutrition et de la composition du sang, qui prédisposent à une foule d'affections de la même famille (lithiase, goutte, gravelle, calcification) ; 2° localement elle agirait en déterminant des troubles circulatoires, qui favorisent la déshydratation des tissus de la tumeur et la précipitation à leur niveau des sels inorganiques contenus dans le sang.

D'après cette théorie, la calcification serait donc en rapport direct avec les lésions d'athérome et d'artério-sclérose ; elle se ferait suivant un processus qui rappellerait assez bien ce qui se passe dans plusieurs affections dépendant de l'arthritisme, en particulier dans la goutte et dans les inscrustations calcaires des athéromateux.

Cette théorie nous explique ce fait, que nous avons constaté, que la calcification débute presque toujours à une certaine distance des vaisseaux, dans les parties les plus mal nourries de la tumeur; elle nous explique également ce fait, que la calcification survient souvent à la suite de dégénérescence fibreuse. On sait en effet que le tissu fibreux aussi bien que le tissu cartilagineux s'infiltre facilement de granulations calcaires ou sodiques ; dans la goutte, en particulier, il est fréquent de rencontrer des concrétions uro-sodiques dans les tissus fibreux articulaires et extra-articulaires, et même dans les gaines tendineuses et les aponévroses.

§ 5. — Symptômes cliniques de la dégénérescence calcaire.

Les symptômes cliniques qui accompagnent la calcification d'un fibro-myome de l'utérus sont souvent peu marqués ; parfois même ces tumeurs ne se traduisent par aucun signe qui puisse les faire reconnaître ; elles restent complètement ignorées tant que dure la vie de la malade et constituent des trouvailles d'autopsie.

Le plus souvent l'évolution est moins calme, il y a des symptômes fonctionnels et des signes physiques assez nets, qui attirent l'attention, mais ces symptômes ne diffèrent en rien de ceux qu'occasionne un myome banal, de sorte que rien ne fait penser à la calcification.

Cependant dans bon nombre de cas la symptomatologie présente plusieurs caractères particuliers qui peuvent faire faire le diagnostic.

Symptômes fonctionnels. — Les symptômes fonctionnels qui accompagnent la calcification d'un myome consistent surtout en douleurs, phénomènes de compression, écoulements vaginaux. Suivant la remarque de Guibé, ces symptômes sont en rapport avec les deux caractères physiques essentiels du myome calcifié, savoir le poids et la dureté. En effet, à volume égal un fibrome calcifié est notablement plus lourd qu'un autre, et il est dur comme de la pierre : il en résulte que, d'une part, par son poids plus notable, il tiraille davantage ligaments et nerfs de l'utérus, d'où des douleurs plus vives, et que, d'autre part, il agit avec plus de force sur les organes voisins et rend la compression plus sévère, tandis que sa dureté, l'empêchant absolument de se prêter à la moindre déformation et de s'adapter à la place qui lui est laissée libre, le rend plus offensant pour les tissus et les organes comprimés.

Enfin le fibrome calcifié constitue une sorte de corps étranger irritant, susceptible de déterminer d'une part des altérations de la muqueuse, d'autre part des contractions utérines pouvant donner lieu à des écoulements vaginaux abondants.

Les *douleurs* présentent une intensité très variable, mais les douleurs vives sont certainement plus fréquentes dans les myomes calcifiés que dans les myomes ordinaires. Sur 60 observations cliniques, Guibé trouve des douleurs vives signalées dans 31 cas.

Ces douleurs paraissent dues surtout aux tiraillements ou à la compression des ligaments et des nerfs de l'utérus. Parfois ce sont des douleurs continues, le plus souvent ce sont des sortes de coliques souvent extrêmement vives, qui surviennent à intervalles irréguliers et peuvent s'irradier dans toutes les directions, vers les reins, le périné, les cuisses, etc.

Des symptômes de compression très marqués existent dans près de la moitié des cas (dans 26 cas sur 60), d'après la statistique de Guibé.

La vessie est l'organe le plus souvent atteint, sa compression se traduit par des symptômes d'intensité très variable, depuis de simples troubles de la miction jusqu'à la rétention d'urine complète. Lorsque la miction est gênée, la vessie s'infecte presque constamment, d'où des accidents de cystite plus ou moins graves.

La compression du rectum est moins fréquente que celle de la vessie (8 cas rapportés par Guibé), elle se traduit également par des symptômes d'intensité très variable, depuis une simple gêne de la défécation jusqu'à l'occlusion complète.

Les autres organes sont moins fréquemment comprimés ; néanmoins Duret a signalé un cas de compression veineuse avec œdème considérable des membres inférieurs, Yamagiva un cas de paraplégie, Guibé un cas de névralgie sciatique du côté droit. Dans notre observation 17, il y avait paraplégie avec rétention d'urine et occlusion intestinale.

Les *écoulements vaginaux* présentant assez souvent des caractères particuliers dans les cas de fibromes sous-muqueux qui s'accompagnent fréquemment d'altérations de la muqueuse, ils consistent en métrorrhagies et en leucorrhée.

Les *métrorrhagies* sont extrêmement inconstantes : tantôt il n'y a aucune perte sanguine, tantôt il y a des pertes sanguines plus ou moins importantes, qui apparaissent presque dès le début du fibro-myome sans que la calcification paraisse avoir d'influence appréciable ; tantôt enfin les métrorrhagies apparaissent tardivement, au moment de la calcification, alors que les règles sont souvent supprimées depuis plusieurs années. Ce dernier mode d'évolution est le seul vraiment caractéristique, mais il est rare. Guibé ne l'a rencontré que dans 7 cas sur 60.

La *leucorrhée* constitue un symptôme assez constant dans le cas de fibrome calcifié sous-muqueux. Au début, elle est en rapport avec de la métrite simple et ne présente rien de particulier. Plus tard, l'écoulement purulent est souvent modifié par la gangrène de la muqueuse et la suppuration du tissu celluleux qui entoure le myome calcifié : il présente alors une odeur absolument infecte, presque aussi fétide que celle d'un cancer ulcéré.

Dans un certain nombre de cas, les écoulements vaginaux s'accompagnent d'un symptôme absolument pathognomonique : l'expulsion de fragments de la tumeur sous forme de calculs.

Symptômes physiques. — Les symptômes physiques constatés à l'exploration d'un myome calcifié présentent assez souvent des caractères spéciaux en rapport avec la dureté et le poids de la tumeur.

Dans certains cas, le palper abdominal donne la sensation d'une tumeur dure comme de la pierre, mais ce caractère est très inconstant, car la dureté de la tumeur dépend surtout de l'épaisseur des tissus qui la séparent de la main, c'est-à-dire de la couche graisseuse de la paroi abdominale et de la coque utérine enveloppant la tumeur. De plus, certains fibromes ayant subi une transformation fibreuse complète, donnent à la main une sensation bien difficile à distinguer de celle fournie par un fibrome calcifié.

Le toucher vaginal peut aussi permettre de sentir la dureté du myome ; de plus, il peut, jusqu'à un certain point, renseigner sur son poids : en essayant de mobiliser la tumeur avec les doigts introduits dans le vagin, on a parfois une sensation de pesanteur de la tumeur qu'on ne rencontre guère dans les myomes normaux.

Le palper abdominal combiné au toucher vaginal permet de se rendre compte du volume, du poids et de la dureté de la tumeur.

Les fibromes calcifiés, ayant déterminé l'ulcération de la muqueuse et faisant saillie dans la cavité utérine, péuvent être explorés directement soit avec une sonde, soit avec le doigt introduit dans la cavité utérine dilatée : on sent une tumeur dure, plus ou moins régulière, enchatonnée dans la paroi de l'utérus.

§ 6. —**Évolution et complications**.

Évolution. — L'évolution des fibromes calcifiés est assez variable ; assez souvent, ces tumeurs n'occasionnent aucun accident grave et la malade meurt, à un âge plus ou moins avancé, d'une affection intercurrente, sans que le fibrome puisse être mis en cause.

D'autres fois, au contraire, le fibrome occasionne des troubles marqués (douleurs et hémorragies) qui peu à peu augmentent, altèrent la santé de la malade et peuvent finir par amener la mort par cachexie si on n'intervient pas.

Guibé a pu recueillir 8 cas dans lesquels la mort est survenue du fait de la cachexie, à la suite de douleurs et d'hémorragies abondantes.

Plus souvent, l'évolution du fibro-myome calcifié offre à considérer deux périodes : dans une première période correspondant à un fibrome normal, les accidents sont nuls ou peu marqués ; dans une deuxième période correspondant au fibrome calcifié, il y a des symptômes fonctionnels bien marqués (douleur, hémorragie, signes de compression), et on peut voir survenir des complications susceptibles d'enlever rapidement la malade.

Complications. — Les complications des fibromes calcifiés peuvent se diviser en deux groupes : les unes tenant à la compression des organes voisins, les autres à la suppuration du fibrome et du tissu celluleux qui l'entoure.

1° Compression des organes voisins.—Les complications sont surtout dues à la compression de l'intestin et de la vessie.

a) La *compression du rectum* a occasionné dans quelques cas des accidents d'occlusion intestinale mortels :

Bostock (*Med. chir. Transact.* London, vol. IX) rapporte l'observation d'une malade morte d'occlusion intestinale, chez laquelle on trouve l'intestin comprimé par un fibrome calcifié.

Hyenne, *loc. cit.* (Résumé). — Mme J..., âgée de 62 ans, atteinte depuis 1894 d'un fibrome peu volumineux, qui ne donnait lieu à aucun symptôme si ce n'est une sensation de pesanteur dans le bassin sans accidents de compression du rectum ni de la vessie.

En juin 1896, elle est brusquement prise d'accident d'occlusion intestinale avec arrêt absolu des matières et des gaz.

Opération d'urgence par M. Le Bec. L'hystérectomie vaginale permet de retirer un fibrome du volume d'une tête de fœtus à terme entièrement dur, envahi par des sels calcaires dans sa totalité.

Après l'opération, le cours des matières ne se rétablit pas et la malade mourut le lendemain matin dans l'hypothermie.

Harris (*Amer. Gynæc. and Obstet.*, vol. X, p. 59, résumé). — Mme X... âgée de 70 ans, portait depuis longtemps un fibrome qui, après avoir diminué fortement au moment de la ménopause, déterminait depuis un an une constipation de plus en plus opiniâtre.

L'examen physique montrait une tumeur libre, mobile, incapable, semblait-il, de comprimer l'intestin. La laparotomie montra qu'il s'agissait d'un fibrome calcifié auquel adhéraient deux anses intestinales. Tant que la tumeur trop volumineuse était restée contenue dans l'abdomen, elle n'avait donné lieu à aucun symptôme, mais à mesure qu'en se calcifiant elle devenait plus petite, elle descendait dans le petit bassin, entraînant avec elle les deux anses d'iléon qui lui adhéraient, si bien que la coudure des anses intestinales à angle aigu provoquait une constipation qui était arrivée peu à peu à l'obstruction chronique.

A côté de ces cas d'occlusion intestinale due à la compression de l'intestin par un myome calcifié, il en est quelques-uns dans lesquels un fibrome calcifié siégeant dans le cul-de-sac de Douglas a pu déterminer le sphacèle par compression des parois rectales.

Lisfranc puis Duret ont signalé des observations de fibrome utérin calcifié ayant déterminé une perforation du rectum. Dans le cas de Duret, la tumeur avait déterminé une large ulcération du rectum, avec incontinence des matières, fécales et était facile à sentir par toucher rectal. Dans le cas de Lisfranc, la tumeur finit par s'éliminer à travers le rectum après des douleurs excessivement vives.

b) La *compression de la vessie* est plus fréquente que celle de l'intestin ; comme celle-ci, elle peut déterminer deux variétés de complications : les unes tenant à la gêne apportée aux fonctions du réservoir vésical, les autres au sphacèle et à la perforation des parois de ce réservoir.

Les complications tenant à la gêne apportée au fonctionnement de la vessie consistent en gêne de la miction, cystite, rétention d'urine plus ou moins complète. Les accidents contribuent à affaiblir et à cachectiser la malade, parfois ils semblent causer directement la mort.

Louis (*Mémoires Acad. royale Chir.*, t. II, p. 139) rapporte l'observation d'une malade chez laquelle la mort survint par rétention d'urine causée par un fibrome calcifié comprimant la vessie.

Schramm (in Lomer, obs. 39) rapporte également une observation de myomotomie pour un myome calcifié volumineux comprimant la vessie et le rectum et déterminant des accidents graves de rétention d'urine et d'occlusion intestinale.

Guibé (Obs. I) rapporte l'observation d'une malade de 63 ans, chez laquelle un fibrome calcifié avait déterminé des accidents de rétention d'urine et de cystite purulente qui nécessitèrent l'intervention.

Les myomes calcifiés, comme toute tumeur utérine, peuvent comprimer les *uretères* ; toutefois, en raison de la dureté et de la rigidité de la tumeur, les accidents (d'ailleurs rares) seront plus graves que dans le cas de myome simple. Hennig (in Lomer) rapporte un cas de mort par urémie, causée par un fibrome calcifié de l'utérus à prolongements multiples.

Le mécanisme des perforations vésicales se comprend bien : une tumeur calcifiée, dure et pesante, comprime facilement la vessie en l'écrasant en quelque sorte contre la face postérieure de la symphyse pubienne ; il se produit ainsi un véritable sphacèle de la paroi vésicale. Cette perforation se fait plus ou moins rapidement, ordinairement avant la rupture de la paroi vésicale ; il se produit des adhérences entre le fibrome et cette paroi, adhérences suffisantes, pendant quelque temps au moins, pour empêcher l'irruption brusque de l'urine dans le péritoine, et même parfois pour permettre aux fibromes de pénétrer progressivement dans la vessie sans qu'il se produise de réaction péritonéale immédiate.

Fleming (1), Malgaigne (2), Lisfranc (3), Demarquay (4) ont publié des observations de fibromes calcifiés qui, devenus intravésicaux, donnaient lieu à des symptômes rappelant absolument ceux des calculs vésicaux.

Dans le cas de Demarquay la tumeur sous-muqueuse avait perforé la paroi antérieure de l'utérus et les deux parois de la vessie dans l'étendue d'une pièce de cinq francs, pour venir en contact direct avec la symphyse pubienne ; il s'était ainsi créé une fistule vésico-utérine par laquelle une partie de l'urine s'écoulait dans l'utérus. Le doigt introduit dans la cavité utérine et replié en crochet arrivait sur la symphyse pubienne. La malade mourut d'une péritonite généralisée à évolution lente et progressive. Exceptionnellement, la perforation peut se produire brusquement, sous l'influence d'un traumatisme ou d'un mouvement violent, alors que le fibrome et l'utérus sont encore complètement indépendants de la vessie et ne peuvent par conséquent apporter aucun obstacle à l'issue brusque de l'urine dans le péritoine.

MAILLAND (*Gazette des hôpitaux*, 8 octobre 1901) rapporte un cas de rupture brusque de la vessie consécutive à la compression exercée par un fibrome utérin.

(1) FLEMING, cité par MAC CLINTOCK, *Dublin quarterly Journ.*, vol. V, p. 20.
(2) MALGAIGNE, cité par DURET, *Semaine gynéc.*, 1897, p. 234.
(3) LISFRANC, *Ibid*.
(4) DEMARQUAY, *Société de chirurgie*, 1859.

J. M..., âgée de 40 ans, atteinte d'aliénation mentale complète, présente brusquement, le 18 septembre 1901, des symptômes de péritonite aiguë.

Laparotomie immédiate à l'Hôtel-Dieu de Lyon par M. Delore ; on ne trouve aucune cause de péritonite, et la malade meurt au bout de 48 heures.

A l'autopsie, on trouve l'utérus en antéflexion, bourrelé de petits fibromes interstitiels, la plupart calcifiés ; au-dessous, on constate sur la face postérieure de la vessie une rupture complète de la paroi vésicale, mesurant environ les dimensions d'une pièce de 5 francs ; le reste de la paroi paraît absolument sain, aucune adhérence n'unit la vessie à l'utérus, de sorte que le contenu de la vessie coule librement dans le péritoine.

Le mécanisme des lésions paraît être le suivant : sous l'influence du contact prolongé des fibromes calcifiés, la paroi de la vessie s'est usée progressivement, puis, sa résistance étant très diminuée, il a suffi d'un choc léger ou même d'un simple effort pour déterminer la rupture de cette paroi, l'issue d'urine dans le péritoine et la péritonite consécutive.

2° SUPPURATION DES MYOMES. — La suppuration des myomes calcifiés constitue une complication relativement fréquente.

Nous avons vu, en effet, que les fibromes calcifiés sont habituellement entourés par une sorte de capsule celluleuse plus ou moins épaisse. Ce tissu celluleux, souvent mal nourri, irrité par la présence de la tumeur qui constitue un véritable corps étranger, s'infecte et suppure facilement, surtout dans le cas de fibrome sous-muqueux ; lorsque la calcification est complète, le pus reste habituellement à la périphérie de la tumeur sans l'envahir ; au contraire, lorsque la calcification est incomplète, la suppuration envahit les travées fibreuses qui séparent les parties calcifiées et isolent ces parties sous forme de calculs plus ou moins volumineux qui baignent au milieu du pus.

L'abcès ainsi formé tend à s'ouvrir au dehors, presque toujours par voie vaginale, après ramollissement et ulcération de la muqueuse ; en même temps que le pus, la tumeur calcifiée peut s'évacuer, soit en totalité, soit en partie, sous forme de calculs plus ou moins volumineux.

Bernard (*Société anatomique*, Paris, 1899) rapporte l'observation d'une femme de 67 ans, en très mauvais état général depuis plusieurs mois, qui expulsa brusquement par le vagin plus d'un demi-litre de pus.

La malade mourut le jour même dans le collapsus. A l'autopsie, on trouve un utérus volumineux avec plusieurs fibromes. L'un de ces fibromes, gros comme un œuf, complètement calcifié, était placé dans une sorte de loge végétante et purulente communiquant avec la cavité utérine.

Il s'agissait évidemment dans ce cas de suppuration autour d'un fibrome calcifié, puis d'ulcération et d'irruption du pus dans la cavité utérine.

Lorsque l'expulsion est totale, la guérison complète peut survenir ; nous avons trouvé 4 cas de guérison définitive après expulsion par le vagin d'un fibrome calcifié (cas d'Hyppocrate, Schenk, Lumpe, Pauchet).

D'autres fois, après expulsion totale du fibrome, la suppuration utérine continue et la malade peut finir par mourir de cachexie et d'épuisement, comme dans les cas de Louis et de Salius.

L'expulsion incomplète est habituellement suivie d'une suppuration interminable, se traduisant par un écoulement de pus renfermant d'une façon intermittente des débris calcifiés.

Au lieu de s'ouvrir dans le vagin, l'abcès contenant le fibrome calcifié peut s'ouvrir dans un autre organe, dans la vessie (cas de Fleming) ou dans le rectum : cette dernière évolution est assez rare. Aux deux cas de Duret et de Lisfranc signalés plus haut, et dans lesquels il est difficile de dire s'il y a eu ou non suppuration du myome calcifié, nous pouvons ajouter les deux observations de Mac Clintock (1) et de Swiecicki (2), dans lesquels deux fibromes calcifiés et suppurés s'ouvrirent dans le rectum et furent éliminés par cette voie.

Enfin le pus, au lieu de s'ouvrir au dehors, peut ulcérer la paroi utérine et venir infecter le péritoine en déterminant une péritonite mortelle.

<hr>

(1) Mac Clintock, *Dublin quarterly Journal*, vol. XLV, p 20.
(2) Héliodore Swiecicki, *Nowyng Lekarskie-Posen*, février 1901

Boussi (*Bull. Soc. anatom.*, Paris, 1877, p. 674) rapporte l'observation d'une femme de 60 ans, morte de péritonite généralisée. A l'autopsie, la cavité péritonéale est remplie de pus, l'utérus est couvert de fausses membranes qui l'unissent aux organes voisins ; sur sa face antérieure on trouve un orifice qui permet l'introduction d'une sonde ; cet orifice communique avec une cavité remplie de liquide légèrement coloré, dans lequel surnage un myome calcifié de la grosseur d'un œuf de poule.

Duncan et Lee ont rapporté des observations analogues de péritonite mortelle à la suite d'ulcération des parois utérines par un myome calcifié suppuré (voir *Suppuration des fibro-myomes*).

Une complication intéressante des myomes calcifiés est l'existence d'*inflammations* et surtout de *suppurations annexielles*, *de pyo-salpingites*. Greco (1), Lomer, C. Daniel (2) ont insisté sur la fréquence de ces altérations dans les fibromes calcifiés.

D'après Greco, la dégénérescence calcaire des fibromes peut déterminer l'inflammation des annexes, soit par compression directe, soit en déterminant une poussée inflammatoire récente.

Nous avons trouvé 3 cas de fibromes calcifiés accompagnés de pyo-salpingites (cas de Greco et les 2 cas de Lomer).

La première observation de Lomer est particulièrement inté-ressante, la déchirure de pyo-salpingite ayant causé dans ce cas une péritonite mortelle.

§ 7. — **Diagnostic**.

Le diagnostic de fibrome calcifié est habituellement difficile, souvent impossible dans un grand nombre de cas ; en effet, nous avons vu que les symptômes physiques et fonctionnels ne diffè-rent guère de ceux d'un fibrome ordinaire ; deux signes seule-ment sont pathognomoniques : l'expulsion de débris calcifiés, la constatation d'un calcul dans la cavité utérine ou d'une tumeur

(1) Greco, *Archivio italiano di Ginecologia*, 3o avril 1900, n° 2.
(2) C. Daniel, *Revue de Gynécologie*, 1903 (n⁰ˢ 1 ct 2).

calcifiée enchatonnée dans la paroi ; lorsque ces deux symptômes n'existent pas, et c'est le cas de beaucoup le plus fréquent, on ne peut affirmer le diagnostic.

Toutefois, dans un grand nombre de cas, l'évolution de la tumeur, l'âge de la malade, les caractères des symptômes fonctionnels, les signes fournis par l'examen physique permettent, en l'absence des deux signes pathognomoniques, de faire avec chances d'exactitude le diagnostic de fibromes calcifiés.

L'âge de la malade a une grande importance : nous avons vu que la calcification survient chez des femmes souvent très âgées, et qu'elle est exceptionnelle avant quarante-cinq ans.

L'évolution est de même très importante : lorsqu'une femme vient raconter qu'elle est atteinte d'un fibrome utérin qui pendant longtemps n'a donné lieu à aucun trouble grave, puis qu'au bout de plusieurs années, aux environs de la ménopause, sont apparus des douleurs, des hémorragies, des signes de compression de la vessie ou du rectum, sans augmentation sensible du volume de la tumeur, il y aura de grandes chances pour qu'il s'agisse d'un fibrome en train de subir la dégénérescence fibreuse ou la dégénérescence calcaire. Le diagnostic de fibrome calcifié sera encore plus probable, si les accidents sont survenus après la ménopause, alors que les règles et les métrorrhagies semblaient définitivement arrêtées depuis deux ou trois ans.

L'examen physique de la malade montrant une tumeur dure et très lourde pourra, dans certains cas, faire presque affirmer le diagnostic. Le diagnostic différentiel est habituellement peu complexe ; dans l'immense majorité des cas, on fait le diagnostic de fibrome ; le seul point en litige est de savoir si on a affaire à un fibrome simple ou à un fibrome calcifié.

Dans quelques cas cependant les fibromes calcifiés ont donné lieu à d'autres erreurs de diagnostic. Un fibrome calcifié de l'ovaire, enclavé dans le Douglas et semblant faire corps avec l'utérus, a pu être pris pour un fibrome utérin calcifié, erreur d'ailleurs de peu d'importance au point de vue thérapeutique.

Plus grave est l'erreur de Dudley, qui avait pris un fibrome calcifié pour une tête fœtale avec sutures et fontanelles. Dans un cas de Säexinger, un fibrome calcifié sous-muqueux faisant une forte saillie dans le vagin a été également pris pour une tête fœtale. Ce sont là des causes d'erreur absolument exceptionnelles, qu'un examen clinique approfondi doit permettre d'éviter.

Un fibrome calcifié sous-muqueux peu volumineux, ayant déterminé la suppuration et la grangrène de la muqueuse, peut simuler un cancer du corps de l'utérus. L'erreur sera assez difficile à éviter s'il s'agit d'une femme ayant passé la ménopause, chez laquelle on voit survenir des pertes sanguines et un écoulement vaginal à odeur infecte, en même temps que la malade s'affaiblit et se cachectise du fait de la suppuration. Dans un cas de Baer, où le diagnostic de cancer de l'utérus avait été posé, on ne reconnut l'erreur que par le toucher intra-utérin sous le chloroforme, au moment de pratiquer l'hystérectomie.

Les antécédents, la durée de l'évolution, l'examen de la cavité utérine après dilatation pourront faire faire le diagnostic.

D'ailleurs, disons à ce propos que l'association de fibromes calcifiés et de cancer utérin n'est pas exceptionnelle ; elle a été signalée dans les cas de Lebert, Dudley, Leflaive, Pauchet, Schrœder, Thorn.

Un fibrome calcifié ayant déterminé l'ulcération de la paroi vésicale et s'accompagnant de troubles urinaires simule bien un calcul vésical : des débris calcifiés peuvent être expulsés avec les urines, et l'exploration de la vessie montre l'existence d'une masse calcifiée intra-vésicale (cas de Fleming, Malgaigne, Lisfranc, Demarquay).

Inversement, un calcul vésical expulsé par le vagin à travers une fistule vésico-vaginale sera pris volontiers pour un débris de fibrome calcifié.

Dans ces deux cas, les symptômes fonctionnels, l'évolution, la constatation de la présence dans l'utérus d'autres fibromes calcifiés permettront souvent le diagnostic. En cas de doute, l'analyse chimique du calcul pourra trancher la question ; en effet, nous avons vu que les fibromes calcifiés sont formés presque totalement de phosphate de chaux, tandis que les calculs vésicaux phosphatiques, les seuls qui puissent prêter à confusion, sont surtout constitués par du phosphate ammoniaco-magnésien.

Une dernière cause d'erreur serait de prendre pour un fibrome calcifié un corps étranger ayant séjourné longtemps dans l'utérus et s'y étant calcifié. Dans le cas de Brugnatelli, un fragment d'os ayant séjourné longtemps dans l'utérus fut pris pour un fibrome calcifié.

L'examen physique et chimique du calcul permettra d'éviter cette erreur.

§ 8. — **Pronostic et indications opératoires.**

Le pronostic des fibromes calcifiés est considéré comme bénin par la plupart des auteurs qui admettent que, dans la majorité des cas, ces tumeurs, ne donnent lieu à aucun accident grave A notre avis, cette bénignité de pronostic est très exagérée. Sans doute, un grand nombre de fibromes calcifiés ne donnent lieu à aucun trouble et constituent des trouvailles d'autopsie ; mais à côté de ces cas, il en est d'autres où un myome calcifié occasionne dss accidents graves, d'autant plus redoutables qu'ils surviennent souvent brusquement après une longue période d'évolution complètement latente.

Comme l'a très bien dit Jacob, il ne faut pas considérer la calcification comme une transformation favorable améliorant le pronostic des myomes ; il faut au contraire la considérer comme une véritable complication, qui souvent détermine un retour des douleurs et des hémorragies, et prédispose à plusieurs accidents, surtout à la compression des organes voisins et à la suppuration.

De fait, si nous nous reportons aux faits que nous avons étudiés plus haut, sur 70 cas accompagnés d'observations cliniques nous trouvons dans 26 cas des accidents de compression des organes voisins, dans 15 cas des métrorrhagies abondantes, dans 17 cas la suppuration du myome ou du tissu utérin avoisinant. Si d'autre part nous étudions l'évolution complète, nous trouvons 5 cas de mort par péritonite, 3 cas de mort par occlusion intestinale, 1 cas de mort par rétention d'urine, 1 cas de mort par hémorragies, 1 cas de mort par rupture brusque de la vessie, 7 cas de mort par cachexie, à la suite de suppurations interminables.

Soit en résumé 18 cas de mort sur 70 observations. Cette proportion est évidemment un peu trop forte, car d'une part nous ne faisons pas rentrer dans cette statistique les cas de fibromes calcifiés trouvés à l'autopsie et publiés sans aucun examen clinique, d'autre part il est certain qu'un assez grand nombre de cas ne présentant aucun symptôme particulier n'ont pas été publiés. Mais aussi nous ferons remarquer que, sur les 70 observations que nous signalons, il y en a 32 dans lesquelles on est intervenu sans laisser le fibrome évoluer, et que par conséquent ces 32 cas devraient être séparés des autres.

Nous trouvons alors les résultats suivants :

Sur 146 cas de fibromes calcifiés publiés, 106 n'ont pas été opérés, 3 ont été opérés pour des complications graves tenant aux fibromes, occlusion intestinale (Le Bec et Schwartz) et rupture de la vessie (Delore), 37 ont été opérés normalement.

Sur les 106 premiers cas, 38 seulement sont accompagnés de renseignements cliniques, et la mortalité directement imputable au fibrome calcifié est de 17 cas, soit une proportion de 16 p. 100. Sur les 37 cas opérés, nous trouvons 6 morts, soit une proportion de plus de 15 p. 100, c'est-à-dire sensiblement égale.

Mais il est à remarquer que, dans cette statistique, d'une part plusieurs cas datent de la période pré-antiseptique, d'autre part plusieurs malades ont été opérés alors que les accidents graves étaient venus les affaiblir et augmenter les chances d'infection. Il est certain que, si tous ces fibromes avaient été opérés aussitôt le diagnostic fait, la statistique opératoire des fibromes calcifiés ne serait pas sensiblement plus mauvaise que celle des autres fibromes, c'est-à-dire que la mortalité devrait être presque nulle, oscillant tout au plus entre 2 et 3 p. 100.

Par conséquent, dès qu'on aura posé le diagnostic de fibrome, si l'on pense que ce fibrome est calcifié, ce ne sera pas une raison pour temporiser, à moins que l'on ait affaire à une malade très âgée ou très affaiblie, ou bien à un fibrome extrêmement petit ; dans tous les autres cas, la calcification soupçonnée ou diagnostiquée fermement sera une raison de plus d'intervenir immédiatement alors que l'opération est peu dangereuse, sans attendre que des accidents graves surviennent et forcent d'opérer brusquement dans des conditions beaucoup moins favorables.

CHAPITRE III

DÉGÉNÉRESCENCE ŒDÉMATEUSE DES FIBRO-MYOMES

§ 1. — **Historique**.

La dégénérescence œdémateuse des fibro-myomes de l'utérus
a été décrite pour la première fois par Cruveilhier (1) : « La circulation veineuse étant gênée par oblitération et phlébite, le tissu
fibreux se ramollit et s'infiltre de liquide, qui peut se réunir en
masse plus ou moins considérable dans des cavités anfractueuses
dont les parois sont formées par les lobules dissociés du corps
fibreux lui-même. »

Presque en même temps que Cruveilhier, Lebert (2) décrit des
fibroïdes mous, infiltrés par une quantité plus ou moins grande
de liquide jaune, gluant, filant qui peut donner à la tumeur l'apparence d'une infiltration œdémateuse ou se rassembler en cavité
présentant tous les intermédiaires depuis de petits kystes lacu-
neux jusqu'à des cavités assez considérables pour être confondues avec des kystes de l'ovaire.

Bernaudeaux (3), Guyon (4), dans leurs thèses, décrivent
assez longuement le ramollissement œdémateux des myomes.

(1) Cruveilhier, *Traité d'anal. path. générale.* Paris, 1856.

(2) Lebert, *C. R. de la Société de biologie*, 1852. *Traité d'anal. path. générale
et spéciale.* Paris, 1859.

(3) Bernaudeaux, *Des Corps fibreux de l'utérus.* Th. Paris, 1857.

(4) Guyon, *Des Tumeurs fibreuses de l'utérus.* Th. agrégation, Paris, 1860.

Broca (1) décrit de même l'infiltration œdémateuse donnant souvent naissance à des cavités par accumulation de liquide.

Depuis, presque tous les auteurs qui ont étudié les fibro-myomes, Cornil et Ranvier (2), Hénocque (3), de Sinety (4), Delbet (5), Pozzi (6), signalent successivement la dégénérescence œdémateuse sans ajouter rien d'important à la description de Cruveilhier.

Hyenne (7) dans sa thèse donne un certain nombre d'observations accompagnées d'examens histologiques détaillés.

Cependant tous les auteurs n'admettent pas l'existence de la dégénérescence œdémateuse.

Déjà Virchow (8) considérait cette transformation comme une dégénérescence myxomateuse, dans laquelle on observe des cellules arrondies ayant la forme et le volume des corpuscules muqueux. Cette théorie, complètement abandonnée après Virchow, a été reprise récemment par Pilliet et son élève Costes (9) qui ont publié un certain nombre de cas de dégénérescence myxomateuse des fibro-myomes. Labadie-Lagrave et Legueu (10) étudient de même la transformation myxomateuse suivant les idées de Pilliet, sans signaler la dégénérescence œdémateuse.

Pick (11) et les anatomo-pathologistes de l'école de Lyon, dont

(1) BROCA, *Traité des tumeurs.* Paris, 1866.

(2) CORNIL et RANVIER, *Histologie pathologique.* Paris, 1884.

(3) HÉNOCQUE, *Dict. encyclopédique des sc. médicales,* art. Fibro-myome.

(4) DE SINETY, *Dict. encyclopédique des sc. médicales,* art. Utérus, Paris, 1886.

(5) DELBET (Pierre), Chap. Fibro-myome, *Traité de chirurgie,* DUPLAY et RECLUS, t. VIII, Paris, 1892. Chap. Myome et Fibrome. *Traité de chirurgie clinique* de LE DENTU et DELBET, t. I, Paris, 1896.

(6) POZZI, *Traité de gynécologie clinique et opératoire.* Paris, 1897.

(7) HYENNE, Th. Paris, 1898.

(8) VIRCHOW, *Virchow's Archiv,* 1854. *Wiener med. Wochenschr.,* 1856. *Path. des tumeurs.* Trad. Aronsohn, 1871.

(9) PILLIET et COSTES, *C. R. Soc. biologie,* oct. 1894; PILLIET, *Soc. an.,* juillet 1895.

(10) LABADIE-LAGRAVE et LEGUEU, *Traité de gynécologie,* 1898.

(11) PICK, *Arch. f. Gyn.,* 1895.

les idées ont été exposées récemment par Paviot et Bérard (**1**), admettent la dégénérescence œdémateuse, mais considèrent l'œdème comme un simple accident survenant au cours de la transformation sarcomateuse d'un fibro-myome.

D'après les pièces que nous avons eues entre les mains, d'après les observations que nous avons pu retrouver, il nous semble que les idées de Cruveilhier méritent d'être conservées au moins dans leur ensemble ; sur les coupes que nous avons examinées, nous avons constaté nettement le ramollissement, la dissociation des éléments fibro-myomateux par infiltration liquide sans transformation myxomateuse. Les tumeurs ainsi œdématiées présentent une structure assez variable ; sur certaines coupes, elles rappellent la dégénérescence sarcomateuse, mais dans leur ensemble elles se distinguent toujours nettement du sarcome vrai, elles s'en distinguent encore plus complètement par leur évolution et par l'absence totale de récidive ou de métastase néoplasique.

Le mot de dégénérescence œdémateuse doit donc être conservé. Au point de vue anatomo-pathologique, cette transformation est caractérisée par le ramollissement, l'infiltration des éléments fibro-myomateux par un liquide qui, venu des vaisseaux, peut rester à l'état d'infiltration, ou bien se collecter en formant des cavités pseudo-kystiques de dimensions extrêmement variables. Au point de vue clinique, la dégénérescence œdémateuse est caractérisée par un changement d'évolution : la tumeur, souvent stationnaire depuis longtemps, grossit rapidement, se ramollit, devient presque fluctuante et peut présenter toutes les allures d'une tumeur maligne ; elle reste cependant une tumeur bénigne au sens propre du mot, incapable de récidive après extirpation, incapable de métastase néoplasique à distance.

L'œdème constitue ainsi une variété de dégénérescence des

(1) Paviot et Bérard, *Arch. de méd. expérim.*, juillet et septembre 1897.

myomes bien différente de la dégénérescence sarcomateuse, au
point de vue histologique et surtout au point de vue pronostic ;
elle mérite une place à part parmi les transformations des
myomes.

§ 2. — **Observations**.

L'étude que nous allons faire de cette transformation repose
essentiellement sur l'examen anatomique et clinique de 7 cas
de fibro-myomes œdémateux, que nous avons pu recueillir per-
sonnellement ; de plus, nous avons retrouvé dans les divers
auteurs une quarantaine de cas accompagnés d'observations cliniques à peu près complètes, qui nous ont permis de compléter
et de confirmer un certain nombre de points, et surtout de déterminer les principaux caractères cliniques qui annoncent la
dégénérescence œdémateuse.

Nous donnons d'abord le résumé de nos observations personnelles, puis nous tâcherons d'en tirer une étude anatomique et
clinique de la dégénérescence œdémateuse des fibro-myomes de
l'utérus.

Obs. 20. — *Dégénérescence œdémateuse au début.* — Fibrome opéré
par M. Walther à la Pitié et remis sans renseignements cliniques (juin
1903). — Tumeur régulièrement arrondie, du volume d'une tête de fœtus,
développée surtout aux dépens de la partie supérieure de l'utérus.

Le poids total de la masse fibromateuse et de l'utérus atteint 1.700 gr.
La tumeur présente une consistance assez ferme, elle est de couleur rougeâtre et présente à sa surface de nombreuses arborisations vasculaires
et surtout de grosses veines très dilatées pleines de sang. Sur une coupe
la tumeur paraît constituée par du tissu fibromateux rosé, d'apparence
normale dans la plus grande partie de son étendue. A la périphérie, on
voit quelques points ramollis ayant la couleur et la consistance de la gelée
de pommes ; de ces points s'écoule à la coupe une très petite quantité d'un
liquide épais et jaunâtre.

Examen histologique de deux fragments pris l'un à la partie moyenne de la tumeur, l'autre à la périphérie, au niveau de l'un des points ramollis (coloration à l'hématoxylo-éosine).

A. Les coupes du fragment central présentent du tissu fibro-myomateux presque normal ; à un faible grossissement (oc. I, obj. 2, Leitz), les coupes paraissent formées par des bandes bleu violet ondulées séparées de loin en loin par des travées de coloration rose.

A un grossissement plus considérable (oc. I, obj. 6), les bandes bleues paraissent formées par des fibres musculaires lisses à noyau allongé et les bandes roses par du tissu conjonctif fibrillaire renfermant de nombreux noyaux ; la proportion des deux tissus est d'ailleurs très variable, certains points paraissent formés presque exclusivement par des fibres musculaires ; dans d'autres, au contraire, les fibres musculaires sont peu nombreuses et paraissent isolées au milieu du tissu conjonctif.

Les vaisseaux sont nombreux, surtout au niveau des bandes de tissu conjonctif ; la plupart sont des vaisseaux embryonnaires dont la paroi est formée par un simple endothélium ; autour de certains vaisseaux, on voit des amas de noyaux groupés plus ou moins régulièrement.

En somme, tissu fibromateux presque normal, remarquable seulement par le grand nombre de vaisseaux à parois embryonnaires et par la tendance à la dissociation des fibres musculaires, au milieu des éléments du tissu fibro-conjonctif.

B. Les coupes d'un fragment pris au niveau des points ramollis présentent un aspect complètement différent : à un faible grossissement, les coupes ont un aspect réticulé avec un réseau coloré en rose, limitant des mailles plus ou moins larges que remplit une substance sans structure appréciable, non colorée par l'hématoxylo-éosine.

A un grossissement plus considérable l'aspect reste à peu près le même, on voit un réseau formé par des travées fibrillaires, irrégulièrement anastomosées, de plus en plus ténues à mesure qu'on se rapproche du centre des points ramollis ; dans les mailles de ce réseau, on trouve à la périphérie quelques noyaux et quelques cellules irrégulières difficilement colorables ; au centre, on ne trouve qu'une substance complètement amorphe.

C. Nous avons étudié la progression de la dégénérescence par les coupes en série d'un fragment allant depuis le tissu à aspect normal jusqu'au milieu des points ramollis d'apparence gélatineuse.

Les premières coupes présentent le même aspect que celles du fragment central, elles sont formées par de nombreuses fibres musculaires lisses, colorées en violet et renfermant un noyau bien apparent ; entre les bandes de fibres lisses, on voit des travées de tissu fibrillaire renfermant des vaisseaux à paroi embryonnaire entourés d'un amas de noyaux.

Sur les coupes suivantes les fibres musculaires deviennent moins nom-

breuses, mais surtout elles deviennent moins nettes, leur noyau se colore
difficilement, leurs limites sont mal tracées, difficiles à apprécier ; au contraire, les travées conjonctives deviennent plus nombreuses, plus épaisses,
poussant entre les fibres musculaires des bandes fibrillaires, irrégulièrement anastomosées.

A la limite des points ramollis, les fibres musculaires ont presque complètement disparu, les coupes sont formées presque exclusivement par
du tissu conjonctif, renfermant entre ses fibrilles des vaisseaux en général
peu volumineux, des noyaux et, de loin en loin, quelques fibres lisses plus
ou moins apparentes ; d'abord bien condensé, ce tissu conjonctif prend peu
à peu un aspect réticulaire, les fibrilles s'écartent les unes des autres,
formant une sorte de réseau à mailles de plus en plus larges ; à la périphérie des points ramollis, le réseau est formé par des travées conjonctives assez épaisses, limitant des mailles étroites, où l'on distingue encore
des noyaux et même la lumière de quelques vaisseaux ; au centre des
points ramollis le réseau devient extrêmement ténu, formé par des fibrilles
à peine perceptibles, limitant des mailles remplies par une substance
complètement amorphe.

L'étude de cette série de coupes montre bien la succession des lésions,
depuis le tissu fibro-myomateux normal jusqu'au ramollissement œdémateux, les altérations débutent par une augmentation du nombre des vaisseaux et du tissu conjonctif péri-vasculaire ; peu à peu ce tissu envahit
les lobules myomateux et dissocie les fibres musculaires qui disparaissent
progressivement ; après avoir remplacé le tissu musculaire, le tissu conjonctif fibreux se laisse dissocier et infiltrer par une substance gélatineuse,
ses fibrilles s'écartent limitant des mailles de plus en plus ténues, qui
finissent par disparaître presque complètement.

La muqueuse du corps de l'utérus est augmentée d'épaisseur et présente une coloration légèrement rosée.

L'examen histologique d'un fragment montre une hypertrophie des
glandes et la présence de plusieurs vaisseaux à structure embryonnaire.

Obs. 21. — *Dégénérescence œdémateuse au début.* — Mme A..., âgée
de 42 ans, journalière, entre au mois de février 1902 dans le service de
M. Quénu, à l'hôpital Cochin, pour un fibrome de l'utérus diagnostiqué
depuis deux ans.

Depuis six mois les pertes sont devenues plus abondantes, la malade
perd pendant dix à douze jours à chaque période menstruelle.

L'examen physique montre une tumeur, du volume des deux poings,
facilement mobile, assez dure.

Hystérectomie subtotale le 26 février 1902.

La malade guérie quitte l'hôpital au bout d'un mois.

Examen macroscopique. — La tumeur, développée aux dépens du segment supérieur de l'utérus, est régulièrement arrondie et pèse 1.200 grammes.

La surface est lisse, blanchâtre; à la coupe, le tissu est assez mou, ne crie pas sous le couteau. L'aspect est à peu près celui d'un fibro-myome normal, mais vers le centre on trouve une zone ramollie de 2 à 3 centimètre de diamètre ; à ce niveau le tissu de la tumeur est infiltré d'une substance gélatineuse jaune verdâtre extrêmement molle : aucun liquide ne coule à la section.

Examen histologique. — a) L'examen d'un fragment pris à la périphérie montre du tissu fibro-myomateux à peu près normal, les coupes sont formées par un mélange de fibres musculaires et de tissu conjonctif renfermant de nombreux vaisseaux entourés par des amas de noyaux.

b) Examen d'une série de coupes prises dans l'intérieur de la tumeur au niveau et à côté de la région ramollie :

Les coupes prises en dehors de la région ramollie sont formées par du tissu conjonctif fibrillaire renfermant quelques fibres musculaires, des noyaux et un assez grand nombre de cellules arrondies ; les fibres musculaires sont mal colorées par les réactifs, leurs bords sont mal limités, en quelque sorte effilochés.

Les coupes prises au niveau de la zone ramollie sont formées presque exclusivement par du tissu conjonctif fibrillaire dont les fibrilles extrêmement déliées, irrégulièrement anastomosées, forment une sorte de réseau dont les mailles sont remplies par une substance grenue non colorée. Au milieu des travées fibrillaires, on voit de loin en loin des sortes d'îlots renfermant des vaisseaux à structure embryonnaire, entourés de fibres musculaires et de cellules rondes.

Les lésions de cette pièce sont assez analogues à celles de la précédente, nous retrouvons en dehors la dissociation, puis la disparition des fibres musculaires et leur remplacement par le tissu conjonctif ; au niveau des points ramollis, les fibrilles conjonctives se laissent infiltrer par une substance gélatineuse et s'écartent les unes des autres, en limitant des mailles de plus en plus larges.

Mais la transformation œdémateuse est moins avancée dans cette observation que dans la précédente, car même au niveau des points les plus altérés, nous retrouvons de loin en loin des îlots renfermant des fibres lisses encore reconnaissables.

La muqueuse utérine, très augmentée d'épaisseur, présente une surface inégale boursouflée et une coloration rosée. De consistance molle, elle se laisse assez facilement détacher.

Examen macroscopique. — Deux points frappent immédiatement à l'examen des coupes,

1° Augmentation des glandes qui sont hypertrophiées, allongées et s'enfoncent très loin dans la profondeur ;

2° Présence d'un grand nombre de vaisseaux embryonnaires, situés surtout dans la couche superficielle de la muqueuse.

Obs. 22. — *Dégénérescence œdémateuse.* — Mme L..., âgée de 45 ans, entre dans le service de M. Quénu en juin 1902 pour un fibrome utérin qui occasionnait depuis environ un an des pertes sanguines abondantes.

Hystérectomie subtotale le 4 juillet 1902.

La malade quitte l'hôpital le 3 août.

Examen macroscopique. — On trouve une tumeur interstitielle du volume d'une grosse orange, faisant très fortement saillie dans la cavité utérine qui est très profonde et très dilatée.

Les ovaires sont légèrement kystiques.

A la coupe, on trouve à la périphérie une sorte de coque épaisse de 2 à 3 centimètres, de couleur blanc nacré, très dure au toucher. Tout le reste de la tumeur est constitué par un tissu plus mou, de coloration grise ou rosée, la partie centrale présente une coloration plus foncée et une consistance extrêmement molle, presque fluctuante ; au milieu de cette zone ramollie, on voit des zones d'infiltration, formées par une substance verdâtre, tremblotante, comparable à de la gelée de pomme, renfermant plusieurs petites cavités, très irrégulières, du volume d'un pois, d'où s'écoule, à la section, un liquide séreux légèrement trouble.

Examen microscopique. — Une première série de coupes est faite au niveau de la capsule qui entoure la tumeur ; celle-ci est constituée par du tissu musculaire groupé en faisceaux réguliers, dans l'intervalle desquels s'étendent de larges bandes de tissu conjonctif fasciculé.

Une deuxième série de coupes pratiquée entre les capsules et la zone centrale infiltrée, montre une dissociation progressive des éléments musculaires. Sur les coupes les plus voisines de la périphérie, on trouve des lobules fibromateux à disposition normale, séparés par des plaques de tissu conjonctif ; les vaisseaux, nombreux dans ce tissu conjonctif, présentent presque toujours une paroi extrêmement mince, formée par une simple couche de cellules 'endothéliales ; autour d'eux, on voit des amas de noyaux et de cellules conjonctives.

A mesure qu'on se rapproche du centre de la tumeur, les fibres musculaires changent de caractère, leurs contours deviennent moins nets, leur noyau se ratatine et perd son affinité pour les colorants ; en même temps, ces fibres musculaires sont dissociées, isolées les unes des autres par des bandes de tissu conjonctif.

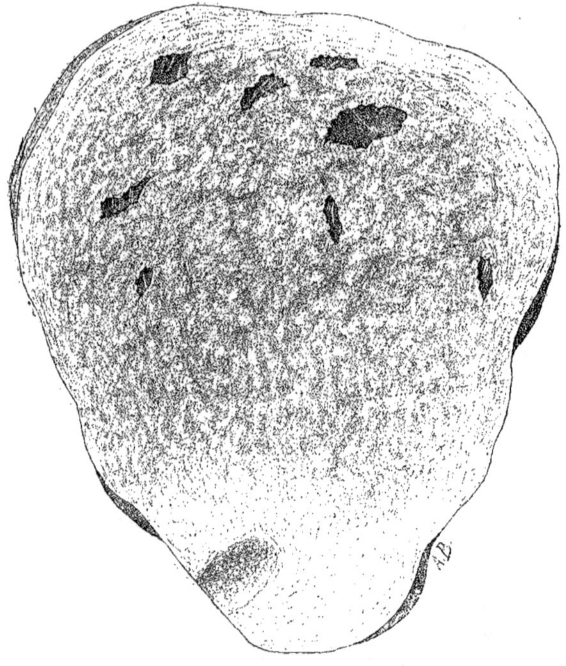

Fig. 9. — Dégénérescence œdémateuse d'un fibro-myome (obs. 23). La partie
inférieure de la tumeur est formée par du tissu fibromateux à peu près
normal ; — la partie moyenne par du tissu très fortement œdématié ; — la
partie supérieure est creusée d'un grand nombre de petites cavités irrégulières remplies de liquide ou de substance colloïde.

Sur les coupes les plus internes, les fibres musculaires ont presque complètement disparu ; ces coupes sont constituées par un tissu fibrillaire, entre les mailles duquel on trouve une substance grenue presque amorphe, renfermant de loin en loin quelques noyaux et quelques cellules conjonctives et des vaisseaux. Ceux-ci, réduits à leur couche endothéliale, sont très dilatés et forment par endroits de véritables lacs sanguins remplis de globules rouges et surtout de leucocytes.

Les coupes portant au niveau des zones infiltrées jaune verdâtre du centre de la tumeur montrent toujours une sorte de réseau formé par des fibrilles plus ou moins enchevêtrées, emprisonnant entre leurs mailles une substance amorphe. A mesure qu'on se rapproche des cavités, les mailles du réseau deviennent plus larges, les cavités elles-mêmes ne présentent aucune paroi spéciale, elles semblent uniquement formées par le ramollissement de la substance d'infiltration ayant écarté les mailles du réseau fibrillaire.

Les lésions constatées sont analogues à celles des deux observations précédentes, mais elles sont plus avancées et ont abouti à la formation de cavités pseudo-kystiques. En allant de la périphérie vers le centre, on constate d'abord les altérations, la dissociation des fibres musculaires et leur remplacement par du tissu conjonctif fibrillaire, puis les fibrilles conjonctives s'œdématient et sont à leur tour dissociées de façon à former un réseau à mailles plus ou moins larges remplies d'une substance gélatineuse. Dans la partie la plus centrale, cette substance est remplacée par un liquide plus ou moins épais, qui se collecte en écartant le réseau fibrillaire de façon à former des pseudo-kystes, des géodes, suivant l'expression de Cruveilhier.

L'examen de la muqueuse du corps de l'utérus montre des lésions très analogues à celles de l'observation précédente :

Allongement des glandes et développement de vaisseaux embryonnaires ; de plus, dans les parties les plus superficielles, on trouve des capillaires très dilatés et environnés par places d'extravasations sanguines.

Obs. 23. — *Dégénérescence œdémateuse. Géodes*. — Mme X... entre à la Pitié, dans le service de M. Walther, pour une tumeur abdominale. Aucun antécédent héréditaire. La malade est âgée de 40 ans, de bonne santé habituelle, bien réglée depuis quinze ans. Il y a deux ans, ses règles sont devenues plus abondantes, mais sans durer plus de quatre à cinq jours. Depuis trois mois, la malade se plaint de douleurs assez vives dans le ventre et de constipation très prononcée.

A la palpation, on sent une tumeur peu mobile, qui remonte jusqu'à trois travers de doigt au-dessous de l'ombilic. Par le toucher vaginal, on

sent dans le cul-de-sac postérieur une masse arrondie, de consistance molle.
qui semble descendre entre l'utérus et le rectum.

En combinant le palper abdominal au toucher vaginal, on a la sensation d'une seule tumeur intimement unie à l'utérus, présentant une consistance molle, pâteuse, en quelque sorte fluctuante.

On porte le diagnostic de fibrome ramolli et kystique, en faisant toutefois des réserves pour un kyste dermoïde de l'ovaire enclavé dans le cul-
de-sac de Douglas.

Laparotomie. — On trouve un fibrome de l'utérus avec prolongement
dans le cul-de-sac recto-vaginal.

Hystérectomie subtotale.

La malade quitte l'hôpital un mois après.

EXAMEN MACROSCOPIQUE. — Tumeur régulièrement arrondie, développée
aux dépens du segment supérieur de l'utérus avec un prolongement pos-
téro-inférieur qu'on sentait dans le cul-de-sac postérieur, l'ensemble
affectant assez bien la forme d'une poire ou d'une brioche à petite extrémité inférieure.

La surface de la tumeur présente de nombreuses arborisations vasculaires et de grosses veines très dilatées qui soulèvent le péritoine.

La consistance est molle, pâteuse, presque fluctuante par endroits.

A la coupe, on voit que dans toute sa masse la tumeur est parsemée de
points ramollis, d'aspect gélatineux, de forme très irrégulière avec plusieurs cavités laissant échapper un liquide citrin ; ces points ramollis
sont entourés par des travées d'apparence fibreuse, dures, nacrées, criant
sous le couteau, qui se bifurquent et s'anastomosent de façon à délimiter
les espaces irréguliers où siègent les foyers de ramollissement. Ces foyers
ramollis sont plus abondants au centre de la tumeur ; au contraire, le tissu
fibreux, plus abondant vers la périphérie, se condense de façon à former
une sorte de coque fibreuse qui entoure la tumeur.

Le liquide qui imbibe la tumeur est recueilli dans les cavités kystiques
au moyen de pipettes aussitôt que possible après l'opération ; c'est un
liquide jaunâtre assez épais, qui, exposé à l'air, se prend partiellement en
gelée ; bouilli dans un tube d'essai, il se coagule ; ensemencé sur bouillon,
il ne donne aucune culture.

L'examen chimique montre que ce liquide est formé essentiellement
d'eau tenant en dissolution une forte proportion d'albumine consistant
surtout en sérine.

EXAMEN MICROSCOPIQUE. — 1° *L'examen d'un fragment pris à la périphérie du myome montre* : 1° en dehors, une zone plus ou moins épaisse
formée presque exclusivement par du tissu fibreux renfermant quelques
vaisseaux ; 2° en dedans de la zone fibreuse périphérique, on trouve une
couche plus ou moins épaisse formée surtout par des fibres musculaires

lisses. Cette zone présente une coloration très inégale, certaines parties bien colorées sont formées par des fibres lisses, bien développées, à noyau très apparent, serrées les unes contre les autres.

Au niveau des parties moins colorées, on voit de nombreux vaisseaux entourés par des amas de noyaux plus ou moins colorés ; en dehors de ces amas de noyaux, la coupe est constituée par une série de logettes de formes très irrégulières, la paroi de ces logettes est formée par des cellules à noyau allongé, l'intérieur est rempli tantôt par une substance fibrillaire très déliée, colorée en rose, complètement dépourvue de noyaux, tantôt par une substance grenue, amorphe, non colorée. Sur certaines coupes, on voit une transition très nette entre le tissu normal et le tissu infiltré, la substance fibrillaire disparaît, les cellules intermédiaires s'allongent et prennent tous les caractères de fibres lisses, d'abord dissociées, séparées les unes des autres, puis régulièrement groupées en nodules myomateux normaux.

2° *Une deuxième série de coupes est faite au niveau des travées qui séparent les points ramollis d'apparence gélatineuse.* — Les coupes présentent un aspect aréolaire, formées par du tissu fibrillaire et par des fibres musculaires dissociées, amincies, à paroi peu distincte. Au niveau de la zone d'aspect gélatineux l'apparence aréolaire augmente, les coupes présentent un réseau fibrillaire renfermant dans ses mailles une substance grenue, mal colorable, dans laquelle on peut distinguer quelques noyaux et quelques cellules rondes. Dans les points complètement ramollis toute structure a disparu ; c'est à peine si on peut distinguer par endroits quelques travées fibrillaires et des amas de globules blancs.

3° *Examen de coupes portant au niveau de la paroi d'une des cavités kystiques.* — Dans leur partie périphérique, ces coupes présentent l'aspect de tissu musculaire lisse infiltré que nous avons signalé sur les coupes précédentes ; entre les fibres, on trouve des espaces renfermant des vaisseaux et du tissu fibrillaire.

Plus en dedans le tissu prend un aspect franchement réticulé et infiltré dans le voisinage de la cavité : les fibrilles se tassent les unes contre les autres de façon à former une sorte de paroi à tissu homogène assez condensé.

Cette disposition ne se retrouve pas sur les coupes de toutes les cavités kystiques ; au niveau de quelques-unes de ces cavités, il n'y a pas, comme nous venons de le voir, condensation du tissu fibrillaire ; au contraire, à mesure qu'on se rapproche de la cavité le tissu fibrillaire disparaît et est remplacé par une substance grenue, amorphe, ne renfermant aucun vaisseau.

La paroi même de la cavité, d'aspect très irrégulier, est formée exclusivement par une substance d'apparence caséeuse, ne renfermant aucun élément coloré.

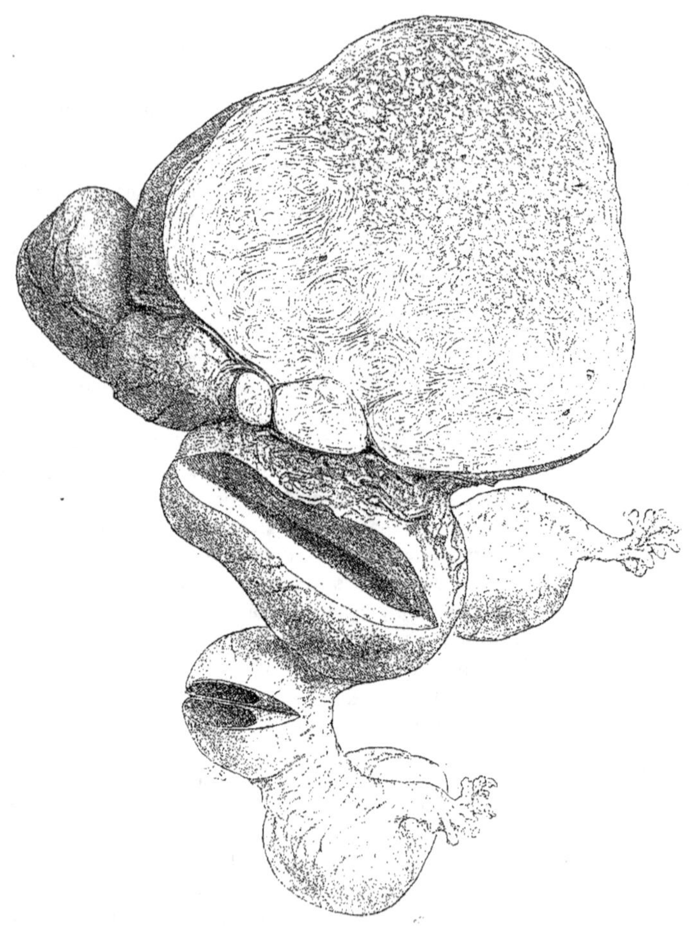

FIG. 10. — Fibrome en voie de dégénérescence œdémateuse volumineuse, tumeur développée aux dépens du flanc droit de l'utérus. — La partie inférieure de la tumeur principale est formée par des nodules fibro-myomateux normaux séparées par des travées de tissu œdématié. La partie supérieure droite est formée par du tissu complètement œdématié et ramolli. Les annexes des deux côtés présentent des lésions marquées.

Nous avons donc affaire à deux sortes de cavités kystiques à structure différente : les premières, dont la paroi est constituée par du tissu fibrillaire condensé, richement vascularisé, paraissent être de simples cavités œdémateuses, résultant de la distension des saillies du réseau fibrillaire par la substance d'infiltration ; elles représentent en somme la simple dilatation des aréoles que l'on aperçoit à l'examen microscopique du tissu ramolli et gélatineux. Les cavités dont la paroi est formée par une substance d'aspect caséeux, ne renfermant aucun vaisseau perméable et aucun élément anatomique vivant, paraissent résulter non pas seulement de la distension, mais surtout de la destruction et de la nécrose du tissu œdématié.

Obs. 24. — Mme X..., opérée par M. Quénu le 16 décembre 1903.

La malade était venue consulter pour une tumeur abdominale qui avait beaucoup grossi depuis trois mois ; depuis un mois, elle se plaignait de pesanteur dans le ventre, de troubles digestifs avec un peu de fièvre et de malaise général. Ces divers accidents avaient été attribués à de la grippe. Les règles étaient régulières, jamais de métrorrhagies abondantes.

A l'examen, par le toucher vaginal, on sent une tumeur arrondie de la grosseur d'une tête d'enfant régulièrement arrondie, mobile et paraissant nettement fluctuante.

On fait le diagnostic de kyste de l'ovaire.

A l'opération, on trouve une tumeur arrondie régulière, fluctuante, qui paraît bien en effet être un kyste de l'ovaire ; ce n'est qu'en dégageant la tumeur qu'on s'aperçoit qu'il s'agit d'un fibrome développé aux dépens de la partie supérieure de l'utérus.

Les suites opératoires sont bonnes, la malade part guérie au bout d'un mois.

EXAMEN MACROSCOPIQUE. — La tumeur, deux fois grosse comme une tête de fœtus, est développée aux dépens de la partie gauche du corps de l'utérus. Régulièrement arrondie, à peine bosselée, elle présente dans son ensemble une consistance très molle, nettement fluctuante par endroits. Les annexes du côté gauche lui adhèrent intimement.

Après section on trouve à la périphérie de la tumeur, immédiatement sous le péritoine, une sorte de coque épaisse de 1 à 2 centimètres, formée par un tissu blanc, dur, d'aspect fibreux. Le centre de la tumeur est constitué par un tissu mou, très infiltré, de coloration violacée, présentant par endroits des parties pseudo-kystiques. Par endroits on voit des travées d'infiltration gélatineuse de coloration jaune verdâtre, de consistance extrêmement molle. Entre la coupe périphérique et cette partie centrale ramollie on trouve à la partie antérieure de la tumeur une cavité plus volumineuse, allongée dans le sens vertical, contenant 25 à 30 grammes d'un liquide jaunâtre, presque sirupeux.

Les parois de cette cavité sont extrêmement irrégulières, criblées de dépressions anfractueuses et de tractus effilochés.

EXAMEN HISTOLOGIQUE. — La partie périphérique de la tumeur, située sous le revêtement péritonéal, est formée presque exclusivement par des lamelles de tissu conjonctif parallèles, entre lesquelles sont disposées de nombreuses cellules conjonctives. Les vaisseaux sont peu nombreux et peu volumineux.

La partie centrale de la tumeur présente des lésions d'infiltration œdémateuse, plus ou moins avancée suivant les parties considérées.

Dans les parties simplement ramollies, les coupes montrent de nombreuses fibres musculaires lisses, séparées par des travées conjonctives plus ou moins épaisses, dans lesquelles on aperçoit de nombreux vaisseaux présentant souvent une structure embryonnaire.

Au niveau des taches violacées, les coupes montrent des fibres musculaires lisses moins nombreuses, nettement dissociées : ces fibres sont plus larges, en quelque sorte gonflées et prennent mal les colorants ; entre elles on aperçoit des espaces larges de 20 à 30 μ, qui sont remplis soit par des leucocytes et des globules rouges, soit par un liquide limpide, coagulable. A mesure qu'on se rapproche du centre des parties ramollies, les espaces liquides qui les séparent deviennent de plus en plus larges, et finalement un de ces espaces très dilaté constitue la cavité centrale pleine de liquide que l'on voit à l'examen macroscopique. La paroi de la grande cavité kystique présente une structure absolument analogue : elle est formée par des travées conjonctives et des fibres musculaires dissociées, qui sont de moins en moins nettes à mesure qu'on se rapproche de la cavité.

Si on étudie une série de coupes à un grossissement assez fort, on voit ces fibres lisses, dissociées par l'œdème, s'écarter progressivement les unes des autres en limitant de petits espaces remplis de liquide ; en même temps, les fibres musculaires augmentent de volume, deviennent moins nettes, moins facilement colorables et finissent par se confondre peu à peu avec le tissu conjonctif infiltré qui les entoure.

Dans les coupes portant sur la limite de la cavité kystique, on ne voit plus qu'un tissu fibrillaire vaguement coloré en rose par l'éosine ou le carmin.

La muqueuse du corps utérin, légèrement augmentée de volume, présente peu de lésions, les glandes sont plutôt atrophiées. Les vaisseaux sont en nombre à peu près normal ; on ne voit pas de vaisseaux embryonnaires.

Obs. 25. — Mme S..., âgée de 41 ans, journalière, entre le 10 décembre 1903 à l'hôpital Cochin, service de M. Quénu, pour une tumeur abdominale.

Réglée à 14 ans, régulièrement, a eu deux enfants et n'a jamais été malade.

Il y a quatre ans, la malade s'est aperçue de la présence d'une grosseur dans le ventre ; depuis ce temps, elle se plaint de pesanteur abdominale et de douleurs d'ailleurs peu vives.

En décembre 1902, elle a eu une métrorrhagie très forte qui a duré 15 jours ; depuis ce moment, les règles sont très abondantes et durent huit à dix jours. Depuis le mois d'août dernier la tumeur augmente rapidement de volume, la malade se plaint de douleurs vives, de troubles digestifs, de malaise général avec amaigrissement très marqué.

A l'examen, on trouve une tumeur volumineuse, occupant tout l'abdomen, du pubis à l'appendice xyphoïde.

Au palper, cette tumeur paraît régulièrement arrondie avec une bosselure volumineuse du côté droit ; à ce niveau on a une sensation de fluctuation très nette, les restes de la tumeur présentent une consistance assez dure.

Le toucher et le palper combinés montrent que la tumeur assez mobile suit tous les mouvements de l'utérus.

L'hystérométrie montre un agrandissement de la cavité utérine.

Diagnostic. — Fibrome utérin à transformation kystique.

Opération le 18 décembre. Volumineux fibrome qui est enlevé par hystérectomie totale.

Suites opératoires très bonnes.

Examen macroscopique. — Tumeur du volume d'une tête d'adulte pesant 3 kg. 100, développée aux dépens du segment supérieur de l'utérus.

Cette tumeur, assez régulièrement arrondie, présente à sa partie antérieure et droite une bosselure très volumineuse. La consistance est très inégale, assez dure par endroits, molle en d'autres, nettement fluctuante au niveau de la bosselure latérale.

A la coupe, on trouve sous le péritoine une coque assez dure, formée par un tissu d'aspect fibreux.

Entre cette coque et la masse centrale de la tumeur, il y a à la partie supérieure une sorte de fente très allongée, qui est remplie par un liquide sirupeux très consistant.

La masse de la tumeur présente un aspect très irrégulier dans son ensemble, elle est formée par une série de travées blanchâtres plus ou moins épaisses, irrégulièrement anastomosées, limitant entre elles une foule d'espaces irréguliers remplis par un tissu très mou de coloration violacée.

La répartition de ces deux tissus est très variables ; à gauche la tumeur est formée par du tissu blanc et ferme ; à droite elle est formée surtout par un tissu mou violacé, présentant par endroits de longues traînées d'une substance blanc jaunâtre, molle, tremblotante. analogue à de la gelée de pomme. Toute la tumeur, mais surtout la partie droite, est criblée de petites cavités pseudo-kystiques, renfermant les unes un liquide jaunâtre sirupeux. les autres un liquide épais, noirâtre, hémorragique.

Au centre du lobe droit de la tumeur, le tissu est complètement dissocié, réduit à une série de tractus blanchâtres irrégulièrement anastosés, baignant dans une masse gélatineuse. Au milieu de cette zone ramollie on voit une cavité irrégulière, du volume d'un œuf, remplie d'un liquide jaune très épais.

Examen histologique. — La partie périphérique sous-jacente au revêtement péritonéal est formée par une série de lames conjonctives, parallèles, séparées par des couches de cellules plates et renfermant très peu de vaisseaux.

Si on pratique une série de coupes de cette coque au niveau de la fente remplie de matière gélatineuse qui est à la partie supérieure de la tumeur, on assiste à l'infiltration œdémateuse progressive des travées conjonctives ; peu à peu, les fibres conjonctives s'infiltrent, se gonflent et augmentent de volume, tandis que les cellules qui les séparent disparaissent progressivement ; finalement les fibres arrivent au contact et forment un tissu, d'abord nettement fibrillaire, puis complètement amorphe, qui se continue par transition insensible avec la masse gélatineuse qui remplit la cavité pseudo-kystique.

La masse principale de la tumeur est constituée par du tissu fibro-musculaire œdématié et plus ou moins complètement dissocié. Dans les parties les moins ramollies, ce tissu est formé par des fibres musculaires lisses à peu près normales et des travées de tissu conjonctif. limitant entre elles de petites fentes microscopiques remplies de liquide plus ou moins épais. Dans ce tissu, on voit de nombreux vaisseaux entourés de cellules conjonctives; dans quelques endroits même les vaisseaux sont si nombreux que la coupe prend un aspect rappelant celui du tissu angiomateux.

A mesure qu'on se rapproche des points les plus ramollis, la structure devient moins nette, tous les éléments du tissu se gonflent, se ramollissent et finissent par se fusionner. Les fibres lisses s'écartent les unes des autres, leur protoplasma se gonfle, cesse d'être nettement limité, leur noyau s'allonge, devient moins net et finit par disparaître. Les travées conjonctives qui séparent les fibres musculaires s'œdématient également, augmentent de volume, perdent leur forme et finissent par se fusionner en une masse gélatineuse vaguement fibrillaire ; les fibres musculaires

altérées, plongées dans cette substance se laissent peu à peu dissocier et
finissent également par disparaître complètement, de sorte qu'au milieu
des zones ramollies on ne trouve plus qu'une masse œdémateuse, parcourue par quelques travées fibrillaires présentant de loin en loin quelques noyaux et quelques amas de leucocytes.

Dans le voisinage des traînées gélatineuses, gelée de pomme, la dégénérescence s'accentue encore, toute structure fibrillaire disparaît, et
finalement le tissu œdémateux devient complètement amorphe, constitué
par une substance jaunâtre plus ou moins consistante, sans aucun élément
reconnaissable. Une partie de la substance gélatineuse contenue dans la
tumeur a été recueillie et examinée à part. Cette substance, légèrement
visqueuse, se laisse dissocier et étaler sous les doigts avec une grande
facilité, en laissant transsuder une certaine quantité de liquide
séreux.

L'examen chimique montre que cette masse est formée presque totalement par des substances colloïdes très analogues à de la mucine, mais en
différant en ce qu'elles ne précipitent pas sous l'action de l'acide acétique.

L'*examen de la muqueuse* du corps utérin montre l'hypertrophie de cette
muqueuse qui est quatre ou cinq fois plus épaisse que normalement.

A l'examen microscopique on constate une hypertrophie glandulaire et
surtout la présence d'un grand nombre de vaisseaux embryonnaires dont
la paroi est réduite à un simple endothélium. Plusieurs de ces vaisseaux
sont très dilatés ; dans la couche la plus superficielle on aperçoit un ou
deux petits vaisseaux à parois peu appréciables entourés par un foyer
d'extravasation sanguine.

Dans la partie la plus superficielle, on voit sur une coupe un ou deux
capillaires dilatés qui paraissent s'ouvrir dans la cavité utérine.

§ 3. — Étiologie.

La dégénérescence œdémateuse constitue une des complications les plus fréquentes des fibro-myomes de l'utérus ; le professeur Tripier (de Lyon) enseigne même que « *Tout myome utérin
dépassant le volume du poing et se trouvant en phase de développement présente une ou plusieurs zones ramollies à l'aspect
gélatineux* ».

Toutefois, cette opinion nous paraît très exagérée.

Martin, sur 205 cas de fibromes opérés, en a trouvé 11 atteints
de dégénérescence œdémateuse, soit 5,5 p. 100.

Cullingworth (*Amer. J. of Obst. and Gyn.*) a observé 17 cas de dégénérescence œdémateuse sur 100 fibromes.

Noble (de Philadelphie) (*Amer. of Obst. J. and Gyn.*, septembre 1901) a observé 5 cas de dégénérescence œdémateuse sur 218 fibromes.

Jacob (*Annales de l'Institut Sainte-Anne*, t. II, n° 1, 1898) a rencontré 3 fibromes œdématiés sur 52 qu'il a opérés en un an (1).

En réunissant tous les cas opérés dans le service de M. Quénu, à l'hôpital Cochin, pendant les deux années 1902 et 1903, nous trouvons 32 fibromes sur lesquels 4 étaient atteints de dégénérescence œdémateuse, soit une proportion de 12 p. 100 environ.

En compulsant toutes les opérations de fibromes dégénérés de ces divers auteurs, nous trouvons 607 fibromes, sur lesquels 40 étaient œdématiés, soit une proportion de 1 sur 12, c'est-à-dire un peu moins de 7 p. 100.

Les fibromes œdématiés se rencontrent habituellement chez des femmes d'âge moyen, surtout entre 40 et 45 ans. Dans les observations que nous avons relevées, nous avons noté, comme âges extrêmes, d'une part 34, d'autre part 58 ans ; plus de la moitié des cas concernaient des femmes âgées de 40 à 46 ans ; dans 1 cas sur 10 seulement on trouvait plus de 50 ou moins de 40 ans. Il semble que, comme la plupart des autres dégénérescences, l'œdème survienne aux environs de la ménopause, mais il faut remarquer que l'œdème survient chez des malades notablement plus jeunes que la dégénérescence fibreuse ou la calcification, tandis que ces dégénérescences succèdent fréquemment à la ménopause ; il semble que l'œdème soit sous la dépendance non pas de la ménopause elle-même, mais des divers troubles vasculaires et nutritifs qui surviennent fréquemment avant la ménopause.

(1) LAUWERS, dont nous avons utilisé les statistiques pour les autres dégénérescences, ne mentionne pas la proportion des fibromes œdématiés ; il se borne à les déclarer très fréquents.

L'ancienneté du fibrome ne paraît pas avoir une influence considérable, parfois on voit des fibromes qui, dès leur apparition clinique, sont mous et se développent rapidement : plus souvent il s'agit de fibromes assez anciens qui, pendant plusieurs années, présentent une consistance ferme et une évolution lente, puis qui, brusquement, se développent rapidement, tandis que leur consistance diminue.

§ 4. — Anatomie pathologique.

L'œdème n'atteint pas indifféremment toutes les variétés de fibromes. D'après le relevé de nos observations, les fibromes sous-péritonéaux sont de beaucoup les plus souvent atteints de dégénérescence œdémateuse ; ensuite, mais très loin, viennent les fibromes sous-muqueux et les polypes, la dégénérescence œdémateuse des fibromes interstitiels est assez rare : ce fait s'explique d'ailleurs facilement par les conditions de vascularisation et de nutrition si différentes dans les diverses variétés de myomes.

Le siège normal des fibromes œdématiés est le corps et surtout le fond de l'utérus, il est rare d'en voir siéger dans le col.

Les dimensions des fibromes œdématiés sont très variables : habituellement ce sont des fibromes assez gros, dépassant le volume d'une tête de fœtus ; il est rare de voir cette dégénérescence atteindre des fibromes moins gros que le poing.

Le plus souvent, le fibrome œdématié est le seul fibrome existant dans l'utérus, dans environ les deux tiers des cas, d'après nos observations. Plus rarement (un tiers des cas), l'utérus contient plusieurs fibromes, soit que ces fibromes soient tous œdématiés, ce qui est rare, soit qu'il y ait un fibrome œdématié coexistant avec un ou plusieurs fibromes normaux.

A. — ASPECT MACROSCOPIQUE.

L'aspect macroscopique des fibromes œdématiés est à peu près toujours le même; à l'ouverture du ventre, on trouve une tumeur lisse, assez régulièrement arrondie, de coloration rosée ou rouge foncé; à la surface, on voit presque constamment un grand nombre d'arborisations vasculaires, surtout de grosses veines dilatées et pleines de sang.

La consistance est variable : tantôt simplement molle, tantôt nettement fluctuante, le plus souvent la consistance n'est pas la même dans les divers points de la tumeur.

L'aspect à la coupe varie suivant que la dégénérescence est plus ou moins avancée.

Dans la dégénérescence œdémateuse à ses débuts (obs. 20 et 21), la tumeur paraît constituée par du tissu fibro-myomateux normal, de consistance assez ferme, de coloration rosée ou blanchâtre, mais en un ou plusieurs points de la tumeur, on voit des taches plus foncées, moins réfringentes ; à leur niveau, le tissu est infiltré et présente une coloration plus molle. A un stade plus avancé, l'infiltration s'accentue, toute la tumeur se ramollit, les parties les plus dégénérées présentent l'aspect de taches gélatineuses, jaune verdâtre, comparables à de la gelée de pomme, tandis que les parties moins infiltrées forment des sortes de travées blanchâtres réticulées, de consistance plus ferme, qui séparent ces masses gélatineuses.

L'étendue des parties atteintes de dégénérescence œdémateuse est d'ailleurs très variable : parfois l'infiltration est limitée à quelques points disséminés dans l'intérieur du myome, parfois elle est très étendue, ou même généralisée, aboutissant à la formation d'une masse gélatineuse entourée d'une coque fibreuse plus ou moins épaisse.

A un dernier stade, le processus aboutit à la formation de

cavités situées au milieu des masses ramollies. Ces cavités, de dimensions et de nombre extrêmement variables, présentent des formes irrégulières, des parois inégales ou tomenteuses, d'où se dégagent souvent des fibrilles irrégulièrement anastomosées ; elles renferment soit une matière gélatineuse verdâtre, soit un liquide légèrement jaunâtre clair et séreux, soit enfin un liquide noirâtre plus ou moins épais d'apparence hémorragique.

B. — STRUCTURE MICROSCOPIQUE.

Au premier stade correspondant à un simple ramollissement du tissu fibro-myomateux, l'examen microscopique montre essentiellement deux modifications :

1° L'altération et la dissociation des fibres musculaires ;

2° L'augmentation du nombre des vaisseaux.

1° *L'altération des fibres musculaires lisses* est très marquée dès le début : le protoplasme de ces fibres se gonfle, prend un aspect granuleux et fixe difficilement les colorants ; cette altération est toujours plus marquée à la périphérie, les contours des fibres deviennent peu apparents, irréguliers, en quelque sorte effilochés. En même temps, le noyau diminue de volume, se ratatine pour ainsi dire et perd progressivement toute affinité pour les matières colorantes.

En même temps que ces altérations, on note une dissociation des fibres musculaires, ces fibres sont séparées les unes des autres par un tissu fibrillaire renfermant dans ses mailles une substance amorphe de plus en plus développée.

2° *L'augmentation du nombre des vaisseaux* est habituellement très nette, certaines coupes de fibromes en dégénérescence œdémateuse très avancée peuvent ne présenter que très peu de vaisseaux, mais toutes les fois que nous avons examiné des fibromes seulement ramollis, nous avons toujours constaté, en comparant les points sains et les points dégénérés, un accroissement incontestable des vaisseaux dans les parties dégénérées. Ces vaisseaux sont de diverses sortes : quelques-uns sont des vaisseaux adultes entourés de fibres musculaires concentriques, qui leur forment une paroi plus ou moins épaisse ; la plupart sont des vaisseaux jeunes, réduits à une simple paroi endothéliale d'aspect embryonnaire.

Quelquefois ces vaisseaux sont dilatés, parfois aussi ils sont remplis de globules rouges ou blancs, mais le plus souvent leur lumière est libre, et jamais on n'y trouve de caillot organisé. Autour de ces vaisseaux néo-formés on trouve souvent des amas de noyaux groupés plus ou moins régulièrement.

A un deuxième stade, correspondant à l'apparition de taches gélatineuses, ramollies, comparables à de la gelée de pommes, l'examen microscopique montre des lésions variables dans les divers points de la tumeur : au niveau des parties simplement ramollies on constate une altération et une dissociation des fibres musculaires avec augmentation du nombre des vaisseaux ; à mesure qu'on se rapproche des parties les plus dégénérées, ces altérations augmentent, les fibres musculaires deviennent de plus en plus rares, séparées par des travées de tissu conjonctif fibrillaire qui s'élargissent de plus en plus et finissent par occuper toute l'étendue des coupes. D'abord assez condensé, ce tissu prend peu à peu un aspect réticulaire, les fibrilles s'écartant progressivement les unes des autres de façon à former des mailles remplies par une substance grenue, non colorable par les réactifs, dans laquelle on peut distinguer de loin en loin quelques noyaux, quelques cellules conjonctives, ou même quelques fibres musculaires complètement dégénérées et à peine colorables.

Au niveau des zones jaune verdâtre les coupes montrent exclusivement un réseau fibrillaire dont les mailles sont remplies par une substance grenue, non colorée : à mesure qu'on se rapproche du centre des zones infiltrées, la disposition réticulée devient de moins en moins nette et peut finir par disparaître

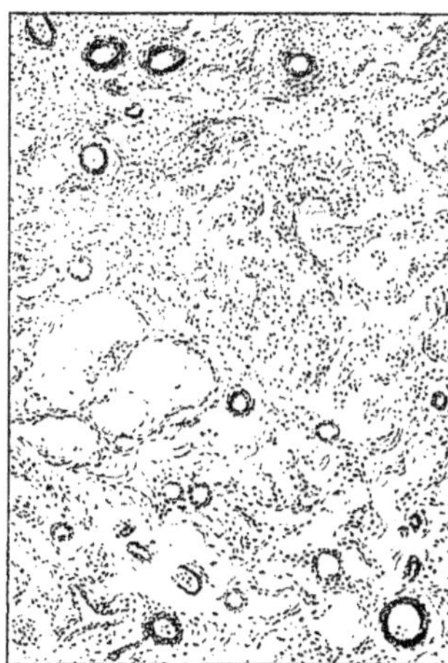 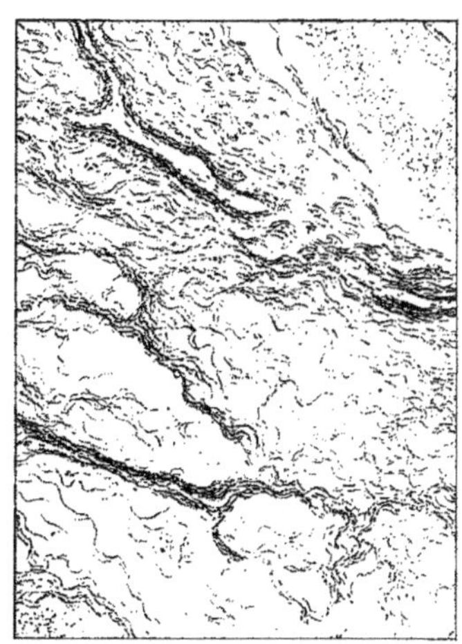

Fig. 11.   Fig. 12.

Dégénérescence œdémateuse au début.

Fig. 11. — Éléments fibro-myomateux à peu près normaux. mais infiltrés et dissociés par de la sérosité œdémateuse qui s'accumule en certains points, surtout au centre. pour former de petites vacuoles. Les vaisseaux sont extrèmement nombreux à structure embryonnaire.

Fig. 12. — Dégénérescence œdémateuse plus avancée. Fibrilles conjonctives dissociées, rappelant l'aspect classique de la boule d'œdème. En haut et à droite cavité remplie de substance colloïde.

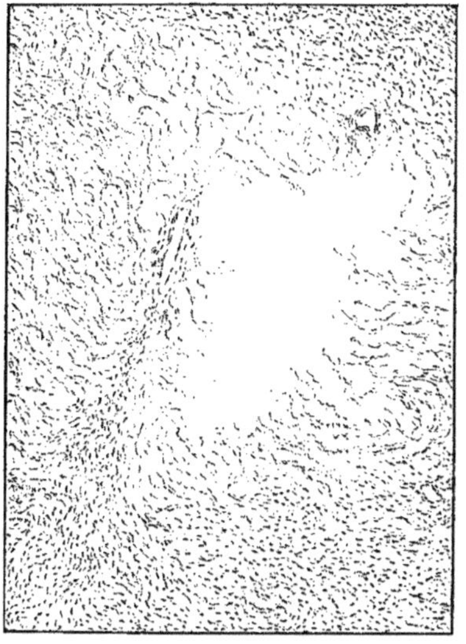 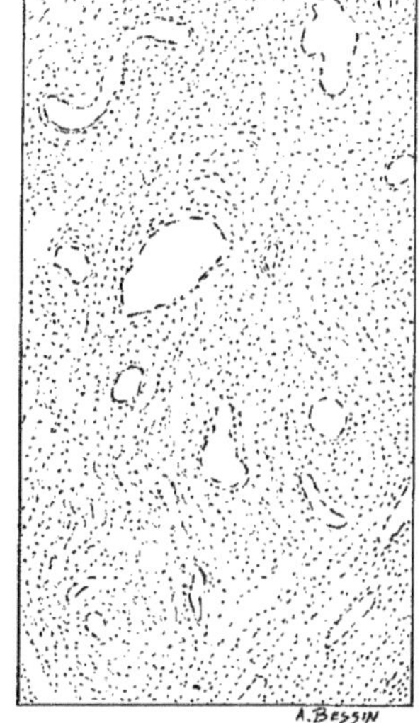

Fig. 13.   Fig. 14.

Fig. 13. — Dégénérescence œdémateuse plus avancée. Tissu fibro-myomateux complètement dissocié par l'œdème, présentant au centre une petite géode remplie de liquide. (Obs. 23.)

Fig. 14. — Un point du même fibrome où la dégénérescence est moins avancée, on remarque la dissociation et l'infiltration du tissu par l'œdème, ainsi que la présence d'un grand nombre de vaisseaux, qui donnent à certains points de la pièce un aspect angiomateux.

complètement, de sorte qu'on ne trouve plus qu'une substance presque amorphe non colorable, présentant de loin en loin un aspect vaguement fibrillaire.

A la dernière période, caractérisée macroscopiquement par la formation de cavités irrégulières remplies de liquide, nous retrouvons les mêmes lésions microscopiques dans l'ensemble de la tumeur ; la paroi des cavités pseudo-kystiques présente une structure assez variable : tantôt ces cavités sont limitées par un tissu fibrillaire condensé formant une paroi assez régulière et homogène, tantôt elles paraissent creusées irrégulièrement au milieu d'une substance amorphe non colorable, dans laquelle il est impossible de retrouver aucun élément anatomique vivant.

Le liquide qui remplit ces cavités et qui infiltre toutes les parties ramollies du fibro-myome, est une sérosité jaunâtre, citrine, parfois colorée en rose par la présence de globules sanguins. Assez souvent il est mélangé à une certaine quantité de sang et peut alors être rouge ou même presque noir.

La consistance de ce liquide est variable ; le plus souvent c'est un liquide légèrement visqueux qui colle aux doigts comme une solution de gomme très étendue.

Abandonné à l'air, ce liquide se trouble ou même se prend en gelée. Traité par la chaleur ou par les acides, il fournit un précipité blanc plus ou moins abondant.

L'*examen chimique* fait par M. Dumouthiers dans un cas de Hyenne a donné les résultats suivants :

Eau.	910 gr.	»
Matières albuminoïdes	69 gr.	80
Sels anhydres { Chlorures	4 gr.	38
{ Carbonates et phosphates	2 gr.	72

Dans deux cas nous avons pu recueillir une quantité suffisante de liquide, et l'analyse chimique nous a donné des résultats assez analogues aux précédents.

Dans le premier cas (observation 24) :

Eau . . . . 925 grammes
Matières albuminoïdes 65   —
Sels divers 8   —

Dans le deuxième cas (observation 25) :

Eau . . . . 900 grammes
Matières albuminoïdes 85   —
Mucine . . . . Traces.
Sels divers . . . . 8 gr. 5

Dans ce dernier cas, le liquide analysé provenait d'un grand nombre de petites cavités kystiques et présentait une couleur brunâtre indiquant la présence d'une quantité notable de sang, ce qui explique la plus forte proportion d'albuminoïdes.

Au microscope, on y distinguait de nombreux globules rouges.

Au point de vue bactériologique, ce liquide a été étudié par Mermet et par Hyenne.

Mermet (1) dans un cas a trouvé du staphylocoque blanc.

Hyenne, au contraire, a trouvé un liquide stérile.

Nous avons ensemencé deux fois le liquide de cavités pseudo-kystiques, en ayant la précaution de prendre la pièce dès son extraction, de la couper aussitôt avec des instruments stérilisés et de recueillir immédiatement le contenu dans une pipette.

Les ensemencements faits sur bouillon et sur gélatine sont restés absolument stériles.

La dégénérescence œdémateuse s'accompagne, dans un certain nombre de cas, de la formation de substance colloïde, se montrant sur les coupes de la tumeur sous forme de traînées d'une matière jaunâtre, molle, tremblotante, dont nous avons comparé l'aspect à celui de la gelée de pomme. C'est cette transformation que quelques auteurs décrivent sous le nom de dégé-

____

(1) MERMET, *Société anatomique*, octobre 1896.

nérescence muqueuse. Orth (1) et Ziegler (2) en Allemagne, Meslay et Hyenne (3) en France nient d'une façon absolue l'existence de toute dégénérescence muqueuse ; cette opinion a été vraisemblablement provoquée par le soin d'éviter l'erreur commise par Virchow en décrivant une dégénérescence myxomateuse, mais elle nous paraît trop absolue ; dans deux cas (obs. 24 et 25), nous avons pu constater d'une façon très nette la présence au sein des myomes d'une certaine quantité de substance gélatineuse, que l'examen chimique a montré être formée de substance colloïde, soit de la mucine vraie, soit surtout une substance colloïde très analogue à la mucine, mais en différant en ce qu'elle ne précipite pas sous l'action de l'acide acétique.

Dans un cas de Dubar (4), dans un autre de Berger (5), l'examen chimique a montré de même la formation de substance colloïde au sein de myomes.

L'existence de la dégénérescence muqueuse nous paraît donc indiscutable si l'on désigne sous ce nom la formation au sein du tissu fibromateux d'une substance analogue à de la mucine ; mais, pour éviter toute confusion avec la dégénérescence myxomateuse de Virchow, il nous semble préférable d'abandonner le terme de dégénérescence muqueuse (qui est d'ailleurs mauvais, étant donné que le plus souvent il n'y a pas de mucine vraie), pour le remplacer par le terme d'infiltration colloïde ; nous dirons donc simplement que les myomes peuvent être le siège d'une infiltration colloïde ; dans quelques cas (en particulier dans le cas de Berger signalé ci-dessus), l'infiltration colloïde peut exister en l'absence de tout œdème ; toutefois ces cas sont

---

(1) Orth, *Lehrb. d. spec. path. Anat.*, Bd. XXV, 494.
(2) Ziegler, *Lehrb. der allem. path. Anat.*, p. 213.
(3) Meslay et Hyenne, *loc. cit.*
(4) Dubar, *Bull. méd. du Nord*, 1896, p. 860-862.
(5) In Jousselin, Th. de Paris, 1899.

exceptionnels ; dans l'immense majorité des cas l'infiltration colloïde survient à la suite de l'œdème et paraît être sous sa dépendance directe, ainsi que nous le verrons en étudiant la pathogénie de la dégénérescence œdémateuse.

L'étude de la muqueuse des utérus porteurs de fibromes œdématiés présente plusieurs particularités intéressantes ; nous avons pratiqué une série de coupes de la muqueuse du corps utérin sur les pièces de nos observations : nous avons toujours trouvé la muqueuse épaissie et altérée, présentant à des degrés variables des lésions de métrite, consistant surtout en hypertrophie des glandes et en augmentation du nombre des vaisseaux. Un grand nombre de ces vaisseaux présente une structure très simple, leur paroi étant réduite à un simple endothélium, cette structure embryonnaire montre bien qu'il s'agit de vaisseaux de néo-formation. Ces vaisseaux sont surtout abondants dans la couche superficielle de la muqueuse où on voit de nombreux capillaires dilatés ; un certain nombre d'entre eux, à paroi peu distincte, sont entourés par des foyers d'extravasation sanguine.

Sur une coupe, on voyait deux de ces vaisseaux sous-épithéliaux rompus dans la cavité utérine.

L'état de la muqueuse nous a d'ailleurs paru variable suivant la situation du fibrome et la situation de la zone dégénérée. D'une façon générale, les altérations de la muqueuse (inflammation et vascularisation) sont d'autant plus prononcées que les plaques de dégénérescence sont plus rapprochées de la muqueuse.

Les lésions de la muqueuse, particulièrement prononcées dans les fibromes œdémateux, sont intéressantes, car c'est vraisemblablement cet état de la muqueuse qui détermine deux des principaux symptômes cliniques de la dégénérescence œdémateuse, savoir métrorrhagies abondantes et plus fréquentes, écoulements hydrorrhéiques plus abondants.

§ 5. — Pathogénie.

La pathogénie des lésions que nous venons de décrire sous le nom de dégénérescence œdémateuse des fibro-myomes, est assez obscure et a donné lieu à de nombreuses discussions entre les anatomo-pathologistes.

Les théories émises pour expliquer cette transformation peuvent se ramener à quatre :

1° Théorie de la dégénérescence myxomateuse ;

2° Théorie de la dilatation des espaces lymphatiques ;

3° Théorie de la transformation sarcomateuse ;

4° Théorie de l'œdème.

1° Théorie de la transformation myxomateuse. — Émise autrefois par Virchow, cette théorie a été reprise récemment par Pilliet dans de nombreuses communications à la Société anatomique et dans la thèse de Costes.

La dégénérescence myxomateuse débute par la paroi des vaisseaux, qui se clive, se décompose en larges lamelles conjonctives contenant des cellules plates, largement étoilées. Ces cellules donnent naissance à un tissu muqueux qui peu à peu se creuse de petites cavités, se fond pour ainsi dire et forme par sa disparition les grandes lacunes observées dans ce genre de dégénérescence. La lumière des vaisseaux est cloisonnée ou disparue.

A l'appui de cette théorie, Pilliet et Costes donnent 4 observations, dont nous rapportons les parties essentielles.

1re (Costes, Thèse, Obs. 6) Fibro-myome du col utérin présenté par M. Auvray à la *Société analomique.* — La tumeur blanche, ferme, lobulée paraît un peu œdémateuse. Les coupes montrent que la tumeur est principalement constituée par des fibres musculaires lisses hypertrophiées et par un réseau abondant de capillaires, dont la plupart ont des gaines adventives bourrées de cellules rondes.

Les vaisseaux, groupés en bouquets, présentente tous les stades de la transformation myxomateuse. Cette transformation débute par la paroi même des vaisseaux, qui se clive et se décompose en lamelles conjonctives contenant des cellules plates. La lumière du vaisseau persiste, puis disparaît, la paroi est détruite et remplacée par une cavité remplie de liquide et plus ou moins cloisonnée. Le processus de transformation s'étend à la périphérie de l'espace qu'occupait le vaisseau, ainsi se trouvent constituées des traces de myxome très rapprochées les unes des autres et transformant la tumeur en une véritable éponge.

2° (Costes, Thèse, Obs. 7.)— Fibro-myome opéré par M. Delagenière, du Mans. Tumeur de consistance molle creusée de petites cavités.

A l'examen microscopique, le tissu fibreux est rare. La plupart des fibres musculaires sont œdématiées. Les capillaires très nombreux présentent des lésions analogues à celles de l'observation précédente.

3° (Costes, Thèse, Obs. 8).— Tumeur à accroissement rapide, diagnostiquée comme kyste de l'ovaire.

La tumeur est irrégulièrement bosselée, de consistance molle et fluctuante; à la coupe, elle paraît creusée d'un grand nombre de cavités, dont quelques-unes sont remplies d'un liquide brunâtre et traversées par des trabécules irrégulièrement anastomosées.

Les trabécules sont formées de tissu conjonctif et de fibres musculaires œdématiées ; on y voit des vaisseaux très dilatés.

Les parois sont constituées par du tissu fibreux dense et par des fibres musculaires hypertrophiées noyées dans une substance intermédiaire hyaline très abondante.

Les vaisseaux peu nombreux ne présentent pas le clivage observé précédemment.

4° (Costes, Thèse, Obs. 9). — Fibro-myome opéré par le professeur Tillaux. Tumeur de la grosseur d'une tête d'adulte, régulière, à consistance molle.

A la coupe, aspect à peu près normal ; au centre, on voit une zone de 3 à 4 centimètres, ramollie et remplie de petites cavités.

Une série de coupes faites à la périphérie montre des nodules fibromyomateux composés de fibres musculaires œdématiées, entourées par une abondante substance hyaline.

Entre ces nodules on voit de larges traînées de myxome avec des cellules très ramifiées, séparées par une grande quantité de substance fondamentale. Les vaisseaux très abondants présentent une paroi clivée en lamelles conjonctives et contenant des cellules étoilées.

Une autre série de coupes pratiquées dans la zone centrale creusée de petites cavités montre des lésions analogues à celles de l'observation précédente.

Des 4 observations de Pilliet et Costes, dont nous venons de donner le résumé, nous ferons remarquer qu'une seule donne une description histologique pouvant (et encore très incomplètement) justifier le nom de myxome ; dans les 3 premières observations nous trouvons signalés l'œdème et le gonflement des fibres musculaires, la dissociation de ces fibres par une substance hyaline, les altérations des parois vasculaires, mais nous ne trouvons nullement la description de tissu myxomateux, c'est-à-dire d'un tissu muqueux à substance fondamentale hyaline, dans laquelle plongent des cellules étoilées émettant des fibrilles ténues. C'est seulement dans la quatrième observation (observation 9 de la thèse de Costes) que nous trouvons une description rappelant ce tissu.

Sur nos coupes nous n'avons jamais rien rencontré qui ressemblât nettement à la structure de myxome, nous avons souvent vu dans les points dégénérés un tissu réticulé renfermant dans ses mailles une substance amorphe, nous n'avons jamais vu de cellules ramifiées rappelant la disposition des cellules myxomateuses ; de plus la riche vascularisation des tissus dégénérés contraste singulièrement avec la pauvreté habituelle du myxome en vaisseaux capillaires.

Un point sur lequel nos examens ne concordent pas non plus avec ceux de Pilliet, c'est le lieu où débute la dégénérescence : d'après Pilliet elle débute autour des vaisseaux qui constituent le centre du nodule fibromateux et de là s'étend vers la périphérie. D'après nos examens (qui confirment ceux de Meslay et Hyenne) la dégénérescence débute par les espaces conjonctifs qui s'étendent entre les nodules myomateux, le tissu conjonctif de ces espaces s'infiltre de sérosité et prend un aspect réticulé, puis l'infiltration s'étend au nodule myomateux et détermine l'œdème et la dissociation des fibres musculaires, ces lésions débutant par la périphérie pour s'étendre vers le centre des nodules. D'ailleurs, les idées de Pilliet sur ces fibromes ramollis et kystiques ne sont pas très nettes ; pour nous, il est certain que plusieurs des tumeurs décrites par lui comme des fibromes en voie de transformation sarcomateuse sont simplement des fibromes œdémateux. D'autre part, si nous voulons opposer à la théorie de la transformation myxomateuse des faits étudiés par Pilliet lui-même, il nous suffit de rapporter l'observation suivante, qui, postérieure d'un an à la thèse de Costes, semble montrer qu'après une étude plus approfondie Pilliet était sur le point d'abandonner l'idée d'une transformation myxomateuse pour celle d'une simple dégénérescence œdémateuse.

PILLIET (Fibrome kystique de l'utérus. *Bull. de la Soc. anatomique*, 1896, p. 571. Résumé). — Mme Y..., âgée de 57 ans, opérée par M. Tillaux pour un volumineux fibrome ayant déterminé récemment des troubles graves d'amaigrissement et d'affaiblissement progressifs.

La pièce pesant plus de 2 kilogrammes comprend les annexes et le corps de l'utérus complètement fusionnés.

A la coupe, on trouve un fibrome entouré d'une coque fibreuse et creusé dans son intérieur d'un grand nombre de cavités de dimensions variables remplies d'un liquide grisâtre.

Des coupes portant sur la paroi d'une petite cavité montrent les altérations suivantes :

Au voisinage des vaisseaux, le tissu musculaire est dissocié par un œdème interstitiel dans lequel on trouve des fibres lisses dissociées les unes des autres et des capillaires à peu près vides de globules rouges, pourvus de leur membrane adventive, le tout baignant dans le liquide coagulable de l'œdème, mais sans accumulation de leucocytes et *surtout sans tissu myxomateux véritable.*

Le long des artérioles ou des capillaires un peu volumineux, on trouve des cavités remplies de liquide formant de véritables lacs dont la réunion constitue les cavités visibles à l'œil nu. Les cellules musculaires lisses, isolées dans ces espaces, sont de dimensions fort inégales ; à côté d'elles se voient quelques cellules interstitielles larges, à noyaux volumineux.

Ce que l'on constate donc dans ces points myxomateux, c'est une dissociation des tissus par un œdème qui suit les lésions vasculaires et nullement une évolution myxomateuse du tissu utérin. C'est ce que nous avons constaté et fait dessiner dans d'autres observations en conservant la dénomination mauvaise de myxome.

2° Théorie de la dilatation des vaisseaux lymphatiques. —
La dilatation des vaisseaux lymphatiques a été considérée
comme l'altération essentielle de certains fibromes ramollis par
Billroth, Kœberlé, Klebs, Léopold et Fehling, plus récemment
par Le Bec, Doléris, Muller. Ces auteurs admettent que les
vaisseaux lymphatiques, en se multipliant et en se distendant,
amènent la formation d'une foule de petites cavités où stagne la
lymphe, et qui sont susceptibles de se dilater jusqu'à constituer
de volumineux kystes renfermant plusieurs litres de liquide : à
l'appui de leur opinion, ils ont trouvé, dans plusieurs cas, les
parois des cavités myomateuses tapissées par un endothélium
s'imprégnant en noir par le nitrate d'argent.

Dans un certain nombre de cas, nous avons constaté l'augmentation de volume des vaisseaux lymphatiques des fibro-
myomes œdémateux, et nous pensons que la dilatation et l'augmentation du nombre de ces vaisseaux peut jouer un rôle important dans la pathogénie de la dégénérescence œdémateuse, mais
de là à dire que cette dégénérescence est constituée tout entière
par la dilatation des lymphatiques, il y a loin. D'ailleurs, dans
l'immense majorité des cas (dans tous les cas que nous avons
observés), les cavités creusées dans les myomes ramollis ne
sont pas tapissées par un endothélium. La dilatation des vaisseaux lymphatiques ne peut donc être invoquée pour expliquer
les altérations que nous avons décrites plus haut.

3° Théorie de la transformation sarcomateuse. — *La dégénérescence sarcomateuse* a été considérée comme la cause habituelle du ramollissement et de la transformation kystique des
fibro-myomes par Pick, et par Bérard et Paviot, dont l'opinion
semble avoir été presque complètement admise par Pilliet vers
la fin de sa vie. Ces auteurs admettent bien la réalité de l'infiltration œdémateuse, mais pour eux cette infiltration constitue un
phénomène absolument secondaire ; la lésion essentielle consiste

en une néo-formation active de cellules sarcomateuses, ces éléments naissent sous forme de petites cellules embryonnaires qui, peu à peu, se développent et constituent en arrivant à l'état adulte des fibres musculaires lisses. Cette active prolifération cellulaire peut déterminer des troubles vasculaires avec infiltration œdémateuse, mais ces lésions secondaires sont entièrement sous la dépendance du processus d'accroissement, de surnutrition du néoplasme.

Cette théorie de la dégénérescence sarcomateuse est en contradiction formelle avec l'évolution clinique de ces tumeurs : souvent les fibromes œdémateux évoluent rapidement, mais jamais ils ne se comportent comme des tumeurs malignes, comme des sarcomes, jamais ils ne récidivent après extirpation, jamais ils ne donnent lieu à des accidents de généralisation par embolies veineuses. Au point de vue histologique, le résultat de nos examens ne nous permet pas non plus d'admettre les idées de l'école de Lyon : souvent nous avons constaté en divers points des tumeurs ramollies la présence de cellules jeunes, mais cette prolifération cellulaire ne nous a jamais paru très active ; au lieu de constater une augmentation du nombre des fibres lisses, nous avons toujours constaté la diminution, la dissociation et même la disparition de ces éléments à mesure que la tumeur se ramollissait ; la lésion dominante nous a toujours paru être non pas la multiplication des cellules, mais l'infiltration, la dissociation des éléments anatomiques des fibro-myomes.

Le processus que décrivent MM. Paviot et Bérard se rencontre, d'une façon indiscutable, croyons-nous, dans un certain nombre de transformations des fibromes que nous étudions plus loin (1) ; mais dans tous les cas signalés plus haut et que nous avons pris comme type de dégénérescence œdémateuse, nous n'avons rien trouvé, pas plus au point de vue histologique qu'au

(1) Voir : Transformation sarcomateuse des myomes.

point de vue clinique, qui pût justifier l'assimilation de ces tumeurs à des sarcomes.

4° Théorie de l'œdème. — C'est donc à l'œdème que, suivant la théorie classique de Cruveilhier et de Lebert, il faut attribuer les lésions de ramollissement et de transformation kystique que nous avons décrites dans ce chapitre.

L'œdème explique bien le mécanisme des lésions que nous avons signalées, d'abord infiltration et dissociation des éléments du tissu conjonctif, puis gonflement, ramollissement et dissociation des fibres lisses aboutissant à la transformation du tissu fibro-myomateux en un tissu réticulé dont les mailles sont distendues par la sérosité de l'œdème.

Quant à la formation des cavités pseudo-kystiques des géodes de Cruveilhier, elle nous paraît résulter d'un double mécanisme ; nous avons vu en effet que ces cavités sont de deux sortes : les unes ont leur paroi formée par du tissu conjonctif condensé, les autres sont creusées irrégulièrement au milieu d'une substance amorphe ne renfermant aucun élément vivant.

Les premières de ces cavités résultent de la distension des mailles du tissu conjonctif réticulé ; elles représentent la simple dilatation des aréoles que l'on aperçoit à l'examen microscopique du tissu œdématié.

Les cavités dont la paroi est formée par une substance amorphe, sans éléments anatomiques, nous paraissent résulter, non pas seulement de la distension, mais surtout de la destruction et de la nécrose du tissu œdématié ; les éléments conjonctifs dissociés, complètement isolés les uns des autres, soumis à une pression continuelle par la sérosité qui les entoure, peuvent dégénérer complètement, perdre toute structure et se transformer en une masse amorphe dans laquelle la sérosité peut se collecter en creusant de cavités irrégulières la masse mortifiée.

De même que l'examen histologique, l'examen chimique du

liquide qui infiltre le tissu myomateux et remplit les cavités pseudo-kystiques, est en faveur d'une dégénérescence œdémateuse. En effet, les résultats des examens que nous avons signalés plus haut montrent une grande analogie entre ce liquide et le sérum sanguin.

Le sérum sanguin renferme de 70 à 75 p. 1.000 d'albuminoïdes et 6 à 8 p. 1.000 de sels minéraux ; le liquide analysé renferme de 65 à 70 grammes d'albuminoïdes et 6 à 8 grammes de sels par litre.

Une dernière preuve en faveur de la nature œdémateuse des lésions que nous avons décrites est formée par l'observation suivante :

Obs. 26. — *Fibrome œdémateux du fond de l'utérus avec torsion et élongation de l'isthme utérin (1)*. — Mme B..., âgée de 39 ans, entrée à Cochin, service de M. Faure, le 8 mai 1903.

Il y a deux ans, la malade s'est plainte d'une crise très douloureuse dans le bas-ventre. Depuis le mois de juin dernier, irrégularité et diminution des règles ; depuis cinq mois les règles sont complètement supprimées, et le ventre grossit progressivement la malade se croit enceinte.

Par le palper, on sent une masse volumineuse, dure, mate, remontant à deux doigts au-dessus de l'ombilic ; cette tumeur régulière, complètement indolore, paraît indépendante de l'utérus.

On porte le diagnostic de kyste ou de tumeur solide de l'ovaire.

Opération le 12 mai 1903, par M. Faure.

A l'ouverture du ventre, on aperçoit une volumineuse tumeur recouverte par l'épiploon, sillonnée par des vaisseaux énormes. En énucléant cette tumeur, on voit qu'elle est rattachée au fond du bassin par un pédicule assez grêle, à peine du volume d'un gros crayon, tordu sur lui-même. Ce pédicule très vasculaire est saisi entre deux pinces et sectionné.

L'examen de la pièce après l'opération montre qu'on a pratiqué, sans s'en apercevoir, une hystérectomie supra-vaginale. Ce qui, au cours de l'opération, avait été pris pour un pédicule de tumeur ovarique était formé par l'isthme utérin très allongé et les pédicules vasculaires des annexes tordus et presque complètement atrophiés.

La pièce du poids de 11 kgr. 100, est constituée par l'utérus sectionné au-dessus du vagin avec, au niveau de la corne gauche, un pédicule donnant

(1) La pièce dont nous donnons ici la description a été présentée à la *Société anatomique*, le 15 mai 1903, par nos collègues Constantin Daniel et Girod, qui ont bien voulu nous la remettre pour en faire l'examen histologique.

attache à une énorme tumeur solide, assez régulière, ayant une profonde dépression à sa face inférieure où venait se cacher l'utérus.

A la coupe l'aspect de la tumeur est assez variable, suivant le point considéré : au centre, elle présente l'apparence de tissu fibro-myomateux normal, de coloration blanc légèrement rose, nettement lobulée, au milieu duquel on voit d'assez nombreux orifices de vaisseaux dilatés ; la partie périphérique est formée par un tissu de consistance plus molle présentant un aspect réticulé et laissant échapper à la coupe une substance gélatineuse et une petite quantité de liquide légèrement jaunàtre ; de loin en loin, on aperçoit des taches violacées plus ou moins foncées qui paraissent constituer des foyers hémorragiques.

Examen histologique. — Les coupes pratiquées à la partie moyenne de la tumeur montrent un tissu fibro-myomateux à peu près normal, constitué surtout par des fibres musculaires lisses. Le tissu fibreux peu abondant ne se rencontre guère qu'autour des vaisseaux. Les vaisseaux très nombreux sont dilatés et ont pour la plupart une structure de veines ou de capillaires embryonnaires renfermant de nombreux globules.

Les coupes pratiquées de plus en plus loin du centre montrent des lésions d'œdème, les fibres musculaires augmentent de volume, se gonflent en quelque sorte et deviennent moins colorables, en même temps, elles sont dissociées, séparées les unes des autres par un tissu d'infiltration à structure fibrillaire. En certains points, les fibres musculaires ont disparu complètement, et les coupes ne montrent qu'un tissu fibrillaire irrégulièrement réticulé dans lequel on aperçoit seulement quelques noyaux à peine colorés. Au sein de ce tissu, on voit d'assez nombreux vaisseaux à lumière dilatée, à parois minces, plus ou moins complètement dégénérés.

Au niveau des taches violacées, l'examen microscopique montre l'existence de fibres musculaires et de fibres conjonctives dissociées et œdématiées, séparées les unes des autres par des amas de globules sanguins.

Cette observation nous montre des lésions absolument analogues à celles que nous avons décrites sous le nom de dégénérescence œdémateuse à ses débuts. Or dans ce cas, la pathogénie de ces lésions ne peut s'expliquer que de la façon suivante : sous l'influence de la torsion lente de l'utérus, la circulation veineuse étant gênée tandis que la circulation artérielle reste à peu près normale, il y a congestion passive et infiltration œdémateuse du tissu fibro-myomateux.

Une observation analogue avec lésions comparables a été publiée par Mermet dans les *Bull. de la Soc. Anatomique* (1896); une autre par Dubar dans le *Bull. Médical du Nord* (1896).

Un dernier point de la pathogénie consiste à rechercher pourquoi et comment se produit l'œdème. La plupart des auteurs l'attribuent à une gêne de la circulation veineuse ; déjà Cruveilhier enseignait que le ramollissement des myomes et la formation des géodes sont sous la dépendance de gêne de la circulation veineuse causée par phlébite et oblitération. M. le professeur Cornil (1) explique des lésions analogues à celle de l'œdème, constatées sur un fibrome enlevé dans un utérus gravide, par compression des veines par les fibres musculaires hypertrophiées.

Paviot et Bérard attribuent l'œdème à l'oblitération des veines par prolifération des cellules de l'endoveine. L'oblitération des veines ou des lymphatiques, la gêne de la circulation en retour peuvent certainement déterminer l'œdème d'un fibro-myome. Dans l'observation rapportée plus haut de fibrome développé dans le fond d'un utérus ayant subi une torsion sur son axe, nous avons constaté nettement une dégénérescence œdémateuse qui ne pouvait s'expliquer que par gêne de la circulation en retour ; d'autre part, cette gêne de la circulation en retour existe souvent dans les myomes œdématiés, et ce qui le prouve, c'est la présence presque constante des veines ou de lymphatiques dilatés à la surface de ces tumeurs. Dans une observation de Blanc rapportée au chapitre précédent, la compression des vaisseaux lymphatiques par le tissu calcifié avait déterminé la gêne de la circulation lymphatique, puis l'œdème de la tumeur. Dans notre observation 6 l'œdème paraît également dû à une compression des veines par le tissu fibreux périphérique.

(1) CORNIL, *Bulletins de l'Académie de médecine*, 1893.

Néanmoins, nous croyons que dans la majorité des cas la gêne de la circulation veineuse ou lymphatique ne suffit pas à déterminer la dégénérescence œdémateuse et surtout qu'elle ne permet pas d'expliquer d'une façon satisfaisante le développement rapide de ces tumeurs, développement qui peut durer plusieurs mois ou plusieurs années. D'après nous, la dégénérescence œdémateuse est essentiellement sous la dépendance d'une altération vasculaire, sous la dépendance d'une néoformation vasculaire du fibro-myome. Dans tous les cas que nous avons observés, dans presque toutes les observations qui ont été publiées, on a pu constater l'augmentation du nombre de vaisseaux dans les fibromes présentant un commencement d'œdème ; dans certains cas (obs. 25), la néoformation vasculaire avait été assez active pour donner à certaines parties de la tumeur un aspect angiomateux. Ces vaisseaux néoformés ont tous une structure extrêmement simple, réduite, en général, à une couche de cellules endothéliales. L'augmentation du nombre des vaisseaux sanguins ou lymphatiques détermine une diminution de l'activité de la circulation, une stase sanguine favorisée d'ailleurs par toutes les conditions qui gênent la circulation en retour ; sous l'influence de cette stase, il se fait une transsudation plus ou moins active de la partie liquide du sang, transsudation qui est favorisée par le peu d'épaisseur et par la simplicité de la structure des parois des vaisseaux néoformés.

Ainsi transsudé, le liquide infiltre les tissus avoisinants et détermine un œdème de plus en plus prononcé.

Il se passe là quelque chose que nous pouvons comparer à l'irrigation d'une prairie : quand un ruisseau traverse directement une prairie, ses eaux coulent rapidement en humectant à peine ses bords, mais si l'on vient à creuser un grand nombre de rigoles, et à disséminer à travers toute la prairie une foule de petits canaux, le cours de l'eau se ralentit, devient presque nul, une grande quantité d'eau est absorbée et infiltre tout le terrain avoisinant. De même dans le fibrome normal parcouru par de gros vaisseaux à parois adultes, le sang circule rapidement presque sans transsuder, mais si par néoformation vasculaire il se forme une multitude de petits canaux à parois perméables, le sang ralentit son cours, devient presque stagnant et une grande partie du liquide peut transsuder à travers les parois vasculaires et aller infiltrer les tissus voisins.

Quant à l'infiltration colloïde que nous avons rencontrée assez fréquemment associée à la dégénérescence œdémateuse, son mécanisme nous paraît très simple. Au cours de l'œdème nous avons constaté, d'une part des troubles de la vascularisation ; d'autre part une altération des cellules conjonctives et surtout des fibres musculaires qui s'infiltrent, se gonflent et finissent par se détruire en laissant à leur place une substance gélatineuse, non dissociable histologiquement, mais que l'examen chimique montre formée de matières colloïdes analogues à la mucine. Ce mécanisme est absolument analogue à celui de certaines sécrétions, par exemple à celui de la sécrétion thyroïdienne où les cellules folliculaires s'infiltrent de sérosité, puis dégénèrent en produisant une substance colloïde qu'elles mettent en liberté en se détruisant, et déversent dans la cavité folliculaire.

Cette transformation colloïde n'appartient pas d'ailleurs en propre aux cellules épithéliales. On peut l'observer sur tous les éléments anatomiques, en particulier sur les éléments conjonctifs des sarcomes, fibromes, myxomes et autres tumeurs conjonctives.

L'infiltration colloïde des myomes se fait donc suivant un mécanisme simple, fréquent dans l'organisme ; elle est provoquée vraisemblablement par des troubles de nutrition et surtout par un excès de vascularisation des éléments cellulaires du fibro-myome ; dans la grande majorité des cas, elle est associée à l'œdème dont elle constitue une simple complication et dont elle dépend directement.

§ 5. — **Évolution clinique.**

Au début de la dégénérescence œdémateuse, lorsque les fibro-myomes renferment seulement quelques points ramollis, ils ne donnent lieu à aucun symptôme particulier qui puisse permettre de les distinguer des fibro-myomes normaux. On ne peut constater la dégénérescence qu'après l'opération en sectionnant la pièce ; plus tard, lorsque l'évolution est assez avancée, les fibro-myomes œdémateux ont en général des caractères propres et une évolution spéciale qui permettent assez souvent de faire le diagnostic.

Ces caractères particuliers étaient bien marqués dans nos observations 23, 24 et 25, ils sont également assez nets dans quelques observations que nous allons rapporter avant de tracer l'histoire clinique de la dégénérescence œdémateuse.

Obs. 27 (HYENNE, Thèse, 1898. Résumé). — Mme F..., âgée de 46 ans, entre dans le service du docteur Le Bec, le 23 février 1897.

Aucun antécédent héréditaire ou personnel.

Il y a huit ans, métrorrhagies assez fréquentes, alternant avec de la leucorrhée. Depuis le mois de janvier 1897, les pertes de sang sont presque continuelles.

Le ventre a grossi très rapidement depuis le mois d'octobre 1896, c'est-à-dire depuis quatre mois et demi.

A l'inspection, ventre volumineux, globuleux avec une circulation collatérale assez développée et de l'œdème de la paroi abdominale.

A la palpation, on sent une tumeur régulière, lisse, arrondie, de consistance molle, presque fluctuante en avant qui remonte jusqu'à 5 centimètres de l'appendice xyphoïde. Au toucher vaginal, le col est remonté, les culs-de-sac sont effacés.

Le diagnostic porté, en raison de la consistance molle de la tumeur et de son évolution rapide, est celui de fibrome en voie de dégénérescence. A l'opération, on trouve un fibrome parsemé de points ramollis d'aspect gélatineux avec des géodes laissant échapper un liquide citrin.

Obs. 28 (JOUSSELIN, Th. Paris, 1873, Résumé). — Mme B..., 56 ans, réglée à 19 ans, ayant eu huit enfants, ménopause à 46 ans.

Il y a deux mois, la malade a eu une perte de sang très abondante avec de gros caillots et depuis presque tous les jours l'écoulement sanguin continue, augmentant considérablement (à flots, dit-elle) au moment de chaque reprise.

A l'examen, on constate l'existence d'une tumeur abdominale volumineuse qui fait corps avec l'utérus et remonte à un travers de doigt au-dessus de l'ombilic. Au toucher, on trouve le haut du vagin rempli par une tumeur lisse de couleur violacée, de consistance molle séparée en avant par un mince sillon de la lèvre antérieure du col.

Diagnostic. — Énorme utérus fibromateux avec polype implanté sur la lèvre postérieure du col en voie de sphacèle et d'élimination.

Opération le 18 janvier 1877 (M. Banzet).

Extraction très laborieuse d'un énorme polype en dégénérescence muqueuse implanté sur le fond de l'utérus et ayant contracté secondairement des adhérences inflammatoires avec la lèvre postérieure du col.

Obs. 29 (HYENNE, Thèse, obs. 17. Résumé). — Mme P... entre le 2 janvier 1898 dans le service du docteur Le Bec.

Depuis trois ans elle se plaint de métrorrhagies abondantes au moment des règles qui durent dix à douze jours.

Il y a quatre mois on a reconnu une petite tumeur utérine dépassant le pubis de deux travers de doigt. Cette tumeur s'est développée rapidement et a acquis en quatre mois un volume considérable, en déterminant quelques troubles de compression, constipation, pollakiurie, varices et œdème des membres inférieurs.

Inspection. — Ventre arrondi, globuleux, régulièrement développé.

Palper. — Tumeur arrondie, lisse, de consistance molle, presque fluctuante par endroits, dépassant l'ombilic de deux travers de doigt.

Toucher vaginal. — Col à 8 ou 9 centimètres de la vulve, le cul-de-sac antérieur est rempli par la tumeur, le cul-de-sac postérieur est libre.

Diagnostic. — En raison de l'accroissement rapide de la tumeur, de sa consistance pseudo-fluctuante, on pense à un fibrome en voie de dégénérescence.

A l'opération, on trouve un fibrome volumineux parsemé de points d'infiltration et de petites cavités kystiques.

Obs. 30 (HYENNE, Thèse, obs. 38). — Mme G..., âgée de 56 ans.

Accouchement normal à 22 ans. Les règles ont été régulières jusqu'à 22 ans ; à ce moment elles deviennent plus abondantes, un médecin consulté reconnaît un fibrome de l'utérus et conseille d'attendre la ménopause qui arrive à 50 ans.

A 55 ans, les hémorragies réapparaissent très fortes et le ventre se met à grossir très rapidement.

A l'examen, on trouve une tumeur molle, presque fluctuante, qui remonte près de l'appendice xyphoïde.

Par le toucher vaginal on ne sent pas la tumeur. L'hystéromètre montre une cavité utérine profonde de 18 centimètres.

Diagnostic. — Tumeur fibro-kystique.

A l'opération, on trouve un fibrome pesant près de 10 kilogrammes renfermant plusieurs cavités remplies les unes par une substance épaisse colloïde, les autres par un liquide séro-sanguin.

D'après ces observations, et d'après celles que nous avons rapportées plus haut, la dégénérescence œdémateuse des fibro-myomes donne habituellement lieu à deux symptômes cliniques qui ont une importance capitale pour le diagnostic ; ce sont : l'accroissement rapide de la tumeur et son ramollissement.

L'accroissement rapide de la tumeur existe dans la plupart des cas et donne à l'évolution une allure spéciale pendant une période souvent très longue. On constate l'existence d'une tumeur qui grossit lentement ou même reste stationnaire, puis brusquement la tumeur grossit rapidement en un an, six mois, trois mois, ou même moins ; elle peut prendre un volume considérable. Ce brusque accroissement existe dans presque tous les cas, il est notablement très net dans nos observations 24, 25, 27, 28, 29, 30.

Dans l'observation 28 (Jousselin), l'accroissement fut si brusque que, au moment de l'intervention la tumeur remontait à un travers de doigt au-dessus de l'ombilic, alors que deux mois avant la malade ne soupçonnait pas son existence.

Cet accroissement peut se faire d'une façon progressive et continue ou bien par poussées brusques plus ou moins rappro-chées et entrecoupées d'intervalles silencieux et stationnaires. Ces exacerbations successives s'accompagnent quelquefois de phénomènes péritonéaux plus ou moins graves.

Une telle rapidité et une telle intermittence dans la marche constituent un signe clinique d'une grande importance, car aucune des tumeurs abdominales inférieures ne peut en un même intervalle de temps prendre un accroissement aussi accentué ; les kystes de l'ovaire en particulier ont une marche bien plus lente et n'atteignent que tardivement un volume aussi considérable.

Cet accroissement est probablement dû à une augmentation rapide du liquide contenu dans la tumeur ; dans les cas à poussées successives, il paraît logique d'invoquer les hémorragies plus ou moins fortes qui se produisent au sein de la masse dégénérée.

Le ramollissement constitue un signe presque constant ; c'est seulement chez les femmes très grasses, à parois abdominales épaisses, que l'on peut ne pas le percevoir. Habituellement le ramollissement se produit lentement ; à mesure que la tumeur augmente de volume sa consistance change, devient moins ferme, rénitente, pseudo-fluctuante ; dans les cas de fibromes œdématiés, creusés de grandes cavités kystiques, on peut même avoir une sensation de fluctuation véritable.

Dans presque tous les cas la consistance n'est pas la même dans les divers points de la tumeur, on a la sensation d'une masse solide assez dure par endroits, molle ou fluctuante en d'autres. Le palper abdominal, le palper combiné au toucher vaginal permettent habituellement de constater assez nettement ces modifications de la consistance.

D'après Péan, on constate habituellement en auscultant ces tumeurs un bruit de souffle intense dont le maximum siège au-dessus du pubis, nous n'avons jamais trouvé ce signe d'une façon bien nette.

A côté des deux symptômes essentiels que nous venons de signaler (accroissement rapide et ramollissement de la tumeur), les fibromes œdématiés s'accompagnent souvent d'autres symptômes moins importants, mais qui peuvent être utiles pour le diagnostic :

Les métrorrhagies sont souvent très abondantes et peuvent amener un état d'anémie et d'amaigrissement tel que la malade peut succomber si on n'intervient pas (observation de Berger). Habituellement, les métrorrhagies ne sont pas aussi considérables, mais elles éveillent l'attention du médecin par leur persistance et leur irrégularité, surtout, et c'est le cas le plus fréquent, si la malade approche de la ménopause. Leur cause réside soit dans la métrite concomitante (et alors elles sont généralement peu abondantes au moins à leur début), soit dans la rupture d'un vaisseau dont les parois altérées finissent par se rompre.

Les symptômes fonctionnels, spécialement les *douleurs* et les *troubles gastriques*, sont habituellement plus prononcés dans les fibromes œdémateux que dans les fibromes simples. Les troubles gastriques tout particulièrement sont fréquemment bien marqués, plusieurs de nos malades se plaignaient de pesanteur abdominale, d'inappétence, de nausées, de vomissements, et racontaient que la plupart de ces accidents étaient apparus au moment où le ventre commençait à grossir rapidement.

De plus, les fibromes œdémateux s'accompagnent fréquemment de troubles par compression des organes voisins. Ces troubles sont plus fréquents et plus accentués dans les fibromes œdémateux que dans les fibromes normaux, parce que la tumeur œdémateuse s'accroît rapidement sans donner aux organes qu'elle comprime le temps de subir l'accoutumance nécessaire. Aussi on voit assez souvent dans les observations de fibromes œdémateux :

Des troubles urinaires par compression de la vessie ou des uretères ;

Des troubles cardio-vasculaires par compression des gros vaisseaux du bassin (œdème des membres inférieurs, ascite, dilatation du cœur et dégénérescence du myocarde) ;

Surtout des troubles digestifs (difficulté de la digestion, anorexie, constipation opiniâtre, voire même résorption toxique) par compression de l'intestin.

Ces divers troubles survenant chez des malades qu'anémient souvent des métrorrhagies abondantes peuvent déterminer une altération de l'état général, un affaiblissement, un amaigrissement progressif très marqués.

Vautrin (*Société de médecine de Nancy*, août 1897) a appelé l'attention sur la fréquence de l'altération de l'état genéral qui survient chez les malades atteintes de fibrome en voie de ramollissement ; il rapporte l'observation d'une malade atteinte de fibrome œdématié kystique qui, en quelques semaines, avait maigri et s'était cachectisée au point de faire porter le diagnostic d'épithélioma végétant de l'ovaire.

§ 6. — **Diagnostic.**

De ce que nous venons de dire, il résulte que le plus souvent les fibromes œdématiés arrivés à un stade de dégénérescence avancé fournissent un tableau clinique assez spécial qui peut permettre de porter le diagnostic. De fait, nous-même avons pu faire exactement le diagnostic dans 2 cas (observations 23 et 25) ; de même dans les observations 27, 29, 30 le diagnostic avait pu être fait.

Toutefois, ce diagnostic est toujours délicat et assez nombreuses sont les causes d'erreur.

Nous n'insisterons pas sur le diagnostic de fibrome normal et de fibrome œdémateux, c'est évidemment là le diagnostic qui se pose le plus souvent, mais nous ne pourrions que répéter ici ce que nous venons de dire dans le paragraphe précédent sur les signes de la transformation œdémateuse.

La grossesse au début peut être très difficile à distinguer d'un myome œdémateux, étant donné surtout que ces tumeurs s'accompagnent parfois de troubles menstruels et de troubles digestifs. Nous avons vu dans un cas le diagnostic ne pouvoir être fait après ouverture du ventre. Dans un cas de M. Lejars, c'est seulement la ponction explorative de l'utérus qui permet après laparotomie de reconnaître un utérus gravide. Heureusement, les cas où le diagnostic est aussi embarrassant sont rares, le plus souvent l'âge des malades, l'évolution de la tumeur, les antécédents immédiats, les signes habituels de grossesse permettent d'éviter l'erreur.

Les kystes de l'ovaire sont souvent très difficiles à distinguer des fibromes œdématiés et kystiques. Chez la malade de notre observation 24, l'erreur était presque inévitable, de même dans un cas de Marchant (1) ; dans le cas de notre observation 23, nous avons hésité longuement entre fibrome dégénéré et kyste dermoïde.

Lorsqu'on peut suivre l'évolution de l'affection, et qu'on reconnaît une tumeur d'abord assez dure, qui se ramollit peu à peu, puis devient fluctuante, le diagnostic est facile.

Il est au contraire très difficile quand on est appelé auprès d'une malade atteinte d'une tumeur volumineuse complètement fluctuante ; toutefois, il est assez rare de trouver un fibrome œdémateux, nettement fluctuant dans toute son étendue : habituellement on trouve, à côté des points ramollis et fluctuants, des portions dures qui paraissent bien appartenir à une tumeur solide et qui permettent en général d'éliminer l'idée d'un kyste de l'ovaire uniloculaire ; au contraire, les kystes multiloculaires à petites poches, les kystes à contenu colloïde présentent une consistance inégale et donnent au doigt une sensation absolument analogue à celle fournie par les fibromes œdémateux.

Quatre symptômes principaux peuvent, à notre avis, aider au diagnostic : ce sont : les troubles de la menstruation ; les connexions de la tumeur avec l'utérus ; les résultats de l'hystérométrie ; la rapidité de l'évolution.

(1) Cas présenté par Couvelaire à la *Société anatomique*, mars 1897.

Les troubles de la menstruation, les métrorrhagies sont presque constants dans les fibromes œdématiés, ils sont rares dans les kystes de l'ovaire.

Les fibromes œdématiés sont habituellement moins mobiles que les kystes de l'ovaire, ils font corps avec l'utérus et suivent ses mouvements, sauf dans le cas assez rare de myome pédiculé œdémateux.

L'hystéromètre montre presque toujours l'allongement de la cavité utérine dans le cas de fibrome, les kystes de l'ovaire n'ont habituellement pas cet effet.

La rapidité de l'évolution peut souvent faire faire le diagnostic ; si on se trouve en présence d'une tumeur qui a atteint le volume d'une tête d'adulte, en trois ou quatre mois, on est presque sûr qu'il ne s'agit pas d'un kyste de l'ovaire.

La ponction exploratrice peut fournir quelques renseignements et les auteurs classiques discutaient longuement sur les caractères différentiels du liquide dans le cas de kyste de l'ovaire ou de fibrome kystique ; il paraît inutile d'insister sur ce point car, croyons-nous, il n'y a pas à l'heure actuelle un seul chirurgien qui voudrait pratiquer une ponction exploratrice plus grave qu'une laparotomie ; d'ailleurs, les renseignements fournis sont très inconstants : dans les fibromes, lorsqu'on tombe dans une masse œdématiée, la ponction ne fournit aucun résultat ; quand elle ramène du liquide celui-ci est peu caractéristique, la présence de paralbumine, de métalbumine, d'hydropisine (?) ne nous paraît pas constituer un signe bien certain de kyste de l'ovaire, en dépit de l'opinion de Quinquaud.

Le diagnostic des fibromes œdémateux et des *fibro-sarcomes de l'utérus* est souvent très difficile.

A une période avancée, lorsque le sarcome emplit presque tout le bassin, qu'il s'accompagne de métastases par embolie veineuse et de cachexie très prononcée, il ne peut guère y avoir de doute.

Mais au début les symptômes des deux dégénérescences sont à peu près les mêmes ; dans les deux cas on note un accroissement brusque avec diminution de consistance de la tumeur, accompagné souvent de douleurs, de troubles de la menstruation, de compression des organes voisins ; le diagnostic est alors si difficile que bon nombre de cas de fibromes œdémateux ont été non seulement opérés, mais même publiés sous le nom de fibro-sarcomes.

Dans les fibro-sarcomes l'évolution est habituellement plus rapide, la cachexie plus précoce et plus prononcée ; de plus, on note assez souvent deux signes importants : *L'apparition d'as·cite et le développement du réseau veineux sous-cutané de la paroi abdominale.* Ce sont là d'ailleurs des signes inconstants, et très souvent c'est seulement lorsque le ventre est ouvert et qu'on voit la tumeur, ou même seulement lors de l'examen histologique, qu'on peut dire s'il s'agit de fibrome œdémateux ou de fibro-sarcome.

En général, un fibrome œdématié ne ressemble guère à un cancer du corps de l'utérus ; cependant certains fibromes sous-muqueux ou certains polypes œdématiés et plus ou moins gangrénés observés tardivement chez des femmes affaiblies et très anémiées ont pu en imposer pour un épithélioma. L'erreur fut commise dans le cas de Godson (1), dans le cas de Berger (obs. 28) on avait fait avant l'opération des réserves au sujet de la possibilité d'une néoformation épithéliale.

§ 7. — **Pronostic.**

Le pronostic des fibromes atteints de dégénérescence œdémateuse dépend à peu près exclusivement du traitement ; à peine plus grave que celui des fibromes simples en cas d'intervention

(1) Godson, *Transact. obs. Soc. London*, 1833-84, XXV, p. 140.

précoce, il peut devenir grave et doit toujours être réservé si on n'intervient pas.

Nous avons vu que les tumeurs œdématiées offrent un des caractères des tumeurs malignes : la rapidité de l'évolution. Malgré cela, nous n'hésitons pas à en faire des tumeurs bénignes, car elles ne se propagent jamais aux ganglions, n'envahissent pas les tissus voisins, ne se généralisent pas, ne déterminent pas de métastases dans les organes voisins, ne récidivent pas après extirpation.

Parmi toutes les observations que nous avons pu recueillir, nous n'avons pas trouvé un seul cas de récidive. Néanmoins, le pronostic doit être assez réservé; en effet, le fibro-myome œdémateux grossit rapidement, il s'accompagne de troubles fonctionnels marqués, il détermine souvent des troubles par compression des organes voisins et aboutit rapidement à l'amaigrissement et à l'affaiblissement progressif de la malade, enfin comme tous les myomes dégénérés il s'infecte facilement et peut alors donner lieu à des accidents graves de suppuration et de gangrène.

Pour toutes ces raisons, la dégénérescence œdémateuse commande une intervention rapide, et elle l'exige d'autant plus impérieusement qu'il est presque impossible au début de distinguer la dégénérescence œdémateuse de la transformation en sarcome. L'intervention ne présente rien de particulier du fait de la dégénérescence œdémateuse : dans l'immense majorité des cas, on pratiquera l'hystérectomie supra-vaginale, sauf dans les cas de polypes œdématiés justiciables de la voie vaginale. Nous ferons seulement remarquer que dans un certain nombre de cas les difficultés opératoires peuvent être considérablement accrues du fait de la mollesse et de la friabilité extrême de certaines tumeurs œdématiées.

Bouilly dans une communication au Congrès de chirurgie (Paris, 1898, p. 647) rapporte le cas d'un fibrome mou : « C'est la seule fois où l'opération eut atteint une heure, et cependant il ne s'agissait pas d'un gros fibrome, puisqu'il ne pesait que 760 grammes, mais la tumeur était ramollie, œdématiée, intra-cavitaire, se déchirant sous l'action des pinces échappant par sa mollesse à l'action du couteau et nécessitant un véritable déchi-quetage avec des pinces à cadre. »

Par la voie abdominale, les difficultés sont habituellement moindres; cependant certaines tumeurs extrêmement molles ne fournissant aucun point d'appui aux doigts ou aux instruments, peuvent être difficiles à enlever, d'autant que leur extrême fria-bilité expose constamment à une rupture, à un morcellement qui complique l'opération et favorise l'infection du péritoine.

CHAPITRE IV

DÉGÉNÉRESCENCE SARCOMATEUSE DES FIBRO-MYOMES

§ 1. — **Historique.**

La dégénérescence sarcomateuse des fibro-myomes de l'utérus a été signalée pour la première fois par Venzel (1816) (1), puis par Valentin (1837) (2), mais ces auteurs ainsi que tous leurs contemporains désignaient sous le nom de sarcome toutes les tumeurs d'apparence charnue, ou bien confondaient complètement le sarcome et le carcinome. C'est seulement en 1845 que Lebert (3) établit les caractères du sarcome fuso-cellulaire, le sépare nettement du cancer proprement dit et rapporte le premier, avec examens microscopiques à l'appui, l'observation d'un sarcome de l'utérus.

Hutchinson (4) en 1857 puis Callender (5) en 1858 rapportent deux observations de fibromes récidivant qui semblent bien être des cas de dégénérescence sarcomateuse. En effet, à l'examen microscopique on trouve des cellules fusiformes ayant amené de nombreuses métastases dans différentes parties du corps. Cependant Robert Lee (6), Safford Lee (7), Walter et surtout Cruveilhier (8),

---

(1) Venzel, *Ueber die Krankheiten der Uterus* Mainz, 1816, p. 89 et 1120.

(2) Valentin, *Repertorium für Anat. u. Physiol.*, 1837, t. II, p. 275.

(3) Lebert, *Phys. path.*, t. III, p. 155 (1845).

(4) Hutchinson, *Trans. Lond. Path. Society*, t. VIII, p. 287, 1857.

(5) Callender, Recurrent fibroid tumor of the uterus. *Trans. Lond. Path. Society*, 1858, IX, p. 327.

(6) Lee (R.), *Med. chir. Transact.*, V. 19, 1835, p. 94-134.

(7) Lee (S.), *Von den Geschwülsten der Gebärmutter*, Berlin, 1847.

(8) Cruveilhier, *Tr. anat. path.*, 1856, t. III, p. 693.

confondant encore les dégénérescences cancéreuses et sarcomateuses, refusent énergiquement d'admettre la transformation maligne des fibromes.

Rokitansky (1) (1861) admet la dégénérescence sarcomateuse des fibromes de l'utérus et la déclare même assez fréquente.

Paget (2) (1863) rapporte à son tour plusieurs exemples
de fibromes récidivant de l'utérus, et en rapproche certaines
tumeurs, ayant une structure analogue à la moelle des os, qu'il
nomme myeloïde tumors.

Virchow (3) (1865) dans un très important travail montre la
possibilité de la transformation des fibromes en sarcomes, cette
transformation étant due à la polifération des cellules conjonctives inter-musculaires des fibro-myomes.

G. Veit (4) (1867) admet également la dégénérescence sarcomateuse des myomes et en rapporte une observation.

Trois ans plus tard (1870), dans un très important mémoire,
Gusserow (5) distingue les sarcomes de la muqueuse et les fibro-
sarcomes ; ceux-ci, résultant de la dégénérescence des myomes,
constituent des tumeurs arrondies bien circonscrites qui peuvent
être sous-muqueuses, interstitielles ou sous-péritonéales.

Hegar (6) (1871), dans son article sur le sarcome de l'utérus,
rapporte plusieurs observations de fibrome ayant présenté une
dégénérescence sarcomateuse.

Après lui presque tous les gynécologistes allemands s'oc-

(1) Rokitansky, *Lehrbuch der path. Anatomie*, 1861, t. III, p. 485.

(2) Paget, Recurrent fibroid tumors. *Lecturs on surg. path.*, London, 1863,
p. 575-585.

(3) Virchow, Medullarsarcom des Uterus. *Verh. der berl. Gesellsch. f. Geb.*,
t. XII, 1860.

(4) Veit (G.), Medullarsarcom der Gebärmutter. *Krankheiten des weiblichen
Geschlechtes*, t. II, aufl. 1867, p. 413.

(5) Gusserow, Ueber Sarcome des Uterus. *Arch. für Gyn.*, Berlin, 1870
p. 240-251.

(6) Hegar, Das Sarcom des Uterus. *Arch. f. Gynäk.*, 871, t. II, p. 29 à 47.

cupent de la question et publient des observations de fibro-sarcomes ; il faut citer surtout :

Winckel (1) (1879), Spiegelberg (2) (1872), Léopold (3) (1873), Grenzer (4) (1874), Ahlfeld (5) (1875).

En 1876 paraît la thèse de Rogivue (6) renfermant 56 cas de sarcomes utérins dont un grand nombre résultant de dégénérescence de fibro-myomes.

Après lui, Scanzoni (7), Fehling (8), Freund (1877), Jacubasch (9) (1881), Klebs (10) (1889), Kleinschmidt (11) (1891) publient de nouvelles observations de dégénérescence sarcomateuse.

Cette dégénérescence fait l'objet d'un grand nombre de dissertations inaugurales parmi lesquelles on peut citer celles de Reunert (1886), Rothweiler (1886), Ritter (1887), Katz (1887), Beissheim (1890), Seeger (1891), Geissler (1891), Heinzer (1893).

En 1893, von Kahlden (12) consacre un important mémoire à l'étude de cette dégénérescence et admet que les éléments sarcomateux résultent des transformations des fibres musculaires.

L'année suivante, Whitridge Williams (13), reprend l'opinion

(1) Winckel, Zwei Fälle von Uterus-Sarkom. *Arch. für Gynäk.*, Berlin, 1871-72, t. III.

(2) Spiegelberg, Casuistische Mittheil. zu den Sarkom des Uterus. *Arch. für Gynäk.*, t. IV, 1872, p. 344.

(3) Léopold, *Arch. für Gynäk.*, Berlin, 1871, t. II, p. 29-47.

(4) Grenzer, *Arch. für Gynäk.*, t. VI, p. 501, 1874.

(5) Ahlfeld, *Wagner's Arch. für Heilkunde*, t. VIII, p. 560, 1867.

(6) Rogivue, Thèse de Zurich, 1876.

(7) Scanzoni, *Lehrbuch der Krankheiten der weiblichen Sexual organe*, t. V, 1875, p. 366-78.

(8) Fehling, *Arch. für Gynäk.*, Berlin, 1874-75, t. VI, p. 531-540.

(9) Jacubasch, *Zeitschr. f. Geb. u. Gynäk.*, Stuttg., 1881, t. VII, p. 59-69.

(10) Klebs, Metastasen von Myomen. *Allg. Path.*, t. II, p. 701, 1889.

(11) Kleinschmidt, *Arch. für Gynäk.*, t. XXXIX, 1891, p. 1 à 16.

(12) Von Kahlden, Das Sarkom des Uterus. *Beiträge path. Anat. u. z. allgem. Path.*, janvier 1893, t. XIV, p. 174-224.

(13) Whitridge-Williams, *Amer. J. of. Obst.*, 1894, t. XXIX, p. 721-64.

de von Kahlden, l'appuie sur des examens histologiques très nets et résume, dans un important article, tous les travaux des auteurs précédents.

Pick (1) (1895) étudie également la transformation des fibres musculaires en cellules sarcomateuses.

Roger Williams (2) (1897) confirme les idées des auteurs précédents qu'il résume dans un important mémoire. Von Franqué (3) (1899) rapporte 6 observations de fibromes dégénérés en sarcomes avec examens histologiques. Revenant aux idées de Virchow, il pense que cette dégénérescence est souvent due à la prolifération des cellules conjonctives des myomes. Van Buren-Knott (4), en 1901, consacre un assez long article à l'étude de la question.

En France, cette question de la dégénérescence sarcomateuse des myomes semble avoir beaucoup moins attiré l'attention des auteurs.

En 1881, nous trouvons 4 observations publiées par Nicaise (5), Raymond (6), Terrier (7), Davezac (8), presque sans commentaires.

En 1890, Terrillon (9) étudie les sarcomes de l'utérus et signale les dégénérescences sarcomateuses des myomes, mais sans insister, sans donner aucun détail histologique.

Après lui, Largeau (10), Villeneuve (11), Aslanian (12) publient

(1) Pick, Zür Histogenese u. Classification des Gebärmutter Sarkom. *Arch. f. Gynäk.*, 1895, Heft 2, p. 24.

(2) Roger-Williams, Sarcoma of the Uterus. *Brit. Gynäc. Journ.*, t. XIII, 1897, p. 91.

(3) Van Franqué, *Zeitschr. f. Geburtshülfe*, Bd. 40, 1899, p. 183.

(4) Van Buren Knott, *Annals of Surg.*, 1901, n° 1.

(5) Nicaise, *Ann. de Gynéc.*, Paris, 1881, t. XV, p. 437.

(6) Raymond, *Progrès médic.*, 1881, 10 septembre, p. 711.

(7) Terrier, *Bull. Académ.-médic.*, 15 mars 1881.

(8) Davezac, *J. de méd. de Bordeaux*, 1881, p. 34.

(9) Terrillon, *Bull. Société de chirurg.*, Paris, novembre 1890 ; *Bull. de thérap.*, 1891.

(10) Largeau, *Soc. anat.*, Paris, mai 1889.

(11) Villeneuve, *Annales de l'école de méd. de Marseille*, 1892, p. 278-280.

(12) Aslanian, *Marseillet méd.*, 1874, . XXI, p. 585.

des observations isolées de myomes dégénérés en sarcomes.

Laurent (1) (1894) publie également une observation accompagnée de quelques commentaires.

Pilliet (2), le premier, en France, étudie l'histogenèse de la dégénérescence sarcomateuse et admet que les éléments sarcomateux proviennent de proliférations des cellules de l'endothélium des petits vaisseaux de la tumeur.

Paviot et Bérard (3) (1897) admettent que la plupart des cas décrits comme dégénérescence sarcomateuse correspondent seulement à une multiplication active et maligne des fibres musculaires qu'ils décrivent sous le nom de cancer musculaire lisse. Hyenne (4) dans sa thèse, Duret (5) dans une monographie assez complète rapportent de nouvelles observations et résument les opinions des auteurs précédents. Théodoroff (6) dans sa thèse sur les sarcomes de l'utérus rappelle les principales théories de la dégénérescence sarcomateuse.

Quénu (7) rapporte plusieurs observations avec examens histologiques et insiste sur ce fait que, à côté des fibromes dégénérés, il y a des sarcomes primitifs du parenchyme utérin reconnaissables à leur évolution plus rapide en une seule période.

§ 2. — Étiologie de la dégénérescence sarcomateuse.

Les auteurs sont loin d'être d'accord au sujet de la fréquence de la dégénérescence sarcomateuse des fibro-myomes de l'utérus.

(1) Laurent, *La clinique*. Bruxelles, 1894.
(2) Pilliet, *Bull. Soc. anat.*, juillet et janvier 1894 ; *Tribune médic.*, février 1895. Thèse de Costes, Paris, 1895.
(3) Paviot et Bérard, *Arch. de méd. expérim.*, juillet et sept. 1897.
(4) Hyenne, Thèse de Paris, 1898.
(5) Duret, *Sem. gyn.*, mai 1898.
(6) Théodoroff, Thèse de Montpellier, 1899.
(7) Quénu, *Bull. Soc. de chirurg.*, Paris, avril 1902.

Pour les classiques, cette dégénérescence est assez rare ; au contraire, d'après Pilliet et d'après les histologistes de l'école de Lyon, la dégénérescence sarcomateuse des myomes est extrêmement fréquente : sur 21 fibro-myomes examinés, Pilliet et Costes auraient trouvé des formations sarcomateuses plus ou moins développées dans 11 cas, soit une proportion de plus de 50 p. 100.

Bérard (1) aurait trouvé 8 cas de *cancer musculaire* sur 16 fibromes opérés dans le service de Fochier, soit encore une proportion de 50 p. 100.

A notre avis, ces deux statistiques sont absolument inadmissibles et en contradiction formelle avec toute l'histoire clinique qui montre que les récidives et les cas de généralisation sarcomateuse sont absolument exceptionnels après enlèvement d'un fibrome ; nous croyons qu'un grand nombre de cas décrits par Pilliet sous le nom de sarcome, ou par les auteurs de Lyon sous le nom de cancer musculaire lisse, sont simplement des tumeurs présentant des lésions inflammatoires, ou bien des fibromes œdémateux, c'est-à-dire des tumeurs bénignes au double point de vue histologique et clinique ainsi que nous l'avons vu dans le chapitre précédent.

Il faut, en effet, être prudent dans le diagnostic de dégénérescence sarcomateuse des fibro-myomes : le fait qu'une tumeur fibreuse augmente rapidement de volume, le fait même qu'elle récidive après extirpation n'est pas suffisant pour permettre d'affirmer la dégénérescence sarcomateuse sans examen histologique soigné, et par suite de l'absence de cet examen, un grand nombre d'observations publiées restent bien douteuses et ne peuvent être utilisées dans l'étude de cette dégénérescence. Même dans plus d'un cas l'examen microscopique ne permet pas toujours de faire un diagnostic certain ainsi que le montre nettement l'observation suivante :

(1) BÉRARD, *La Prov. méd.*, 2 mai 1896, n° 18.

Winckel (1) rapporte l'observation d'une femme à laquelle il enleva successivement en moins de deux ans trois tumeurs faisant saillie dans l'intérieur de l'utérus. Après examen histologique, l'auteur admet que la première tumeur était un fibrome simple, les deux suivantes des sarcomes à cellules rondes résultant de la dégénérescence sarcomateuse du fibrome primitif.

Deux ans après, Schatz (2) enlève à la malade une nouvelle tumeur utérine. L'examen histologique lui montre qu'il s'agit d'un myome enflammé et l'exactitude de son diagnostic est démontrée par ce fait que, trois ans après la dernière opération, la malade était en bonne santé, sans trace de récidive.

Il est bien évident que Winckel avait eu affaire, lui aussi, à des myomes enflammés qu'il avait pris pour des sarcomes.

Cette observation montre bien qu'avec une histoire clinique en apparence très démonstrative et confirmée par un examen histologique rapide on peut confondre de simples lésions inflammatoires avec la dégénérescence sarcomateuse.

D'ailleurs, les chiffres donnés par Pilliet et par Bérard sont en contradiction absolue avec ceux de tous les chirurgiens qui ont eu l'occasion d'opérer et d'examiner un grand nombre de fibromes.

Alban Doran (3), qui a minutieusement étudié la question de la dégénérescence sarcomateuse, signale 6 cas de dégénérescence sur 605 fibromes, soit une proportion d'un peu moins de 3 p. 100.

Jacobs (4) a constaté un seul cas de dégénérescence sarcomateuse sur 57 fibromes, soit un peu moins de 2 p. 100.

Lauwers (5) sur 200 fibromes a trouvé 3 cas de dégénérescence sarcomateuse, c'est-à-dire 1,5 p. 100.

(1) Winckel, Zwei Fälle van Uterussarkom. *Arch. f. Gynäk.*, 1872, t. III, p. 297.

(2) Schatz, Entzündetes Myom des Uterus Zaüsch ein Myosarkom vor. *Arch. für Gynäk.*, 1876, t. XI, p. 145.

(3) Alban Doran, *Trans. of the path. Soc. of London*, mai 1890.

(4) Jacobs, *Ann. de l'Institut Sainte-Anne*, 1898.

(5) Lauwers, *Sem. gynéc.*, décembre 1903, janvier 1904.

En réunissant les cas opérés par M. Quénu à l'hôpital Cochin durant les quatre années 1900, 1901, 1902 et 1903, nous arrivons à un total de 94 fibromes sur lesquels nous comptons seulement 3 fibro-sarcomes.

Cullingworth (1) sur 100 fibro-myomes de l'utérus a observé un cas de transformation sarcomateuse.

Noble (de Philadelphie) (2) a observé 2 cas de transformation sarcomateuse sur 218 fibromes opérés.

Dans la clinique de Fehling sur 409 cas de myomes on a trouvé 8 fois des dégénérescences sarcomateuses soit environ 2 p. 100 (3).

Von Franqué d'après la statistique de la clinique de Wurzbourg donne une proportion de 3 dégénérescences sarcomateuses pour 100 myomes.

A la clinique de A. Martin sur 336 myomes opérés on a observé 9 fois la dégénérescence sarcomateuse.

De ces diverses statistiques il résulte que la transformation sarcomateuse des fibro-myomes est relativement rare, ne dépassant pas la proportion de 2 p. 100.

Des diverses conditions étiologiques qui peuvent influer sur la dégénérescence sarcomateuse, une seule nous paraît avoir une réelle importance, c'est l'âge des malades. Dans la presque totalité des cas la dégénérescence apparait entre quarante et soixante ans, il semble donc que la ménopause ait une influence considérable sur le développement de la dégénérescence sarcomateuse.

Dans les observations que nous avons pu réunir, l'âge des malades, au moment de l'examen ou de l'intervention, était indiqué dans 74 cas, sur lesquels il y avait :

5 chez des malades au-dessous de 40 ans (dont 1 chez une femme de 18 ans).

(1) Cullingworth, *Journ. of Obstet. and Gynec.*, janvier 1902.
(2) Noble, *Americ. Journ. of Obstet.*, septembre 1901.
(3) In Beckmann, *Zeitsch. f. Geb.*, 1899, Bd 40.

17 de 40 à 45 ans.

14 de 45 à 50 ans.

18 de 50 à 55 ans.

16 de 55 à 60 ans.

3 au-dessus de 60 ans.

1 au-dessus de 70 ans (79 ans).

L'influence des grossesses antérieures est très discutable, la plupart des auteurs classiques admettent que la dégénérescence sarcomateuse est plus fréquente chez les femmes qui n'ont jamais eu d'enfants. Terrillon (1) a insisté sur ce fait et a réuni 14 observations de sarcomes utérins dont 12 développés chez des femmes n'ayant jamais eu d'enfants. Dans un certain nombre d'observations nous avons en effet trouvé signalée la stérilité des malades, mais nous croyons qu'il ne faut pas exagérer l'importance de ce fait ; en effet sur 121 cas nous avons trouvé la stérilité signalée dans 21 cas, l'existence d'un ou plusieurs enfants dans 47, dans les autres cas il n'y avait aucune mention à ce sujet. Parmi les multipares certaines avaient un grand nombre d'enfants : 4 dans un cas de van Hoosen, 8 dans un cas de Laurent, 6, 7, 8, 11, dans des cas rapportés par Franqué. On peut rapprocher ces chiffres de ceux indiqués par Gusserow pour les sarcomes utérins tant du corps que de la muqueuse : sur 64 sarcomes, 4 se rencontraient chez des vierges, 25 chez des femmes stériles, 6 chez des unipares et 29 chez des multipares, dont 8 ayant 6 enfants et au-dessus.

Un point discuté est celui de savoir si tous les sarcomes de l'utérus représentent des fibromes dégénérés ou bien s'il peut y avoir des sarcomes primitifs non précédés de tumeurs fibreuses : la plupart des auteurs classiques, Pozzi, Labadie-Lagrave et Legueu, Delbet admettent que tous les sarcomes du corps de l'utérus sont des fibromes dégénérés.

(1) TERRILLON, *Bull. Soc. chirurg*, 1890.

Terrillon est d'un avis contraire ; d'après lui, dans la grande majorité des cas les sarcomes de la paroi utérine proviennent de la dégénérescence des fibro-myomes préexistants, mais les sarcomes primitifs existent, et il en rapporte deux cas qui paraissent très probants.

Récemment M. Quénu (1) a également soutenu l'existence de sarcomes primitifs de la paroi utérine.

L'existence de ces sarcomes primitifs semble en effet prouvée à la fois par l'observation clinique et par les recherches histologiques:

L'observation clinique montre que l'évolution des tumeurs fibro-sarcomateuses présente d'une façon à peu près constante deux périodes bien distinctes : la première période souvent très longue répondant au stade de tumeur fibreuse est caractérisée par l'existence d'une tumeur qui se développe très lentement, progressivement, sans déterminer de troubles généraux graves La deuxième période répondant à la dégénérescence sarcomateuse du fibrome primitif est caractérisée par un rapide accroissement de la tumeur qui revêt tous les caractères des néoplasmes malins et entraîne rapidement une altération très marquée de l'état général.

Or dans un certain nombre de cas de sarcome de la paroi utérine, cette évolution en deux périodes n'existe pas ; dès le début la tumeur s'accroît rapidement, et présente tous les caractères d'un néoplasme malin ; il semble bien qu'on puisse en conclure que dans ces cas il s'agit dès le début d'une tumeur maligne, d'un sarcome.

Quoique extrémement probants, ces faits cliniques ne sont pas absolument démonstratifs ; en effet, on peut dire qu'un petit fibrome a passé inaperçu et a évolué lentement sans donner lieu à des troubles fonctionnels marqués jusqu'au moment où il subit la transformation sarcomateuse.

(1) QUÉNU, *Bull. Soc. chirurg.*, Paris, 9 avril 1902.

Cette explication n'est guère satisfaisante étant donnée la fréquence des cas où l'évolution de la tumeur présente dès le début une allure maligne, d'ailleurs les recherches histologiques prouvent d'une façon indiscutable l'existence de sarcomes primitifs de la paroi utérine.

Dans les fibromes, la dégénérescence sarcomateuse est rarement absolument complète, presque toujours on peut retrouver à l'examen histologique des traces de la tumeur primitive sous forme de travées fibro-myomateuses plus ou moins épaisses séparant les éléments sarcomateux.

Sur un grand nombre de pièces de sarcomes de la paroi utérine, on ne trouve absolument que du tissu sarcomateux sans aucun vestige de tissu fibreux ou musculaire. Dans ces cas si on ne veut pas admettre l'existence de sarcomes primitifs on doit admettre que tous les éléments fibro-myomateux ont disparu et ont été remplacés par le sarcome.

Cette disparition absolument totale est assez difficile à admettre et en ce cas on se demande sur quoi peuvent s'appuyer les auteurs pour dire qu'une telle tumeur provient d'un myome préexistant.

Enfin dans un certain nombre de cas, Eppinger (1), Kleinschmidt (2), Orth (3), Franqué (4) ont pu examiner des tumeurs sarcomateuses à leur début et constater la formation des cellules sarcomateuses aux dépens des tissus conjonctifs interstitiels, ou bien aux dépens de l'adventrice des vaisseaux d'une paroi utérine ne présentant aucune trace de formation fibreuse.

Beissheim (5), Pestalozza (6) ont de même vu des sarcomes se

---

(1) EPPINGER, Mitthcilungen aus dem path. anat. Inst. zu Prag. *Prager Vierteljahresschr. für die prakl. Heilkunde*, t. CXXVI, 9, 1875.

(2) KLEINSCHMIDT, Ueber primäres Sarkom des Serv. Uter. *Arch. f. Gynäk.*, t. XXXIX, p. 1-16, 1891.

(3) ORTH, Uterussarkom. *Lehrbuch der spec. path. Anat.*, Bd. II, Lief. III, p. 485, 1893.

(4) FRANQUÉ, *Zeilschr. f. Geb. u. Gynäk.*, t. XL, 1899, p. 184.

(5) BEISSHEIM, Dissert. zu Würtzburg, 1890.

(6) PESTALOZZA, *Archivio di ginecologia*, septembre 1901, t. XXXIII, p. 517.

développer primitivement aux dépens des éléments musculaires normaux de la paroi utérine sans préexistence d'aucun nodule fibro-myomateux.

Aussi la plupart des auteurs qui ont étudié dans ces dix dernières années l'histogenèse de ces tumeurs, spécialement von Kahlden (1), Whitridge Williams (2), Pick (3), Roger Williams (4), Bérard et Paviot (5), von Franqué (6), Beckman (7), van Buren Knott (8), admettent l'existence de sarcomes primitifs de la paroi utérine ne provenant pas de la dégénérescence d'un myome préexistant.

La cause de la dégénérescence sarcomateuse reste complètement inconnue dans la grande majorité des cas. Dans quelques cas exceptionnels, la dégénérescence sarcomateuse d'un myome paraît résulter de la généralisation à distance ou de la récidive de sarcome d'un autre organe.

Terrillon rapporte à ce sujet l'observation d'une malade opérée en 1873 d'un sarcome du sein par Trélat; 14 ans après, en 1887, la malade éprouvait des métrorrhagies et on reconnut la présence d'un fibrome utérin. La tumeur se développa si rapidement que l'année suivante la circonférence du ventre de la malade atteignait 1 m. 60. Terrillon opéra la malade en 1888 et enleva une énorme tumeur pesant 20 kilogrammes. L'examen histologique montra qu'il s'agissait d'un fibrome dégénéré dont certaines parties avaient conservé leur structure normale, tandis que les autres étaient envahies par du sarcome mou ou

(1) Von Kahlden, *Anat. u. allg. Path.*, t. XIV, 1893, p. 134-224.

(2) Whitridge Williams, *Amer. J. of Obstet.*, juin 1894, p. 721.

(3) Pick, *Arch. f. Gynäk.*, 1895, Bd. 49.

(4) Roger Williams, *Brit. Gynäk. J.*, 1897, t. XIII, p. 91.

(5) Bérard et Paviot, *Arch. de méd. exp.*, juillet 1897.

(6) Von Franqué, *Zeitschrift für Geburt.*, t. XL, 1899, p. 183.

(7) Beckman, *Zeitschrift für Geb.*, t. XL, 1899, p. 287.

(8) Van Buren Knott, *Annals of Surgery*, 1901.

fasciculé. La malade mourut de récidive 2 mois après, en octobre 1890.

L'âge du fibrome ne paraît pas avoir une influence bien grande sur la dégénérescence sarcomateuse ; certains fibro-myomes évoluent d'une façon maligne dès leur apparition clinique ; le plus souvent l'évolution présente deux périodes : une première période durant laquelle la tumeur évolue lentement à la façon d'un myome banal, une deuxième période durant laquelle l'évolution est rapide et revêt une allure maligne.

La durée de la première période est très variable, de 5 à 10 ans en moyenne ; elle atteignait 30 ans dans un cas de M. Quénu.

§ 3. — **Anatomie pathologique.**

Nous avons pu examiner les pièces de 5 fibro-sarcomes. Deux opérés par M. Quénu avaient été examinés par M. Landel qui a bien voulu nous communiquer ses coupes histologiques ; les trois autres que nous avons pu examiner immédiatement après l'opération nous ont été remises par MM. Faure, Richelot et Walther.

Nous rapportons ci-dessous ces 5 observations qui servent de base à notre description anatomique des fibromes ayant subi la transformation sarcomateuse.

Obs. 31 (1). — Mme C..., âgée de 41 ans, entre à l'hôpital Cochin le 14 octobre 1904 pour une volumineuse tumeur abdominale.

Depuis quelques mois, la malade se plaint de douleurs et constate que son ventre grossit rapidement jusqu'à dépasser l'ombilic de sept travers de doigts.

Opération le 24 octobre par M. Quénu ; la malade sort guérie au milieu de novembre.

(1) Cette observation et la suivante ont été communiquées par M. Quénu à la *Société de chirurgie* dans la séance du 9 avril 1902.

Examen anatomique. — Tumeur de 5 kg. 200 de la taille d'une tête d'adulte de forme généralement arrondie, mais légèrement bosselée. La consistance assez ferme dans l'ensemble devient molle et fluctuante à la face antérieure. La cavité utérine est étroite et peu profonde (10 centimètres environ), l'orifice de la trompe gauche est situé à 5 centimètres, celui de la trompe droite à 10 centimètres environ de l'orifice du col utérin. Il n'y a pas de végétation dans la cavité.

Sur la coupe, on aperçoit au niveau du col les faisceaux musculaires lisses qui le constituent normalement ; mais ceux-ci se perdent insensiblement dans la masse néoplasique, de telle sorte que le corps utérin proprement dit n'existe plus.

Le néoplasme est développé en haut et en arrière de la cavité utérine. La couleur est rosée, sa consistance assez molle ; son aspect fibroïde rappelle celui des fibro-myomes œdématiés. Il renferme quelques cavités d'apparence kystique contenant un liquide clair de consistance semimuqueuse ; la principale cavité, de la taille d'une orange, est située sur la face antérieure.

Examen histologique. — On observe deux aspects différents.

Le plus souvent ce sont des éléments de huit à dix fois plus longs que larges, parallèles, formant des faisceaux identiques comme disposition à ceux des faisceaux musculaires lisses des fibro-myomes utérins.

Le protoplasma de ces éléments est peu colorable par les réactifs ; le noyau, au lieu d'être un bâtonnet, est simplement allongé dans le même sens que la cellule, à suc nucléaire, comme celui des cellules jeunes à multiplication rapide. Les vaisseaux à parois minces ou embryonnaires sont nombreux. En quelques endroits, on voit des fibres musculaires lisses plus allongées, avec leur noyau plus ou moins caractéristique. Elles permettent d'établir nettement les termes de passage avec ces éléments néoplasiques.

En d'autres points, on trouve simplement des cellules rondes, séparées par un coagulum fibrineux ou un stroma fibrillaire ; les cellules sont plus ou moins espacées, elles sont parfois très peu abondantes, ce qui permet de comprendre la formation des cavités remplies de liquide et dépourvues d'épithélium à la surface, ce second aspect représente simplement une dégénérescence des éléments néoplasiques.

Nous sommes donc en présence d'un fibro-sarcome.

Obs. 32. — Mme B..., âgée de 49 ans, entre à l'hôpital Cochin, le 18 octobre 1901, pour une volumineuse tumeur abdominale.

Depuis janvier 1898, la malade se plaint de ménorrhagies et constate que son ventre augmente de volume.

En juillet 1898, on enlève un petit polype utérin. Depuis, la tumeur continue à grossir ; au moment de l'entrée de la malade à l'hopital, elle remonte jusqu'aux fausses côtes et présente une consistance inégale, nettement fluctuante en certains points.

Cette consistance et le développement rapide de la tumeur font diagnostiquer un fibrome coexistant avec un kyste de l'ovaire.

Hystérectomie abdominale le 18 octobre.

La malade quitte l'hôpital à la fin de novembre.

EXAMEN MACROSCOPIQUE. — La tumeur du poids total de 3 kg. 600 comprend une masse solide et deux poches remplies de matières semi-liquides.

La masse solide de la taille d'une petite tête d'adulte est arrondie, légèrement bosselée, molle.

La cavité utérine est complètement excentrique et située sur la face antérieure du néoplasme.

Elle est large de 3 à 5 *centimètres* et profonde de 15 à 18 *centimètres*. Sa paroi antérieure n'est épaisse que de 2 à 3 millimètres et atteint à peine 1 centimètre vers l'orifice utérin des deux trompes. Elle est lisse à la surface et recouverte partout par de l'épithélium.

Sur la coupe, on n'observe de tissu musculaire lisse qu'au voisinage de la cavité utérine et autour des gros noyaux lardacés qui constituent la tumeur auxquels ces tissus forment une coque plus ou moins épaisse. Ces masses ont tout à fait la consistance et l'aspect du lard ; le tissu musculaire qui les entoure n'y adhère que faiblement, son épaisseur peut atteindre plusieurs centimètres. Dans ces masses lardacées, on trouve de grandes cavités remplies de liquide transparent et un peu épais. L'une de ces cavités, située sur la face postéro-supérieure de la tumeur, atteint la taille d'une grosse orange.

EXAMEN HISTOLOGIQUE. — Les masses lardacées sont formées de cellules plus ou moins arrondies, parfois étoilées avec de gros noyaux vésiculeux ou irréguliers, emprisonnés dans un réticulum très visible ; c'est l'aspect ordinaire du lympho-sarcome. Au niveau de la coque musculaire qui circonscrit ces formations, on rencontre brusquement le tissu musculaire lisse normal. Il faut, pour saisir le début de l'évolution néoplasique, pratiquer des coupes à peu de distance de la muqueuse utérine. Celle-ci apparaît alors avec un épithélium normal, assez peu développée, complètement indépendante du tissu néoplasique ; en dessous d'elle, le tissu fibreux prend une importance considérable, il est presque uniquement formé par du tissu sclérosé, les éléments cellulaires restant peu abondants. Certains faisceaux musculaires semblent atrophiés ; en d'autres points, on aperçoit très nettement la trame conjonctive si caractéristique des faisceaux musculaires lisses ; mais dans chaque travée, les fibres musculaires absentes sont remplacées par de grosses cellules arrondies, semblables à celles des parties centrales du néoplasme ; comme ces éléments remplacent les fibres musculaires à l'intérieur des faisceaux, il est permis d'admettre qu'ils en représentent la transformation, sans que l'on puisse, cependant, en donner de preuve directe, comme dans notre premier cas.

Quant aux cavités pleines de liquide, elles représentent une dégéné-rescence œdémateuse du tissu néoplasique.

Obs. 33. — Mme X..., âgée de 44 ans, nullipare, entre à l'hôpital Cochin, pavillon Velpeau, service de M. Faure. Aucun antécédent, depuis quatre ans les règles sont plus abondantes, durant de huit à dix jours. Depuis cinq mois écoulement blanchâtre entre les règles. Depuis quelques semaines on remarque une augmentation de volume du ventre.

A l'examen on sent une tumeur utérine remontant jusqu'à l'ombilic, facilement mobile, de consistance ferme. Une sonde introduite dans la cavité utérine peut être enfoncée de 12 centimètres en haut et en arrière.

Diagnostic. — Myome intra-pariétal de la paroi antérieure de l'utérus.

Opération le 16 mai 1904. — Hystérectomie supra-vaginale sans diffi-cultés.

Bonnes suites opératoires. — Guérison au bout d'un mois.

Examen macroscopique. — L'utérus, très augmenté de volume, pré-sente à sa partie antérieure et supérieure une tumeur régulièrement arrondie, à peu près du volume d'une tête d'enfant à terme.

A la section, cette tumeur paraît ferme et crie sous le couteau. Elle présente une coloration blanc jaunâtre et paraît formée par une série de nodules fibreux d'aspect fasciculé.

Au centre de la tumeur on voit un noyau jaune-rougeâtre, mou, mal délimité, d'où part une traînée de tissu rougeâtre qui s'enfonce vers la cavité utérine.

Examen microscopique. — Les coupes faites à la périphérie de la tumeur montrent la structure habituelle des fibro-myomes.

Sur des coupes pratiquées à quelque distance du tissu central ramolli, on voit, entre les fibres musculaires et les travées de tissu fibreux, appa-raître de nombreuses cellules rondes. Ces cellules sont peu volumineuses, constituées par un noyau à peine entouré de protoplasma. En certains points elles paraissent disséminées sans ordre au milieu des éléments fibro-musculaires, plus souvent elles paraissent très nettement orientées par rapport aux vaisseaux, formant autour d'eux des sortes de manchons plus ou moins épais et plus ou moins réguliers.

Les coupes pratiquées au centre du tissu ramolli sont formées comme les précédentes par du tissu fibro-musculaire et des cellules rondes, mais celles-ci sont beaucoup plus nombreuses, sur les coupes centrales le tissu fibro-musculaire a complètement disparu ou est réduit à une sorte de réticulum à peine visible.

La muqueuse utérine est à peu près normale, on constate seulement une prolifération des culs-de-sac glandulaires. Il n'y a aucune trace de dégénérescence sarcomateuse.

Obs. 34. — Mme L..., âgée de 47 ans, entre à l'hôpital Cochin, pavillon Velpeau, service de M. Richelot.

Depuis deux ans et demi, la malade se plaint d'hémorragies utérines et de douleurs abdominales.

Il y a un an, elle s'est aperçue que son ventre augmentait de volume, depuis trois ou quatre mois l'augmentation a été très rapide, en même temps que la malade s'affaiblissait rapidement.

A l'examen, on est frappé par le développement considérable du ventre qui fait une volumineuse saillie, les veines sous-cutanées sont dilatées.

La percussion, la recherche de la fluctuation montrent l'existence d'un épanchement ascitique considérable qui gène beaucoup pour l'examen. Cependant le palper combiné au toucher vaginal permet de sentir une masse très volumineuse qui semble se déplacer avec l'utérus.

Opération le 8 décembre 1904. — Laparotomie médiane ; à l'ouverture du ventre il s'écoule une grande quantité de liquide ascitique, et on voit une volumineuse tumeur irrégulièrement lobée, qui occupe tout le bassin et paraît provenir de l'utérus. En certains points, la tumeur adhère au péritoine et à l'intestin, le péritoine voisin présente en plusieurs points de petites végétations. La tumeur est péniblement énucléée et enlevée avec l'utérus (hystérectomie totale).

L'EXAMEN MACROSCOPIQUE montre que la pièce se compose en réalité de trois tumeurs adhérentes entre elles. De chaque côté deux volumineuses tumeurs très irrégulièrement mamelonnées sont développées aux dépens des ovaires. Le fond de l'utérus présente une troisième tumeur beaucoup moins volumineuse, grosse comme les deux poings, assez régulièrement arrondie.

A la coupe, les trois tumeurs présentent un aspect absolument identique, elles sont formées par un tissu légèrement rosé plus foncé au centre qu'à la périphérie, de consistance assez ferme, présentant de loin en loin des points un peu ramollis, et des foyers d'infiltrations sanguines.

L'EXAMEN HISTOLOGIQUE montre que les trois tumeurs présentent une structure analogue constituée essentiellement par du tissu fibro-myomateux et des cellules sarcomateuses.

Les coupes de la tumeur utérine montrent un fibro-myome presque pur, à dégénérescence sarcomateuse tout à fait au début ; dans la plus grande partie de la tumeur, on voit uniquement du tissu fibreux et musculaire ; en quelques endroits seulement qui correspondent aux points ramollis, on voit entre les paquets de fibrilles des éléments cellulaires arrondis, à gros noyaux ovoïdes. Ces cellules, qui forment des groupes assez nets par endroits, ont bien l'aspect du sarcome, leur distribution n'a rien de régulier, elles ne sont pas orientées par rapport aux vaisseaux.

Les coupes des tumeurs ovariennes montrent une dégénérescence sarcomateuse beaucoup plus avancée, surtout pour la tumeur de l'ovaire droit. La partie inférieure de la tumeur renferme encore beaucoup de tissu fibreux, la partie supérieure est formée presque uniquement par des éléments arrondis serrés les uns contre les autres, presque sans tissu intercellulaire.

Cette différence de structure fait supposer que la dégénérescence sarcomateuse du fibrome utérin est secondaire, consécutive au développement des sarcomes des ovaires.

La malade a été revue deux mois après l'opération en pleine récidive avec un épanchement ascitique important.

Obs. 35. — Mme S..., âgée de 38 ans, entre à la Pitié dans le service de M. Walther.

Depuis dix-huit mois, la malade se plaint de douleurs abdominales et de pertes utérines, sanguines et séreuses.

Depuis cinq mois, les douleurs sont plus vives, les métrorrhagies abondantes, très irrégulières, durant pendant huit ou dix jours pour disparaître, puis reparaître sans rapport avec les époques menstruelles ; en même temps, il semble à la malade que son ventre augmente de volume.

A l'examen, on sent une tumeur qui remonte jusqu'à deux travers de doigt au-dessus de l'ombilic.

Cette tumeur paraît arrondie, de consistance ferme, elle suit nettement les mouvements imprimés à l'utérus.

Le toucher vaginal permet de sentir une autre tumeur qui paraît collée contre l'isthme utérin et qui déprime assez fortement le cul-de-sac vaginal latéral gauche.

Diagnostic. — Fibro-myome multinodulaire.

Opération le 11 janvier 1905. — La tumeur, fortement enclavée dans le bassin, est difficile à enlever, il faut d'abord énucléer une tumeur du volume d'une pomme développée aux dépens de la partie inférieure de l'utérus, qui s'oppose au désenclavement. Ensuite la masse principale est enlevée facilement par hystérectomie subtotale.

Le lendemain de l'opération la malade meurt avec des signes d'asphyxie.

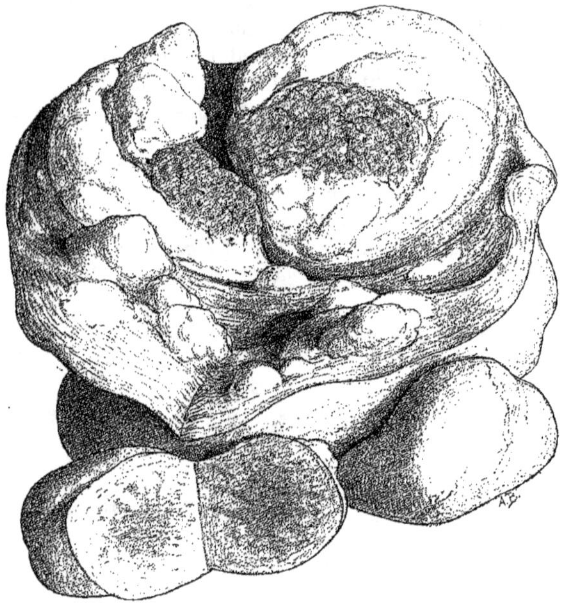

Fig. 15. — Fibro-myome en voie de dégénérescence sarcomateuse (obs. 35).

La pièce incisée verticalement montre une volumineuse tumeur développée dans la paroi utérine au-dessus et en avant de la cavité ; la paroi renferme également de nombreux nodules fibromateux. Deux tumeurs sous-péritonéales moins volumineuses sont développées aux dépens de la partie inférieure du corps utérin.

La tumeur principale est un fibrome œdématié présentant au centre un commencement de dégénérescence sarcomateuse. La tumeur inférieure présente des lésions de dégénérescence sarcomateuse plus avancée.

A l'autopsie, on ne trouve rien à côté du ventre, le poumon gauche renferme un volumineux abcès.

EXAMEN MACROSCOPIQUE, — La pièce est formée de trois tumeurs. La plus volumineuse, de la grosseur d'une tête d'enfant, est développée aux dépens du fond et de la paroi antérieure de l'utérus. Les deux autres tumeurs sont situées au-dessous de la précédente, elles constituent chacune un nodule gros comme une pomme uni au segment inférieur du corps utérin par une partie rétrécie.

La tumeur principale, de consistance molle, présente à la coupe l'aspect d'un fibrome œdémateux avec des points ramollis et de petites cavités remplies d'une matière colloïde, verdâtre, semblable à de la gelée de pomme. La petite tumeur, située au-dessous et à droite, de consistance ferme, présente l'aspect d'un myome normal.

La tumeur inférieure gauche est très molle, presque fluctuante ; à la coupe elle présente deux zones : 1° une zone périphérique formée par du tissu blanchâtre, de consistance ferme, d'aspect fibreux, formant tout autour de la tumeur une sorte de capsule d'environ 1 centimètre d'épaisseur ; 2° une zone centrale formée par un tissu mou lardacé de coloration violacée, renfermant de nombreux foyers d'infiltration sanguine.

EXAMEN HISTOLOGIQUE — Les coupes de la tumeur principale montrent l'aspect habituel des fibromes œdématiés, infiltration, dissociation des éléments fibro-musculaires aboutissant à la transformation de ce tissu en un réticulum dont les mailles sont distendues par de la sérosité et infiltrées de matière colloïde ; la partie centrale renferme de nombreuses cellules rondes ou ovoïdes d'apparence sarcomateuse.

2° *Les coupes* de la tumeur inférieure droite montrent un fibro-myome normal ;

3° *Les coupes* de la tumeur inférieure gauche montrent des lésions de dégénérescence sarcomateuse progressive.

Les coupes pratiquées à la périphérie montrent un tissu fibro-myomateux normal composé surtout par des bandes de tissu fibreux disposées parallèlement, et par des fibres lisses moins nombreuses disséminées au milieu des précédentes.

Les coupes portant sur la partie interne de cette sorte de capsule fibreuse qui entoure la tumeur montrent une sorte de dissociation du tissu fibro-musculaire ; entre les bandes de tissu fibro-musculaire on voit apparaître de nombreuses cellules : les unes sont allongées rappelant la forme des fibres lisses, d'autres sont ovoïdes, quelques unes rondes.

Sur des coupes portant à la périphérie de la partie ramollie, l'aspect est caractéristique, on voit des bandes de tissu fibreux et musculaires disposées assez régulièrement limitant des sortes d'alvéoles remplies de cellules rondes. L'aspect général rappelle bien celui d'un filet assez régulier dont les mailles seraient bourrées de cellules. Les éléments qui remplissent ces mailles sont de grosses cellules arrondies ou ovoïdes, parfois étoilées, avec de gros noyaux vésiculeux ; elles paraissent disséminées sans ordre, sans aucun rapport avec les vaisseaux assez volumineux.

Sur des coupes pratiquées au centre de la tumeur le tissu fibro-musculaire a presque complètement disparu, on ne voit plus que des cellules arrondies pressées les unes contre les autres, presque sans tissu intracellulaire, ou bien plongées dans un réticulum plus ou moins visible.

Toutes les variétés de fibromes peuvent être atteintes de dégénérescence sarcomateuse ; cependant il semble que la situation de la tumeur a une certaine importance au point de vue de la fréquence de la transformation sarcomateuse. D'après les observations que nous avons pu compulser, nous trouvons les chiffres suivants :

Sur 87 cas de fibromes en voie de dégénérescence sarcomateuse dans lesquels le siège de la tumeur était bien indiqué, il y avait

28 fibromes interstitiels ;

16 fibromes sous-péritonéaux (dont plusieurs pédiculés) ;

21 fibromes sous-muqueux, faisant ou non saillie dans la cavité utérine ;

10 polypes sous-muqueux venant du corps de l'utérus.

Dans 4 cas, il y avait existence d'une tumeur interstitielle et d'un polype, les 2 tumeurs présentant la dégénérescence sarcomateuse.

Dans 3 cas seulement, il s'agissait de la dégénérescence sarcomateuse d'un fibrome du col.

Aux 21 cas de fibromes sous-muqueux, on peut ajouter ceux de Rothweiler, Martin, Dressler, Kaltenback, W. Williams, dans lesquels, comme nous le verrons plus loin, il ne s'agissait pas, à proprement parler, de dégénérescence sarcomateuse, mais d'envahissement d'un myome sous-muqueux par un sarcome de la muqueuse.

D'après cela, nous voyons que les fibromes interstitiels sont les plus exposés à la dégénérescence sarcomateuse.

Ensuite viennent les fibromes sous-muqueux, puis les fibromes sous-péritonéaux. La dégénérescence des fibromes du col est rare.

Les fibromes sarcomateux présentent souvent de grandes dimensions; rarement inférieurs à une orange, ils peuvent devenir énormes : Terrillon cite 3 cas de fibro-sarcomes pesant respectivement 15, 18 et 20 kilogrammes.

Heer a observé un fibro-sarcome énorme pesant 181 livres (?) emplissant complètement le bassin et la plus grande partie de l'abdomen.

Les fibro-sarcomes se présentent sous un aspect macroscopique assez variable suivant que le fibrome dégénéré est interstitiel ou sous-muqueux, ou bien sous-péritonéal.

Dans le cas de fibrome interstitiel ou sous-muqueux la tumeur dégénérée se développe régulièrement, constituant une masse arrondie, de coloration rouge foncé, qui paraît résulter, de l'hypertrophie en masse de l'utérus. Les vaisseaux qui viennent des ligaments larges et qui campent à la surface de la tumeur sont toujours très dilatés. La cavité utérine est augmentée, la muqueuse utérine, soulevée par la tumeur, est souvent ulcérée à une période plus ou moins avancée de l'évolution.

Les fibro-myomes sous-muqueux peuvent se pédiculer et former des polypes; tantôt le polype constitue toute la tumeur, tantôt et plus fréquemment il y a à la fois un fibrome interstitiel et un polype qui présentent tous les deux la dégénérescence sarcomateuse, parfois le polype seul peut être sarcomateux, la tumeur interstitielle présentant la structure d'un myome absolument normal.

Le développement des fibro-sarcomes sous-séreux est habituellement irrégulier, aboutissant à la formation d'une tumeur très irrégulièrement bosselée.

Le développement se fait dans tous les sens : du côté de l'abdomen, la tumeur vient faire saillie sous la paroi qu'elle déforme en repoussant dans l'étage supérieur de la cavité les anses intestinales auxquelles elle adhère fréquemment. Du côté du bassin, les prolongements, les bosselures de la tumeur dépassent l'utérus en avant et sur les côtes l'élevant ou l'abaissant, elles s'insinuent entre les feuillets du ligament large qu'elles dédoublent, font saillie dans le vagin, compriment la vessie et le rectum et peuvent finir par remplir toute la cavité pelvienne. Les vaisseaux, surtout les veines qui sillonnent la surface de ces tumeurs, sont souvent très dilatés, présentant jusqu'à cinq ou six fois le calibre des vaisseaux des fibromes de même dimension. Terrillon a signalé dans plusieurs cas cette dilatation des vaisseaux sanguins superficiels.

La consistance de la tumeur est extrêmement variable, dure en certains points, molle ou même complètement fluctuante en d'autres.

A la coupe, l'aspect est assez variable suivant le degré de dégénérescence : habituellement la transformation sarcomateuse est incomplète ; dans certains points, on trouve un tissu de consistance ferme, présentant l'aspect du fibro-myome. Les parties dégénérées siègent de préférence au centre de la tumeur, elles sont constituées par un tissu plus mou, de coloration jaunâtre ou rougeâtre, présentant par place des lésions d'œdème et d'infiltration.

Très souvent la tumeur est creusée de cavités kystiques disséminées irrégulièrement ; ces cavités ont un volume très variable, depuis de petites kystes à peine perceptibles jusqu'à des cavités renfermant plusieurs litres de liquide.

Terrillon a trouvé sur deux pièces des kystes renfermant plus de 5 litres de liquide. Ces cavités contiennent parfois un liquide clair, légèrement jaunâtre ; plus souvent on les trouve remplies par un liquide sanguin ou par une bouillie noirâtre nettement fluctuante dans laquelle nagent souvent des lambeaux de tissu sarcomateux.

Structure microscopique. — L'examen histologique montre presque toujours une dégénérescence sarcomateuse incomplète. Sur certaines coupes le tissu fibro-musculaire de la tumeur primitive est complètement conservé. D'autres montrent un tissu entièrement sarcomateux. D'autres, enfin, constituent des zones de transition du tissu fibro-musculaire normal au sarcome.

Les parties complètement dégénérées présentent la structure ordinaire du sarcome, c'est-à-dire qu'elles sont formées essentiellement par des cellules embryonnaires unies par une substance intercellulaire renfermant des vaisseaux.

Les cellules qui composent la tumeur sarcomateuse sont de plusieurs types : on peut trouver des cellules fusiformes, des cellules rondes, des cellules géantes.

Tantôt la tumeur enferme une seule variété de cellules, tantôt les divers types de cellules se rencontrent dans une même tumeur.

Le fréquence relative de ces divers éléments, très variable suivant les auteurs, est assez difficile à préciser. D'après les observations que nous avons réunies, nous trouvons les chiffres suivants :

Sur 58 tumeurs accompagnées d'examen histologique suffisamment détaillés, il s'agissait :

Dans 26 cas, de fibro-sarcomes à cellules fusiformes.

Dans 20 cas, de fibro-sarcomes renfermant un mélange de cellules fusiformes et rondes.

Dans 12 cas, de fibro-sarcomes à cellules rondes.

Les cellules géantes n'existaient jamais à l'état isolé, mais se rencontraient dans 4 cas mélangés aux cellules rondes et fusiformes.

D'après cela, nous voyons que les sarcomes résultant de la dégénérescence d'un fibro-myome sont le plus souvent des sarcomes fibro-cellulaires, cette variété représentant à elle seule presque la moitié des cas, 45,8 p. 100. Ensuite viennent les sarcomes à cellules mixtes globo et fuso-cellulaires qui représentent un peu plus que le tiers des cas, 34,5 p. 100. Les sarcomes globo-cellulaires se rencontrent seulement dans 20 p. 100 des observations.

Si nous rapprochons ces chiffres de ceux donnés par les auteurs récents qui ont étudié la structure du sarcome utérin, sans se préoccuper de son origine, nous voyons qu'ils sont assez notablement différents. Sur 88 cas de sarcome du parenchyme utérin, Whitridge Williams trouve 31 cas de sarcomes fuso-cellulaires, soit 35 p. 100 ; 30 cas de sarcomes mixtes, soit 34 p. 100 ; et 27 cas de sarcome globo-cellulaire, soit 30 p. 100.

Les sarcomes consécutifs à la dégénérescence d'un myome se feraient donc remarquer par la plus grande fréquence de la forme globo-cellulaire.

Dans le sarcome fuso-cellulaire, les cellules sont groupées en faisceaux orientés dans diverses directions (sarcome fasciculé) et se présentent à la coupe sous forme de tourbillons ou de bandes longitudinales tantôt parallèles (Kleinschmidt), tantôt croisant les vaisseaux sanguins (von Kahlden). Ces cellules sont très variables comme dimensions depuis 15 jusqu'à 100, elles se différencient facilement des fibres lisses par leur noyau qui est toujours ovalaire et n'a jamais la forme en bâtonnet caractéristique des noyaux des fibres lisses. Quelquefois ces cellules présentent des prolongements multiples de forme irrégulière plus ou moins étoilés comme les cellules des myxomes.

Les cellules rondes sont presque toujours petites, ne dépassant pas 5 à 12 μ, elles contiennent un volumineux noyau très apparent qui arrive souvent à remplir presque complètement la cellule, ne lui laissant qu'une mince lame de cytoplasme ; souvent ces cellules présentent des figures caryocinétiques.

Les cellules géantes à plusieurs noyaux sont rares dans les fibro-sarcomes de l'utérus, cependant elles ont été signalées dans plusieurs observations par Pestalozza, Hegar,

Seeger (1). Terrillon, von Kahlden, Whitridge Williams, von Franqué. Le volume de ces cellules géantes est très variable, les plus petites sont toujours au moins trois fois plus volumineuses que les leucocytes polynucléaires, elles renferment chacune de 2 à 10 noyaux. Leur nombre est extrêmement variable suivant les cas, et suivant la portion de la tumeur examinée : dans le cas de Whitridge Williams ces cellules étaient si abondantes par endroits qu'on en voyait 15 à 20 sous un seul champ microscopique, dans d'autres endroits il fallait déplacer cinq à six fois la préparation avant d'apercevoir une seule cellulegéante.

Ces cellules géantes sont caractérisées par la position centrale de leurs noyaux, elles se distinguent ainsi des cellules géantes des tubercules dans lesquelles les noyaux siègent à la périphérie ; cependant, dans un cas de sarcome utérin, Weber a trouvé des cellules géantes renfermant 6 à 20 noyaux ovales situés à la périphérie de la cellule.

Dans un cas, Seeger (1) a signalé la présence dans ces cellules de granulations pigmentaires constituant une sorte de fibro-mélano-sarcome :

Sur une tumeur fibreuse enlevée par hystérectomie supra-vaginale à une femme de 50 ans, on constate à l'examen histologique que les tumeurs présentent des portions fibreuses séparées par des travées de sarcomes à cellules fusiformes et à cellules géantes. Toutes les transitions existent entre ces deux formes de cellules. Beaucoup de ces cellules renferment des granulations pigmentaires.

C'est là une observation des plus intéressantes étant donné l'extrême rareté des sarcomes mélaniques de l'utérus dont W. Williams n'a pu réunir que 5 cas.

La substance intercellulaire présente une abondance très variable, plus considérable dans les sarcomes fibro-cellulaires que dans les sarcomes globo-cellulaires.

(1) Seeger, *Ueber Sarkoma uteri*, Inaug. Dissert. Berlin, 1891.

Cette substance renferme des vaisseaux souvent très abondants, la plupart présentent une structure très simple, leur paroi réduite à un simple endothélium indique nettement qu'il s'agit de vaisseaux de néoformation, souvent les éléments sarcomateux sont groupés autour de ces vaisseaux et semblent provenir de multiplication des cellules de leur paroi.

Parfois on trouve au milieu du tissu sarcomateux des vaisseaux volumineux à paroi bien développée qui semblent représenter les vaisseaux du myome préexistant.

Dans certains cas les vaisseaux peuvent prendre un très grand développement et donner à certaines parties de la tumeur un aspect nettement angiomateux.

Sur certains points de la pièce décrite dans notre observation 33, cet aspect était extrêmement net.

Des cas analogues ont été publiés par Ahlfeld (1), Johannowsky (2), Kleinschmidt (3) et Jacubasch (4).

Aslanian (5), dans un cas de myo-sarcome télangiectasique, a signalé une néoformation vasculaire accompagnée de dilatation des vaisseaux, surtout des veines, si prononcée que certaines parties de la tumeur étaient formées uniquement de lacunes vasculaires remplies de sang et de caillots.

Les zones de transition entre les parties sarcomateuses et les parties fibro-myomateuses des tumeurs présentent une structure assez variable et méritent d'être examinées avec soin, car leur étude seule permet de bien comprendre l'histogenèse de la dégénérescence sarcomateuse des fibro-myomes.

Ces zones de transition se montrent sous deux aspects principaux :

(1) AHLFELD, *Wagner's Arch. f. Heilkunde*, t. VIII, 1867, p. 560.
(2) JOHANNOWSKY, *Prager med. Wochenschrift*, 1878, t. III, p. 491.
(3) KLEINSCHMIDT, *Arch. f. Gynäk.*, t. XXXIX, 1891, p. 1 à 16.
(4) JACUBASCH, *Zeitschr. f. Geb. u. Gynäk.*, t. VII, 1882, p. 53.
(5) ASLANIAN, *Marseille médical*, 1894, p. 185.

1° Sur certaines pièces à la limite des parties normales et des parties dégénérées le tissu fibro-myomateux se montre sous forme d'îlots ou sous forme de travées plus ou moins épaisses limitant des sortes d'alvéoles remplies par le tissu sarcomateux ; les fibres lisses de ces travées ne présentent aucun signe de multiplication ; au contraire, elles paraissent en voie d'atrophie, leurs limites sont moins nettes, leurs noyaux moins bien colorés que sur un myome normal ; il semble que ces éléments soient en voie de disparaître étouffés en quelque sorte par la prolifération des éléments sarcomateux qui les environnent ; la limite est toujours bien marquée entre les éléments musculaires et les éléments sarcomateux. Sur un même champ microscopique, on voit ici une travée sarcomateuse formée par de petites cellules en voie de multiplication très active, là un îlot ou une bande de tissu musculaire en voie d'atrophie sans qu'il y ait aucun élément de transition, aucune forme de passage entre les fibres lisses et les cellules sarcomateuses. L'aspect que nous venons de décrire se rencontre assez fréquemment dans les fibro-myomes dégénérés, les coupes de la pièce de notre observation 34 en montraient des exemples très nets.

2° Sur d'autres pièces les limites sont beaucoup moins nettes entre les éléments musculaires lisses du myome préexistant et le tissu sarcomateux ; sur des coupes prises à la limite des zones dégénérés, on peut voir d'une part du tissu musculaire lisse normal, d'autre part du tissu sarcomateux. Entre les deux tissus s'étend une zone de transition plus ou moins large au niveau de laquelle on observe toutes les formes de passage du tissu musculaire lisse ou cellules sarcomateuses, de telle sorte qu'il est impossible de dire exactement où finit le premier et où commence le second (obs. 35).

Dans les parties non dégénérées, on voit des fibres lisses absolument typiques avec leurs noyaux en bâtonnets séparées par du tissu conjonctif. A mesure qu'on s'éloigne du tissu fibro-myomateux normal, on voit des modifications se produire, les noyaux des fibres musculaires perdent leur aspect caractéristique, deviennent plus larges, plus ovales, en même temps les fibres se déforment, s'arrondissent, augmentent beaucoup de nombre, tandis que le tissu intermédiaire diminue progressivement, et finalement on ne voit plus que des cellules nettement sarcomateuses rondes ou fusiformes, en voie de multiplication très active, serrées les unes contre les autres, presque sans tissu intercellulaire.

En même temps que la dégénérescence sarcomateuse, les tumeurs présentent très fréquemment d'autres transformations, en particulier des transformations œdémateuses et kystiques. La transformation œdémateuse se rencontre sur presque la moitié des pièces, elle est rarement généralisée à toute la tumeur, mais au contraire se montre sous forme d'espaces bien localisés.

Les lésions ne présentent rien de spécial et sont absolument analogues à celles que nous avons décrites en étudiant les myomes œdémateux ; les sarcomes œdématiés comme les fibromes peuvent présenter des travées d'infiltration colloïde. La pathogénie de ces lésions est facile à expliquer ; il est évident qu'elles sont en rapport avec une gêne de la circulation veineuse et lymphatique, gêne qui s'explique facilement par le rapide accroissement des éléments sarcomateux qui compriment les vaisseaux, gênent le retour du sang et de la lymphe et déterminent les stagnations dans la tumeur, aussi l'œdème est-il beaucoup plus fréquent dans les fibro-sarcomes que dans les fibro-myomes simples.

La dégénérescence kystique est également assez fréquente, nous en avons trouvé 11 observations (1). La paroi des cavités

(1) Cas de Léopold et Fehling, Terrier, Gusserow, Fenger, Terrillon (2) A. Doran, Péan, Tillaux, Manoury, Duret, Desmaret et Bailleul. — Les pièces de nos observations 31 et 32 étaient également creusées de cavités kystiques de la grosseur d'une orange.

kystiques présente d'ordinaire une structure très simple absolument analogue à celle des fibromes œdématiés.

Les fibro-sarcomes peuvent rester localisés à l'utérus, ils
peuvent aussi envahir les organes voisins, le rectum et surtout
la vessie. Dans un cas, Ritter (1) observa l'envahissement, puis
la perforation de la paroi abdominale au-dessous de l'ombilic.
Dans plusieurs cas, on a signalé un envahissement secondaire
de l'ovaire (von Franqué (2), van Hoosen (3), Schrœmacker (4)).

Dans notre observation 34, il y avait coexistence de sarcome
du corps de l'utérus et des deux ovaires, mais, d'après le développement relatif des tumeurs, on devait penser que les sarcomes de l'ovaire avaient précédé la tumeur utérine.

A côté de ces envahissements locaux, les fibro-sarcomes
peuvent bien que plus rarement donner lieu à des métastases à
distance, surtout du côté des poumons, du cœur, du cerveau, des
reins, etc.

Des cas très démonstratifs ont été observés par Callender (5), Muller (6), Raymon (7), Finlay (8), Beates (9), Hunter (10), Klebs (11).

Les lymphatiques étant habituellement intacts, nous devons
admettre que ces métastases se font par voie sanguine, le fait a
d'ailleurs été prouvé pour les fibro-sarcomes utérins par les
observations de Pestalozza (12), de Kleinschmidt (13), de von Kahl-

(1) Ritter, *Ueber das Myosarkom des Uterus*. In. Dissert., Berlin, 1887.
(2) Van Franqué, *loc. cit.*
(3) Von Hoosen, *Am. J. of Obstet.*, 1903, p. 223.
(4) Schroemacker, *Am. J. of Obstet.*, 1903, p. 247.
(5) Callender, *Trans. London Path. Soc.*, t. IX, 1858, p. 327.
(6) Muller, *Verhandl. des deut. Gesellsch. f. Gynäk.*, t. VI, 1892, p. 341.
(7) Raymon, *Progrès médical*, 1881, p. 741.
(8) Finlay, *Trans. London Path. Soc.*, t. XXXV, 1883, p. 177.
(9) Beates, *Société obstét. de Philadelphie*, 4 février 1886.
(10) Hunter, *Americ. Journal Obstet.*, t. XVII, 1887, p. 522.
(11) Klebs, Metastasen von Myomen. *Allg. Path.*, 1889, t. XI, p. 704.
(12) Pestalozza, *loc. cit.*
'13) Kleinschmidt, *loc. cit.*

den (1), dans lesquelles on a pu trouver des masses sarcomateuses dans les vaisseaux, surtout dans les veines, et dans lesquelles on a constaté, sur des coupes, la pénétration des cellules sarcomateuses dans les vaisseaux.

Dans les cas de Katz (2) et de Geissler (3), les veines du bassin étaient remplies de thromboses sarcomateuses ; de plus, dans le cas de Katz, on trouva les artères pulmonaires remplies d'embolies sarcomateuses.

On a également signalé dans quelques cas (Coé (4), Gusserow (5), von Franqué (6)), l'existence de noyaux sarcomateux au niveau de la paroi vaginale ; dans ces cas, il s'agit probablement de particules sarcomateuses, greffées directement sur la paroi vaginale ; dans le cas de Franqué notamment, il semble que le noyau vaginal ait été en rapport avec une inoculation opératoire.

§ 4. — **Pathogénie.**

Trois théories principales ont été données pour expliquer l'histogenèse de la dégénérescence sarcomateuse des fibro-myomes de l'utérus :

1° *Développement aux dépens du tissu conjonctif des myomes ;*

2° *Développement aux dépens de la paroi des vaisseaux sanguins ou lymphatiques ;*

3° *Développement aux dépens des cellules musculaires elles-mêmes de la tumeur.*

---

(1) Von Kahlden, *loc. cit.*

(2) Katz, *Ein Fall von Sarkom des Uterus.* Dissert. In Kiel, 1887.

(3) Geissler, *Ueber Sarkoma-Uteri.* Dissert. Inaug., Breslau, 1891.

(4) Coé, *New York med. J.*, t. XLI, 1885, p. 134.

(5) Gusserow, Billroth-Lucke, *Handbuch der Frauenkrankheiten*, 1886, t. p. 158.

(6) Von Franqué, *loc. cit.*

1° **Dégénérescence par prolifération du tissu conjonctif des myomes.** — Cette théorie a été d'abord soutenue par Virchow. « La dégénérescence sarcomateuse, dit-il, débute par la prolifération en certains endroits de la substance intercellulaire. Les cellules augmentent par scission ; au commencement elles sont petites, plus tard elles grossissent et renferment des noyaux considérables comme de gros corpuscules muqueux, tandis que la substance intercellulaire devient plus lâche et plus molle. Tandis que les interstices s'élargissent, le tissu musculaire disparaît complètement dans beaucoup d'endroits, dans d'autres il persiste et devient même plus abondant. »

La théorie de Virchow est adoptée par la plupart des auteurs classiques : Birsch-Hirschfeld (1), Hegar (2), Léopold (3), Chroback (4).

Kunert (5), Schrœder (6), Simpson (7), Heinzer (8), Jacubasch (9), Kundrat (10) publient de nombreux cas de fibro-myomes sarcomateux dans lesquels la dégénérescence est attribuée à la prolifération des cellules du tissu conjonctif interstitiel, mais quelques-uns de ces cas ne sont pas accompagnés d'examen histologique ; dans les autres, l'examen histologique montre seulement la coexistence d'éléments fibro-myomateux et d'éléments sarcomateux sans donner aucune indication sur le mode de formation de ces derniers.

(1) BIRSCH-HIRSCHFELD, *Handbuch der path. Anatomie*, 1886, Bd. II, p. 804.
(2) HEGAR, *Arch f. Gynäk.*, t. II, 1871, p. 29.
(3) LÉOPOLD, *Arch. f. Gynäk.*, 1873, t. VI, p. 493.
(4) CHROBACK, *Arch. f. Gynäk.*, t. IV, 1872, p. 549.
(5) KUNERT, *Arch. f. Gyn.*, t. VI, 1874, p. 493.
(6) SCHROEDER, *Traité des maladies des organes génitaux de la femme*, 1889.
(7) SIMPSON, Sarcoma uteri. *Contributions to Obstetrics and Gynecology*, Edinburgh, 1880, p. 240 à 261.
(8) HEINZER, *Ueber Myo-Sarcoma uteri.* Inaug. Dissert. Würzburg, 1893.
(9) JACUBASCH, *Zeitsch. f. Geb. und Gyn.*, t. VII, 1882, p. 53.
(10) KUNDRAT, *Wiener med. Bl.*, t. IV, 1883, p. 449.

Le premier exemple vraiment démonstratif a été rapporté par Ritter (1) dans un cas opéré par Orthmann (2).

Il s'agissait d'une tumeur utérine existant depuis dix ans, qui se mit brusquement à augmenter rapidement de volume. Hystérectomie supra-vaginale. Guérison opératoire. Récidive rapide au niveau du pédicule et perforation de la paroi abdominale par le néoplasme. Mort six semaines après l'opération.

La paroi antérieure de l'utérus renfermait une tumeur interstitielle de 20 centimètres de diamètre entourée par une capsule. Sur la face antérieure de l'organe, il y avait 2 autres petites tumeurs sous-péritonéales. L'examen histologique montra que l'une des 2 tumeurs sous-péritonéales était un fibrome typique, l'autre un sarcome à cellules rondes ; la portion principale présentait deux portions, l'une purement fibreuse, l'autre nettement sarcomateuse ; en plusieurs endroits, on voyait entre les faisceaux de fibres conjonctives et de fibres musculaires des travées de tissu conjonctif interstitiel renfermant de petites cellules rondes en voie de multiplication, ces cellules devenaient de plus en plus nombreuses à mesure qu'on se rapprochait de la zone sarcomateuse ; finalement les fibres musculaires disparaissaient, pressées par les cellules rondes qui occupent tout le champ de la préparation.

Ricker (3) (1895) a rapporté une observation de dégénérescence sarcomateuse d'un fibro-myome accompagné d'un examen histologique soigné qui semble démontrer que les cellules fusiformes sarcomateuses provenaient bien de la multiplication des cellules du tissu conjonctif interstitiel du myome.

Dans un travail récent, Otto von Franqué (4) a rapporté 4 cas de dégénérescence sarcomateuse de fibro-myomes dans lesquels

(1) RITTER, *Ueber das Myo-Sarcom des Uterus.* Inaug. Diss., Berlin, 1887.
(2) ORTHMANN, *Centralblatt f. Gynäk.*, t. X, 1886, p. 815.
(3) RICKER, *Virchow's Arch.*, 1895, Bd 142.
(4) VON FRANQUÉ, *loc. cit.*

l'examen histologique lui fait conclure à une multiplication des cellules du tissu conjonctif interstitiel, un de ces cas paraît surtout démonstratif (obs. 11).

« Il s'agit d'une femme de 40 ans, mère de 8 enfants, opérée d'un polype intra-utérin ; l'examen histologique ayant montré la nature sarcomateuse de la tmmeur, on pratiqua l'hystérectomie vaginale, qui montra l'existence d'une petite tumeur sous-muqueuse également sarcomateuse.

« L'examen histologique des 2 tumeurs montre en certains points une structure purement fibreuse, ou musculaire ; en d'autres, on voit des amas de cellules rondes et fusiformes ; dans les parties où les fibres musculaires sont conservées, on voit nettement ces éléments sarcomateux se continuer avec les interstices conjonctifs qui séparent les faisceaux musculaires. Ils paraissent provenir d'une façon évidente de la multiplication des cellules de ce tissu. »

La pièce de notre observation 34 nous paraît constituer un exemple très démonstratif de la possibilité de dégénérescence sarcomateuse des fibro-myomes par prolifération des cellules du tissu conjonctif interstitiel :

La pièce est une tumeur presque complètement fibreuse présentant seulement à sa partie centrale des tissus en dégénérescence sarcomateuse. Sur les coupes portant à la périphérie de la tumeur, on voit que celle-ci est constituée par des nodules myomateux séparés par de larges travées de tissu conjonctif.

Lorsqu'on examine une coupe faite au voisinage de la zone sarcomateuse, on constate le même aspect général, les nodules myomateux conservent leur aspect et leur disposition, mais les travées internodulaires deviennent plus larges et on y aperçoit un grand nombre de cellules rondes en voie de multiplication qui ne peuvent évidemment provenir que des éléments du tissu conjonctif.

2° Dégénérescence par prolifération des cellules de la paroi des vaisseaux sanguins ou lymphatiques. — *La théorie de l'origine vasculaire* des éléments sarcomateux paraît avoir été exposée pour la première fois par Waldeyer (1), mais c'est Eppinger (2) qui, le premier, l'a appliquée aux sarcomes de l'utérus en s'appuyant sur un examen histologique : dans son cas, de volumineux nodules sarcomateux paraissent dus à la prolifération du tissu conjonctif interstitiel et de l'adventice des vaisseaux.

Après Eppinger, Beermann (3) et Klebs (4) admettent que le sarcome utérin peut provenir des vaisseaux, mais sans donner de détails histologiques.

Le premier cas vraiment démonstratif a été publié par Kleinschmidt (5). Il s'agissait d'une tumeur nodulaire du volume d'une orange provenant de la lèvre postérieure du col de l'utérus qui récidiva rapidement après l'extirpation. A l'examen histologique, on trouve des cellules fusiformes rangées concentriquement autour des vaisseaux ; ces cellules paraissaient provenir de la multiplication de cellules de l'adventice des vaisseaux, sauf en certains points où on pouvait observer une prolifération active de l'endothélium formant une couche de cellules autour du vaisseau ; en plusieurs points, la paroi vasculaire était complètement transformée en tissu sarcomateux.

En 1892, Amann (6) dans un cas de sarcome du col constate de même que les cellules sarcomateuses semblent provenir de la paroi des vaisseaux.

L'année suivante (1893), von Kahlden (7) décrit un cas d'an-

---

(1) Waldeyer, Ueber den Krebs. *Volkmanns Sammlung klin. Vorträge*, n° 33, p. 190, 1872.

(2) Eppinger, Mittheilungen aus dem path. anat. Institut. zu Prag. *Vierteljahrsch. für die pract. Heilkunde*, t. CXXVI, p. 9, 1875.

(3) Beermann, *Ueber Sarcoma Uteri.* Inaug. Diss. Gœttingen, 1875.

(4) Klebs, *Handbuch der path. Anatomie*, Bd. I, 1876, p. 889.

(5) Kleinschmidt, *Arch. für Gynäk.*, 1891, t. XXXIX, p. 1 à 16.

(6) Amann, *Ueber Neubildungen des Cervic*, p. 31, 1892.

(7) Van Kahlden, *loc. cit.*

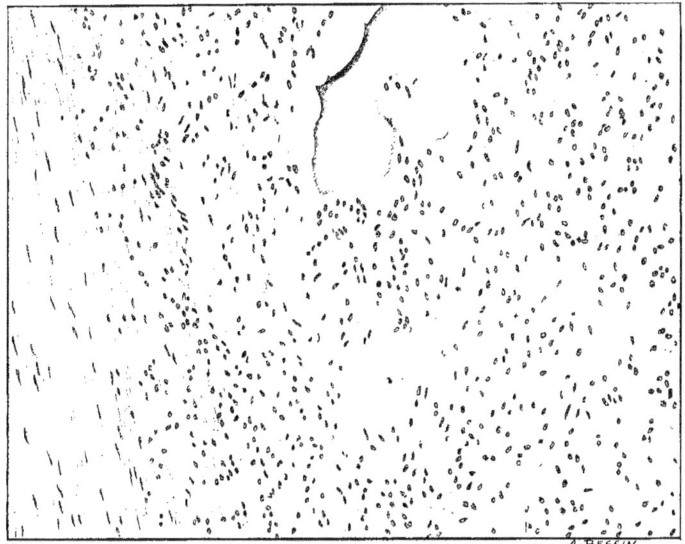

FIG. 16. — *Fibro-sarcome œdématié.* (Obs. 34 ; gross. 130/1.)

A gauche tissu fibro-musculaire à peu près normal. Le reste de la figure est occupé par des cellules sarcomateuses rondes ou fusiformes, logées dans un stroma dissocié par l'œdème. En plusieurs points dépôts de matière colloïde. L'aspect général rappelle celui du myxo-sarcome. Nous croyons cependant qu'il s'agit seulement d'un fibro-sarcome œdématié.

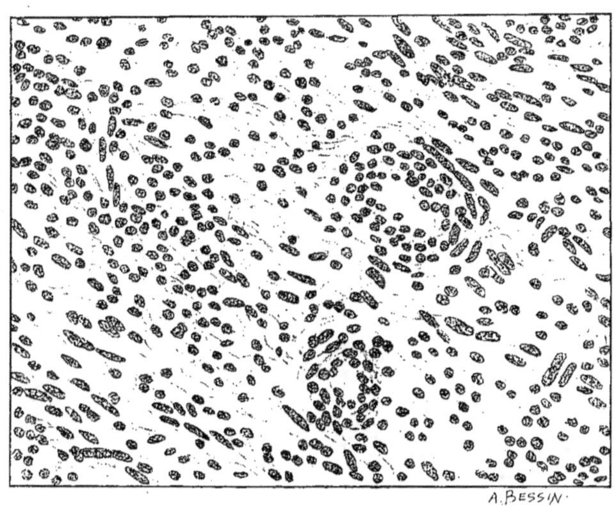

FIG. 17. — *Dégénérescence sarcomateuse.* (Obs. 33.)

La coupe présente de nombreux éléments sarcomateux arrondis et fusiformes, logés dans une sorte de réseau. Ces éléments sont particulièrement abondants près de deux vaisseaux, autour desquels ils forment une sorte de manchon cellulaire. (Gross. 250/1.)

gio-sarcome formé essentiellement de cellules ovales arrangées concentriquement autour des vaisseaux et admet l'origine vasculaire de ces cellules.

Orth (1) dit que certaines variétés de sarcomes utérins résultent de la prolifération de l'endothélium des vaisseaux sanguins et seraient mieux désignés sous le nom d'endothéliomes.

Pfannenstiel (2) admet également la formation des cellules sarcomateuses par multiplication des cellules de l'endothélium ou de l'adventice des vaisseaux.

Fehling et Léopold (3), Fenger (4), décrivent des sarcomes lymphangiectasiques succédant à des myomes par suite de prolifération des cellules endothéliales de vaisseaux lymphatiques.

En France, la théorie de l'origine vasculaire des sarcomes et de la dégénérescence sarcomateuse des myomes par prolifération des cellules de l'endothélium des vaisseaux a été surtout soutenue par Pilliet (5) et par son élève Costes (6).

Dans la thèse de Costes, on trouve une série d'observations accompagnées d'examens histologiques détaillés et quelques figures permettant de suivre les diverses étapes de cette transformation : « L'endothélium des vaisseaux sanguins est formé normalement de larges cellules aplaties qui se segmentent, se multiplient dès le début de la transformation sarcomateuse et forment autour du vaisseau une couche de nombreuses cellules arrondies presque toutes en voie de division ; ces cellules continuent à se multiplier et forment ainsi plusieurs couches concentriques. Le processus s'étend aux capillaires et à leurs nom-

(1) Orth, Uterussarkom. *Lehrbuch de spec. path. Anat.*, Bd. II, 1893, p. 485.

(2) Pfannenstiel, *Virchow's Archiv*, 1892, t. CXXVII, p. 305.

(3) Fehling et Léopold, *Arch. f. Gynäk.*, 1875, t. VII, p. 531.

(4) Fenger, *Am. J. Obst.*, t. XXI, 1888, p. 1200.

(5) Pilliet, *Soc. anat. de Paris*, janvier 1894 ; *Tribune méd. Bull.*, février 1895 ; *Soc. de Biologie*, 7 mars 1896. Pilliet et Costes, *Société de Biologie*, 20 octobre 1894.

(6) Costes, Thèse de Paris, 1895.

breuses pointes d'accroissement, les cellules sarcomateuses ainsi développées continuent à se multiplier dans la substance intermédiaire des fibres musculaires. Celles-ci subissant le processus irritatif s'hypertrophient, leur protoplasma perd son homogénéité, leurs noyaux deviennent granuleux, irréguliers, et elles finissent par disparaître pour faire place au tissu sarcomateux qui s'étend peu à peu. »

Hyenne dans sa thèse (1) rapporte deux nouvelles observations de dégénérescence sarcomateuse de myomes qui confirment la description de Pilliet : « Sur les coupes, on voit des nodules sarcomateux formés par des amas de grosses cellules arrondies disposées circulairement autour des vaisseaux ; en d'autres points, le centre des vaisseaux est occupé par des amas de noyaux sarcomateux, de sorte que sur cette coupe on peut reconnaître le développement endo et péri-vasculaire des éléments néoplasiques ».

Sur les pièces que nous avons eues à notre disposition nous n'avons jamais pu constater d'une façon bien nette la formation des cellules sarcomateuses aux dépens de l'endothélium des vaisseaux ; toutefois, sur les coupes de l'observation 33, on peut voir que les éléments sarcomateux sont nettement groupés autour des vaisseaux ; dans ce cas, l'origine vasculaire de ces cellules ne nous paraît guère douteuse.

3° Dégénérescence sarcomateuse par transformation des cellules musculaires. — La dernière théorie pathogénique de la dégénérescence sarcomateuse, celle du développement des cellules sarcomateuses par transformation des cellules musculaires elles-mêmes, a été soutenue par von Kahlden (2) dans un cas de fibro-sarcome multinodulaire de la paroi utérine.

(1) Hyenne, Thèse de Paris, 1898.
(2) Von Kahlden, Das Sarkom des Uterus. *Zieglers Beiträge zur path. Anatomie u. allgem. Path.*, 1893, t. II, p. 134 à 224.

« A l'examen microscopique, dans la partie de la tumeur qui avoisine la musculature de l'utérus, on voit des nodules microscopiques bien séparés du tissu avoisinant ; dans chacun de ces nodules on trouve deux variétés de cellules, les unes claires représentent les fibres musculaires, les autres foncées les cellules sarcomateuses ; à mesure qu'on se rapproche de la cavité utérine les éléments sarcomateux augmentent, tandis que les éléments musculaires diminuent, les nodules les plus voisins de la muqueuse sont composés uniquement de cellules sarcomateuses. On peut observer ainsi les divers stades de la formation du sarcome ; celui-ci se forme dans les petits nodules fibreux par transformation directe des fibres musculaires en cellules sarcomateuses. »

L'examen histologique de von Kahlden n'est pas absolument convaincant ; en effet, il se borne à noter la présence simultanée d'éléments musculaires et d'éléments sarcomateux sans trouver entre eux aucune forme de transition, aussi rien ne prouve d'une façon absolue que les seconds résultent de la transformation des premiers.

Pestalozza (1) et Beissheim (2) décrivent également la formation de cellules sarcomateuses par transformation directe des fibres musculaires lisses, mais d'une part ils décrivent des sarcomes primitifs de la paroi utérine et non des sarcomes provenant de la dégénérescence de fibro-myomes, et, d'autre part, ils ne semblent pas non plus avoir bien vu des formes de transition entre les fibres lisses et les cellules sarcomateuses.

Whitridge Williams le premier a démontré la possibilité du développement des cellules sarcomateuses par transformation des fibres musculaires, en décrivant dans un cas de dégénérescence sarcomateuse toutes les formes de transition entre ces éléments : « Des coupes portant à la partie supérieure de la tumeur montrent

(1) Pestalozza, Morgagni, t. XXXIII, septembre 1891, p. 517.
(2) Beissheim, Inaug. Dissert. Würzburg, 1890.

que celle-ci est formée surtout par du tissu myomateux avec çà et là des espaces sarcomateux ; la structure sarcomateuse devient plus nette à mesure qu'on se rapproche de la partie centrale de la tumeur où l'on trouve de larges espaces nécrosés et des formations kystiques...

« Il semble extrêmement probable que les cellules sarcomateuses proviennent des fibres musculaires du myome ; en effet on trouve d'abord des fibres musculaires absolument normales avec de longs noyaux allongés en bâtons, puis les noyaux deviennent plus larges, plus ovales, tandis que les fibres s'arrondissent et se multiplient activement, si bien qu'à une extrémité du champ on voit des cellules sarcomateuses typiques, tandis qu'à l'autre extrémité on a des cellules musculaires d'apparence normale. Dans certains endroits, la transition est si graduelle qu'il est impossible de dire où finit le tissu musculaire et où commence le tissu sarcomateux ».

Pick admet de même que les fibres musculaires lisses peuvent se transformer en cellules sarcomateuses. Ayant observé un polype myomateux inséré sur le fond de l'utérus formant par ses prolongements comme une grappe remplissant la cavité utérine, il aurait constaté que le myome, à fibres lisses adultes bien reconnaissables, précède le sarcome à cellules rondes et fusiformes ; ces dernières proviennent par transformation progressive des fibres musculaires du myome. Un certain nombre de figures appuient les idées de ce travail.

MM. Paviot et Bérard dans un mémoire des *Archives de médecine expérimentale* (juillet 1897) admettent une transformation absolument inverse. Ce n'est pas la fibre-cellule qui donne naissance aux éléments sarcomateux, mais au contraire les îlots sarcomateux des fibro-myomes ne sont que des foyers d'accroissement rapide du myome, et la cellule musculaire lisse naît directement de ces éléments ronds ou fusiformes.

« Pour nous, disent-ils, les cellules musculaires lisses, plus ou moins remarquables et bien formées, qui se rencontrent dans une tumeur à cellules rondes ou fusiformes de l'utérus, représentent la transformation de ces dernières, qui doivent naturellement, à moins d'un degré de malignité rarement observé, évoluer vers la formation de la cellule adulte, la fibre-cellule, dont elles ne représentent que le stade embryonnaire. »

Dans 6 cas de fibromes utérins à foyers gélatiniformes, grisâtres, creusés de géodes, appartenant aux services cliniques des professeurs Fochier et Tripier, de Lyon, ces auteurs ont pratiqué des coupes en séries portant : 1° sur les portions molles grisâtres, gélatiniformes ; 2° sur les parties les plus dures, ordinairement corticales, ayant l'aspect des fibro-myomes ordinaires ; 3° sur les zones de transition, intéressant à la fois des régions présentant les deux aspects. Ils ont reconnu que les parties mucoïdes gélatiniformes se présentent sous deux formes :

Dans la première, il existe un tissu fondamental soit anhiste, soit granuleux, avec une grande quantité de fibres ou de fibrilles de nature conjonctive intriquées, laissant entre elles des espaces larges dans lesquels sont des cellules rondes ou ovales, quelques-unes étoilées au point de convergence des fibres. C'est dans ces cas qu'on voit le tissu conjonctif en stries parallèles se mêler en parties égales au tissu musculaire. Dans la seconde, le tissu est vraiment mucoïde, contenant de rares cellules rondes qui esquissent à peine des prolongements protoplasmiques mais sans fibrilles conjonctives. Cette variété répond aux cas plus rares où l'on voit les fibres-cellules apparaître autour des vaisseaux, et de là envahir le tissu mucoïde sans interposition de formations conjonctives. Si, maintenant, on examine les portions dures des fibro-myomes ou les zones de transition, on acquiert la certitude de la transformation des cellules rondes ou fusiformes en fibres-cellules musculaires. On voit les cellules rondes, au fur et à mesure qu'on approche des portions dures, se multiplier, et, réduites à leur noyau, devenir de plus en plus abondantes, envahir les nappes fibrillées. Dans celles-ci, les fibrilles d'abord en écheveaux délicats entortillés, dans les régions mixtes, se disposent en pinceaux, en faisceaux, puis deviennent plus denses, plus colorées par le carmin, et les cellules fusiformes y apparaissent, se continuant avec les tourbillons de la nappe musculaire. Ce sont les mêmes volutes de cellules dans lesquelles apparaît tout à coup la substance musculaire autour des noyaux. »

Ainsi, l'évolution est la suivante, d'après les auteurs lyonnais. Dans les portions gélatiniformes, tissu myxoïde d'aspect variable, cellules étoilées et fibrilles irrégulières entortillées en tous sens, puis, à la périphérie de celles-ci, apparition et multiplication des cellules rondes, tassement des fibrilles intermédiaires en faisceaux parallèles. Dans les zones de transition, entre les faisceaux fibrilles, parallèles ou en volutes, cellules fusiformes plus rares, mais bien caractérisées. Enfin, celles-ci se transforment en fibres-cellules par dépôt autour de leur noyau de substance musculaire. On peut donc dire d'après ces examens histologiques que les portions grises, gélatiniformes et mucoïdes des fibromes, sont des centres d'évolution de progression, et non des foyers de ramollissement et de dégénérescence.

MM. Paviot et Bérard, étendant plus loin le champ de leurs investigations, essaient d'établir que les tumeurs appelées sarcomes diffus de la muqueuse utérine sont de même nature que les fibromes à évolution maligne, et que leur tissu est également formé de fibres musculaires lisses. On y voit les mêmes foyers de cellules rondes, formant des faisceaux de cellules fusiformes, celles-ci devenant enfin des fibres-cellules. De même, dans un cas de Condamin, où l'on retira du cul-de-sac de Douglas, par la ponction faite selon la méthode de Laroyenne, un liquide séro-hématique et des masses fongueuses, semblables à du frai de poisson, provenant d'une tumeur diffuse de la paroi postérieure, on trouva dans les fongosités des foyers de cellules rondes, puis des faisceaux de cellules fusiformes devenant fibres musculaires.

Enfin, et c'est là une preuve péremptoire, très démonstrative pour les auteurs lyonnais, dans deux cas de Goullioud et Mollard, dans un autre cas de Duplan, et dans un fait bien étudié par Langerhans en Allemagne, on constata, à la suite de fibro-myomes devenus malins, des foyers de généralisation dans le péritoine pariétal, dans le foie, dans les deux poumons, dans les plèvres. Or, ces tumeurs secondaires, ces noyaux généralisés étaient composés de fibres-cellules musculaires, aussi adultes que celles des masses pelviennes elles-mêmes. Elles y formaient des faisceaux, des tourbillons, des volutes comme dans les fibromes utérins ; on n'y voyait pour ainsi dire pas de tissu conjonctif, ni cellules rondes ou fusiformes.

La conclusion des auteurs lyonnais est formelle : il ne s'agit pas, dans les fibro-myomes malins, de tumeurs sarcomateuses ; le sarcome d'ailleurs n'existe pas pour eux. Dans tous ces cas, on est en présence de cancers musculaires lisses.

Ulesko-Stroganowa dans plusieurs mémoires récents a étudié sous le nom de leiö-myome malin, des tumeurs à fibres lisses qui paraissent présenter les plus grandes analogies avec le cancer musculaire lisse de Paviot et Bérard. Dans 6 cas qu'il rapporte, malgré une intervention immédiate, il y eut récidive avec métastase sarcomateuse.

Depuis le mémoire de Paviot et Bérard plusieurs observations de dégénérescence sarcomateuse par transformation des fibres lisses des fibro-myomes ont été publiées.

Glantenay et Marie (1) ont observé une pièce de sarcome fuso-cellulaire d'origine myomateuse dans laquelle les éléments sarcomateux paraissent résulter de la transformation des fibres musculaires lisses ; en effet :

1° Les vaisseaux du tissu néoplasique ont des parois épaisses.

____

(1) GLANTENAY et MARIE, *Société anatomique*, Paris, 1898, p. 290.

bien développées montrant que ce sont là les vaisseaux anciens du fibrome entre lesquels les éléments néoplasiques se sont développés en se substituant aux faisceaux musculaires ; 2° à la périphérie de la tumeur, dans la zone d'accroissement, on voit alterner des faisceaux musculaires avec les faisceaux sarcomateux qui présentent la même forme, la même direction, et ne sont reconnaissables qu'à leur plus grande richesse en éléments cellulaires ; 3° enfin, certains faisceaux constituent de véritables zones de transition entre les deux tissus, une partie offre les caractères indiscutables des fibres musculaires lisses, l'autre moitié présente au contraire tous les caractères du sarcome, de sorte que l'on assiste à la transformation partielle d'un faisceau musculaire en faisceau de sarcome.

Dans un cas de Tédenat rapporté par Théorodoff, (1) dans sa thèse, dans lequel l'examen histologique fut fait par M. Poujòl, on constate sur les coupes qu'il s'agit d'un myome à dégénérescence sarcomateuse. Les cellules sarcomateuses paraissent provenir des faisceaux musculaires lisses ; en effet, la transition du muscle au sarcome est absolument insensible, on trouve toute une série de formes de passage entre les éléments des deux tissus.

Notre observation 31 nous paraît montrer d'une façon très nette la possibilité de formation d'éléments sarcomateux aux dépens des fibres musculaires lisses. Les coupes montrent que la tumeur est formée essentiellement par des éléments huit à dix fois plus longs que larges, formant des faisceaux analogues à ceux des faisceaux musculaires lisses des fibro-myomes utérins, le protoplasme de ces éléments est peu colorable par les réactifs, leur noyau n'offre pas la forme de bâtonnet du noyau des fibres lisses, mais est simplement allongé dans le sens de la cellule. On trouve toute une série de transitions d'une part entre ces éléments allongés et les fibres lisses

(1) Théodoroff, Thèse de Montpellier, 1899.

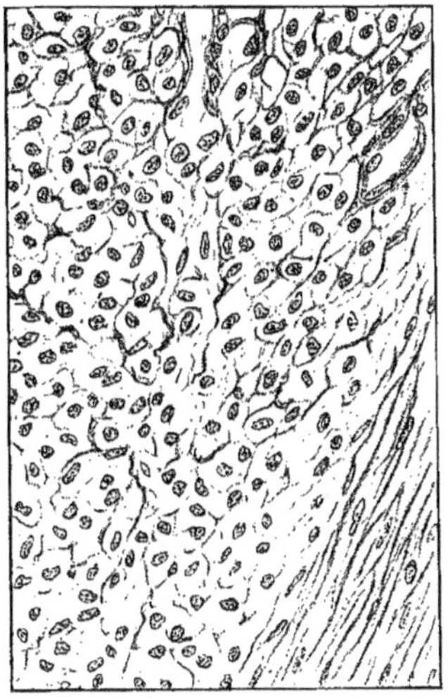 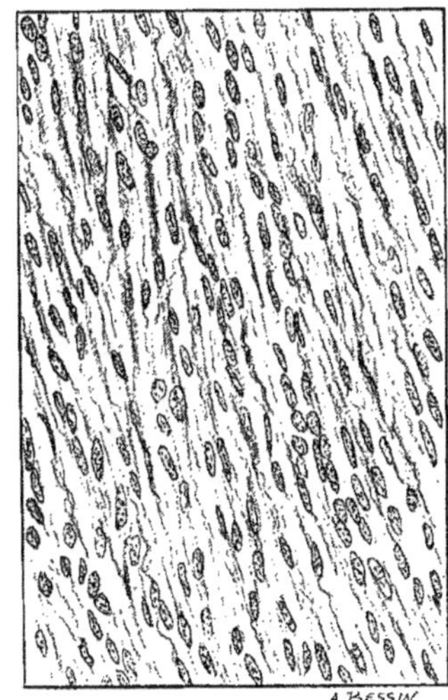

FIG. 18.   FIG. 19.

FIG. 18.— Dégénérescence sarcomateuse d'un myome. On voit en bas et à droite des travées de fibres musculaires, le reste de la figure est occupé par des cellules rondes et fusiformes logées dans un stroma fibrillaire. (Obs. 35 ; gross. 250/1.)

FIG. 19. — Un autre point du même fibrome. La coupe présente des travées de fibres musculaires, entre lesquelles on aperçoit de nombreux éléments allongés, la plupart fusiformes, quelques-uns ovoïdes ou même arrondis, qui paraissent former toute une série de transitions entre les fibres lisses et les cellules rondes de la figure précédente. (Gross. 250/1.)

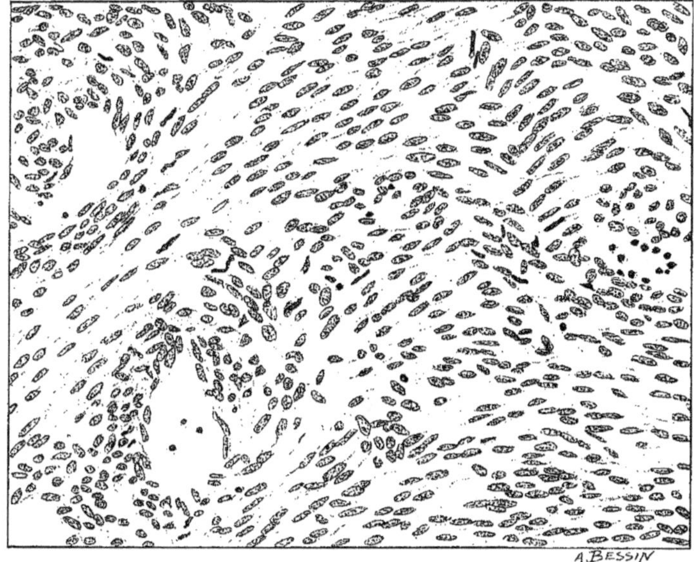

FIG. 20. — *Dégénérescence sarcomateuse.* (Obs. 31.)

On voit de nombreux éléments, quelques-uns arrondis, la plupart allongés, formant des faisceaux identiques comme disposition à ceux des faisceaux musculaires du fibro-myome. On voit une série de formes de transition entre les fibres musculaires, les éléments allongés fusiformes ou ovoïdes et les cellules rondes. (Gross. 250/1.)

normales, d'autre part entre ces éléments et de petites cellules rondes qu'on rencontre en diverses parties de la tumeur. Notre observation 35 nous paraît également constituer un exemple typique de cette transformation.

Des nombreux travaux que nous venons de passer en revue, nous pouvons tirer cette conclusion : c'est que chacune des trois théories qui veulent expliquer la dégénérescence sarcomateuse des myomes s'appuie sur des faits suffisamment nombreux, examinés soigneusement, et qui paraissent démonstratifs.

La théorie classique de Virchow de la formation des éléments sarcomateux par multiplication des cellules du tissu conjonctif intermusculaire nous paraît établie d'une façon absolument indiscutable par les examens histologiques de Ritter, de Ricker, de von Franqué, sans parler des coupes de notre observation 34 qui nous ont paru la confirmer complètement; nous ne pouvons approuver les auteurs lyonnais quand ils déclarent, sans d'ailleurs apporter aucune preuve à l'appui de leur affirmation, que cette théorie, fondée uniquement sur les idées générales de Virchow, est complètement abandonnée aujourd'hui par tous les auteurs.

L'origine vasculaire des cellules sarcomateuses paraît également indiscutable dans certains cas ; les cas de Kleinschmidt, de von Kahlden, de Orth semblent montrer d'une façon certaine que les sarcomes primitifs de parenchyme utérin peuvent avoir une origine vasculaire. La description accompagnée de figures de Pilliet, les deux cas de Hyenne démontrent nettement que la prolifération des cellules de l'endothélium ou de l'adventice des vaisseaux des fibro-myomes peut aboutir à la formation de nodules sarcomateux. L'examen des coupes de notre observation 33 doit nous faire admettre qu'il s'agit bien là de constatations et non pas seulement de simples conceptions histologiques ; aussi là encore, nous ne pouvons pas approuver MM. Paviot et Bérard lorsqu'ils déclarent que, après leurs constatations et celles de M. Pick, il n'est même plus permis de discuter la théorie de Pilliet.

La dégénérescence par transformation des cellules myomateuses en cellules sarcomateuses nous paraît également bien établie par les nombreux examens histologiques de von Kahlden, de Whitridge Williams, Pick, Bérard et Paviot, que confirment complètement les pièces de nos observations 31 et 35.

Cette transformation ne paraît d'ailleurs pas extraordinaire si on se rappelle l'histogenèse des fibres musculaires lisses : ces éléments ne procèdent pas en effet, comme les fibres striées, d'une classe déterminée, d'éléments de bonne heure circonscrits dans une région de l'embryon ; ils paraissent au contraire pouvoir se développer presque indifféremment aux dépens de cellules quelconques du mésenchyme ; on comprend qu'inversement une fibre-cellule adulte puisse aisément se transformer à nouveau en une cellule sarcomateuse qui appartient à la grande lignée conjonctive.

Ces théories précédentes étant toutes les trois établies et démontrées par des faits qui nous paraissent indiscutables, il nous faut admettre qu'elles sont exactes toutes les trois et que chacune d'elles s'applique à un certain nombre de faits ; nous pensons en effet qu'il y a plusieurs modes de dégénérescence sarcomateuse des myomes, ou, pour mieux dire, nous pensons que tous les tissus qui entrent dans la composition des fibro-myomes (fibres lisses, cellules endothéliales, cellules conjonctives), sont susceptibles de se transformer et de donner naissance à des éléments embryonnaires, doués d'un grand pouvoir de prolifération et de multiplication, dont la présence imprime à la tumeur l'allure maligne de la dégénérescence sarcomateuse.

On pourrait ainsi avoir des dégénérescences sarcomateuses par transformation soit des cellules conjonctives, soit des fibres musculaires lisses, soit des cellules endothéliales. Nous pensons d'ailleurs que le plus souvent ces divers processus sont associés et que la dégénérescence du myome est due à la transformation embryonnaire et à la prolifération des éléments de tous les tissus qui composent la tumeur.

Un point reste à déterminer dans l'étude de la transformation des fibres lisses : les éléments qui résultent de la multiplication des fibres lisses représentent-ils suivant les idées de Pick la forme définitive ? ou bien, ainsi que l'admettent Paviot et Bérard, représentent-ils simplement des formes de transition qui arriveront à l'état adulte en formant des fibres lisses normales ? Chacune de ces opinions renferme, croyons-nous, une part de vérité ; les examens de Paviot et Bérard, surtout les faits de métastase à distance sous forme de nodules constitués par des fibres lisses, semblent démontrer que les éléments embryonnaires que nous étudions sont susceptibles d'arriver à l'état adulte en formant des fibres lisses normales ; mais habituellement la plupart de ces éléments ne présentent pas cette évolution, ils restent à l'état embryonnaire et se multiplient activement en donnant naissance à de nouvelles cellules embryonnaires dont la prolifération donne à la tumeur un caractère malin.

Nous décrirons donc de la façon suivante la transformation des fibres lisses : sous une influence d'ailleurs inconnue, les fibres lisses se multiplient très activement en donnant naissance à des éléments embryonnaires analogues à ceux du tissu conjonctif ; ces éléments peuvent rester à l'état jeune et se multiplier très activement en donnant naissance à de nouveaux éléments embryonnaires doués également d'un grand pouvoir de prolifération. Ils peuvent au contraire arriver à l'état adulte en formant des fibres lisses à multiplication plus lente et moins active. Tantôt le premier mode d'évolution existe seul, la tumeur présente une évolution rapide, nettement maligne. Parfois le deuxième mode d'évolution existe également seul, l'évolution est relativement lente et présente un caractère malin beaucoup moins prononcé ; ce sont probablement ces formes que Paviot et

Bérard, Ulesko-Stroganowa décrivent sous le nom de myomes malins. Le plus souvent les deux modes d'évolution sont associés dans la même tumeur.

Les points précédents étant établis, on peut se demander si nous sommes en droit d'appliquer le mot de dégénérescence sarcomateuse à une dégénérescence résultant de la transformation de fibres lisses ; il est certain, comme nous l'avons déjà vu, que les fibres lisses constituent des éléments peu différenciés très proches parents des éléments conjonctifs, mais il est non moins certain que ce sont là deux tissus différents qu'on ne peut complètement assimiler ; aussi, plusieurs auteurs ont proposé de donner un nom spécial aux tumeurs qui dérivent de la transformation des fibres lisses de façon à les distinguer des sarcomes purs provenant de la multiplication des cellules conjonctives. Le terme de cancer musculaire lisse, employé par les auteurs lyonnais, nous paraît devoir être complètement supprimé, en raison de la signification de tumeur épithéliale qui, en France au moins, est de plus en plus donnée au mot cancer.

Le terme de leïo-myome malin (Whitridge Williams, Ulesko-Stroganowa) est meilleur, mais il a l'inconvénient de ne pas rappeler la présence dans la tumeur des éléments embryonnaires qui lui impriment une allure spéciale et en font la gravité. Aussi nous lui préférons le terme de myo-sarcome ou de leïo-myo-sarcome, qui d'une part rappelle l'origine musculaire lisse des éléments néoplasiques, et qui, d'autre part, indique la présence d'éléments embryonnaires, analogues à ceux du tissu conjonctif, doués d'un grand pouvoir de multiplication et de prolifération. Nous sommes d'autant mieux autorisés à employer ce terme que l'évolution rappelle absolument celle des sarcomes ordinaires et qu'à l'examen histologique il est souvent impossible de dire si on a affaire à une dégénérescence sarcomateuse simple ou à une dégénérescence leïo-myo-sarcomateuse.

A côté des cas de dégénérescence vraie que nous avons étudiés jusqu'ici, il en est d'autres dans lesquels l'évolution sarcomateuse d'un fibro-myome est due non pas à une transformation des éléments histologiques de la tumeur, mais au développement d'un sarcome du voisinage, d'un sarcome de la muqueuse.

Rothweiler (1) a rapporté un cas dans lequel ce mode d'évolution était très net : un utérus enlevé par hystérectomie vaginale par Schrœder renfermait un polype d'apparence fibreuse. A l'examen histologique, on constate l'existence d'un sarcome de la muqueuse ; quant au polype, sa base était formée de tissu myomateux normal, qui se continuait avec le parenchyme de la paroi utérine, tandis que la portion sous-muqueuse était du sarcome à cellules rondes et fusiformes.

Martin (2), Dressler (3), ont publié des cas analogues. De même, Whitridge Williams a observé la dégénérescence d'un myome à la suite de sarcome diffus de la muqueuse utérine.

Dans ces divers cas, il s'agit d'un simple envahissement dû uniquement au voisinage immédiat du myome et de la muqueuse sarcomateuse. En effet, Raymon et von Kahlden ont rapporté des cas de myomes interstitiels, Gottschalk (4) un cas de myome sous-péritonéal accompagné de sarcome de la muqueuse utérine ; dans ces divers cas, les tumeurs, séparées du foyer sarcomateux par une épaisseur plus ou moins considérable de tissus musculaires, ne présentaient aucune trace d'altération. De même dans un cas que nous avons eu l'occasion d'examiner récemment dans le service de M. Walther un myome interstitiel accompagné de sarcome de la muqueuse ne présentait aucune trace de dégénérescence sarcomateuse.

(1) ROTHWEILER, *Ueber des Sarcom des Uterus*. Dissert. Inaug., Berlin, 1886.
(2) MARTIN, *Centralbl. für Gynäk.*, 1884, t. VIII, p. 401.
(3) DRESSLER, *Ueber Uterus Sarcom*, Inaug. Dissert. Halle, 1896.
(4) GOTTSCHALK, *Berliner klin. Wochenschr.*, 1893, n° 4, p. 26.

§ 5. — **Évolution clinique.**

L'évolution clinique de la dégénérescence sarcomateuse des fibro-myomes rappelle beaucoup au début l'évolution de la dégénérescence œdémateuse, elle peut habituellement se diviser en trois périodes.

Une première période, souvent très longue, durant laquelle on constate un fibro-myome qui se développe lentement, ou même peut rester complètement stationnaire.

Une deuxième période caractérisée habituellement par trois symptômes : augmentation de volume de la tumeur ; changement de consistance ; aggravation des symptômes fonctionnels.

Une troisième période caractérisée par l'envahissement des organes voisins, la propagation à distance, la cachexie progressive.

A la première période, rien ne peut annoncer la dégénérescence sarcomateuse.

A la deuxième période, l'augmentation rapide de la tumeur constitue le signe le plus important. Souvent cet accroissement est très brusque : en cinq ou six mois la tumeur acquiert un volume très considérable. Le plus souvent, le fibro-sarcome se développe à la fois du côté de l'abdomen et du côté du bassin, le développement ne se faisant d'ailleurs pas avec la même rapidité dans toutes les parties de la tumeur ; il en résulte que l'abdomen n'est pas soulevé ou étalé régulièrement, comme dans les kystes de l'ovaire, mais présente de grosses bosselures qui peuvent donner l'aspect d'un ventre de polichinelle, d'un ventre en besace. Souvent, la dilatation et la déformation du ventre s'accompagnent d'œdème, de formation de gros lascis veineux dans la paroi.

La palpation abdominale montre mieux que l'inspection ce développement irrégulier de la tumeur ; de plus, elle permet de constater les modifications de consistance : au début de la dégénérescence, la consistance est simplement ramollie ; plus tard, lorsque des cavités kystiques se sont formées, la consistance devient très inégale : par le palper on sent des masses manifestement dures de fibrome et à côté des parties molles ou même nettement fluctuantes.

Par le toucher vaginal, lorsqu'une partie de la tumeur est pelvienne, on peut sentir des masses dures ou des bosselures fluctuantes. Le toucher combiné au palper renseigne bien sur le volume, la consistance générale, le degré d'immobilité de la tumeur.

L'hystérométrie montre habituellement un grand développement de la cavité utérine, qui paraît plus agrandie que dans le fibrome simple ; on trouve fréquemment à la mensuration 12, 15, 18 centimètres, et même plus (25 centimètres dans un cas de Teuillon). Non seulement la hauteur, mais aussi la largeur de la cavité est accrue.

Les symptômes fonctionnels qui accompagnent le développement de la tumeur consistent surtout en des douleurs par compression, des sensations de pesanteur, de la gêne à la marche, de l'essoufflement, des palpitations de cœur par compression des gros vaisseaux, des troubles urinaires. Souvent il y a des métrorrhagies, des écoulements leucorrhéiques profus et parfois fétides. L'état général reste parfois bon pendant longtemps, et Terrillon insistait même sur cette conservation de l'état général, qu'il comparait à la cachexie rapide qui accompagne le cancer ; cependant dans la plupart des cas, dès que la transformation sarcomateuse est un peu avancée, les malades maigrissent, deviennent anémiques, perdent rapidement leurs forces.

A la dernière période, l'aspect du fibro-sarcome devient caractéristique ; on se trouve en face d'une tumeur souvent énorme, irrégulièrement bosselée qui emplit tout le bassin et la plus grande partie de l'abdomen, et adhère intimement à tous les organes avoisinants ; par palper abdominal, on sent une masse bosselée, dure par endroits, molle ou même fluctuante en d'autres ; par le toucher on sent de même des masses de consistance variable, qui dépriment les culs-de-sac vaginaux et adhèrent aux organes voisins et aux parois du bassin.

Par suite d'ulcérations de la muqueuse utérine les hémorragies deviennent un suintement de sang presque continuel, la leuccorrhée prend une odeur fétide et contient des débris riziformes où le microscope peut déceler la présence de tissu sarcomateux.

Les douleurs, les symptômes de compression atteignent leur maximum. L'état général est mauvais, la malade s'affaiblit rapidement ; il y a souvent des généralisations à distance, surtout du côté du poumon et du foie. A ce moment toute intervention est devenue impossible, et la mort survient par cachexie progressive, après une évolution plus ou moins longue, en moyenne deux ans après le début des premiers accidents indiquant la dégénérescence sarcomateuse du fibrome primitif.

§ 6. — **Diagnostic**.

Le diagnostic de la dégénérescence sarcomateuse d'un fibromyome utérin est toujours très délicat au début, mais il est important de faire ce diagnostic de bonne heure, alors que la dégénérescence est peu avancée et qu'une intervention radicale peut amener la guérison.

Aucun des symptômes que nous avons signalés n'est pathognomonique ; c'est en se fondant sur l'évolution générale et sur l'association d'une série de symptômes qui, pris à part, sont peu caractéristiques, qu'on arrive au diagnostic.

Lorsque, chez une femme qui a atteint ou dépassé la ménopause, on constate le développement rapide d'un fibrome, l'apparition d'écoulements hémorragiques ou leucorrhéiques abondants, des troubles urinaires, de l'albuminurie, des douleurs dans les membres inférieurs, de l'œdème, de l'amaigrissement et de l'affaiblissement, il faut toujours penser à la dégénérescence sarcomateuse.

Le diagnostic qui se pose le plus souvent à ce moment est celui de dégénérescence œdémateuse, ou dégénérescence sarcomateuse. Nous n'insisterons pas sur ce diagnostic, pour lequel nous renvoyons au chapitre précédent, et qui, d'ailleurs, ne pourra souvent être fait que par examen histologique. Un fibro-sarcome creusé de grandes cavités kystiques ressemble souvent beaucoup à un kyste de l'ovaire, surtout à un kyste multiloculaire; le diagnostic peut être très difficile, si on n'a pas assisté à l'évolution de la tumeur et à son ramollissement kystique. Les éléments de ce diagnostic sont les mêmes que ceux du diagnostic de kyste de l'ovaire et de fibrome œdémateux kystique (voir chapitre précédent). Un cas très embarrassant peut être fourni par le développement simultané d'un fibrome normal et d'un kyste de l'ovaire, les sensations fournies par l'examen rappelant absolument celles données par le fibro-sarcome kystique.

Les tumeurs solides de l'ovaire, surtout les sarcomes de l'ovaire, creusées de grandes géodes, de grandes cavités, kystiques peuvent simuler absolument le fibro-sarcome. Nous avons observé chez M. Walther un fibrome kystique de l'ovaire enclavé simulant absolument un fibrome œdémateux ou sarcomateux. Dans ces cas l'hystérométrie fournit des renseignements très utiles, en montrant que la cavité utérine n'est pas augmentée.

Enfin, les fibro-sarcomes peu volumineux ayant déterminé l'ulcération de la muqueuse utérine peuvent souvent simuler les cancers du corps de l'utérus, à cause des écoulements noirâtres, fétides ou hémorragiques auxquels ils donnent lieu.

§ 7. — **Pronostic**.

Le pronostic des fibromes à dégénérescence sarcomateuse est toujours très grave ; abandonnée à elle-même, l'affection aboutit rapidement à la mort par cachexie progressive, envahissement des organes voisins, propagation à distance. Après opération même très complète, la récidive est très fréquente, soit récidive sur place, soit récidive à distance, de préférence dans les poumons.

Toutefois il y a des degrés dans la malignité des fibro-sarcomes, et le même pronostic ne peut s'appliquer à tous les cas. Au point de vue pronostic, comme au point de vue histologique, on peut diviser les fibro-sarcomes en deux variétés :

1° *Les fibro-sarcomes simples* à cellules rondes;

2° *Les leio-myo-sarcomes.*

Le pronostic des fibro-sarcomes à cellules rondes est extrêmement grave, l'évolution est toujours rapide ; d'après Terrillon, jamais les malades ne survivent plus de deux ans depuis le jour où les premiers symptômes de transformation maligne de la tumeur se sont manifestés ; après l'ablation, la récidive est de règle, survenant en général au bout de 6 à 8 mois, presque toujours avant la fin de la deuxième année qui suit l'opération.

Le pronostic des leïo-myo-sarcomes est notablement moins grave, ce qui d'ailleurs n'a rien d'étonnant puisqu'il s'agit d'éléments histologiques plus éloignés de l'état embryonnaire et par conséquent à prolifération moins active et moins rapide. D'abord l'évolution est habituellement plus longue: chez deux des malades de Paviot et Bérard l'évolution maligne datait de 4 et 5 ans au moment de l'intervention ; d'autre part, les récidives après l'opération sont moins fréquentes : sur quatre opérés Paviot et Bérard en ont revu trois indemnes de toute récidive au bout d'un an. Aubry dans sa thèse rapporte un cas de Jouon et Vignard, où la malade, revue au bout de trois ans, ne présentait pas trace de récidive. Toutefois la récidive est possible.

Les cas de Tripier, de Condamin, de Duplan, de Langerhans, les six cas de Ulesko-Stroganowa montrent bien que les leïo-myo-sarcomes sont des tumeurs de nature maligne susceptibles de récidive et de généralisation à distance.

La conclusion qui s'impose est qu'il faut opérer, toutes les fois qu'on le pourra, aussi largement et aussitôt que possible, les fibro-myomes utérins qui subiront un accroissement de volume rapide et inquiétant pouvant faire penser à une dégénérescence sarcomateuse.

Quant au mode d'intervention, on pratiquera presque toujours l'opération abdominale, l'hystérectomie vaginale n'étant indiquée que dans les cas assez rares où l'on aurait affaire à une petite tumeur sous-muqueuse ou à un polype sarcomateux sans grande augmentation des dimensions de l'utérus. Théoriquement, on devra toujours pratiquer l'hystérectomie totale, l'ablation incomplète de l'utérus pouvant faciliter la récidive; pratiquement, on fera assez souvent l'hystérectomie subtotale, la dégénérescence sarcomateuse n'ayant pas été diagnostiquée et n'étant reconnue qu'à l'examen des pièces après l'opération. Dans ce cas, on peut se demander s'il ne conviendrait pas d'intervenir secondairement pour pratiquer l'extirpation du moignon cervical, comme on le fait lorsqu'on reconnaît qu'un sarcome s'accompagne d'épithéliome?

Cette conduite a été suivie avec succès par Burtkhardt (*Zeitsch. f. Geb. und Gyn.*, 1900, p. 8). Ayant fait une hystérectomie subtotale chez une femme pour tumeur utérine accompagnée d'hémorragies profuses, il reconnut ensuite par examen histologique que la tumeur était un fibro-sarcome. Trois semaines après l'opération, il enleva le moignon cervical; au bout de dix-huit mois, la malade ne présentait pas de récidive.

En effet, dans plusieurs cas, on a observé la récidive au

niveau du moignon après hystérectomie supra-vaginale pour tumeurs sarcomateuses, considérées comme fibromes simples avant l'opération.

Dans le cas de Orthmann rapporté par Ritter (1), que nous avons signalé plus haut, l'hystérectomie supra-vaginale fut sui-vie de rapide récidive au niveau du moignon ; la nouvelle tumeur envahit rapidement le péritoine, puis la paroi abdominale, et détermina la mort six semaines après l'opération.

A ce propos, il est intéressant de signaler que dans quelques cas, après hystérectomie subtotale pour fibrome pur, on peut observer la dégénérescence sarcomateuse du moignon cervical.

Laurent (2) pratique en 1890 une hystérectomie subtotale à pédicule externe pour une tumeur utérine que l'examen histolo-gique montre être un fibro-myome typique. Quatre ans plus tard, en 1894, la malade revient avec une nouvelle tumeur. Laurent fait la laparotomie et trouve une tumeur du volume d'une tête d'adulte, adhérant à la cicatrice abdominale et au pédicule utérin ; il pratique une extirpation incomplète et la malade meurt quatre mois après. L'examen histologique montre que la tumeur enle-vée lors de la deuxième opération était un sarcome à cellules fusiformes avec cellules géantes.

Toutefois, ces cas de dégénérescence sarcomateuse du moi-gnon cervical sont exceptionnels ; nous n'avons pu en réunir que 3 cas, ce sont ceux de Whemer, de Menge et de Stone.

Whemer (3) rapporte l'observation d'une femme âgée de 40 ans, chez laquelle on enlève, par hystérectomie supra-vagi-nale à pédicule externe, un fibro-myome du poids de 16 livres. Quelques mois après, un sarcome se développe au niveau de la cicatrice du moignon et s'étend rapidement au péritoine.

(1) Ritter, *Ueber das Myosarcom des Uterus*. Inaug. Dissert., Berlin, 1887.

(2) Laurent, *La Clinique*, Bruxelles, 1894.

(3) Whemer, Beitrag zur Myomotomie und Castration bei Fibromen. *Zeits-chrift für Geb. und Gyn.*, vol. XIX, p. 106, Cas 17.

Menge (1) rapporte une observation de sarcome développé dans le moignon après hystérectomie supra-vaginale pour un fibro-myome kystique du poids de 11 livres.

Stone (2) rapporte également une observation de dégénérescence sarcomateuse du moignon après hystérectomie subtotale; dans ce cas on pratiqua avec succès l'enlèvement secondaire du col.

Dans cette dernière observation la nature de la tumeur enlevée par hystérectomie est douteuse.

En effet, on s'aperçoit de la dégénérescence sarcomateuse du col avant même que la malade ait quitté l'hôpital ; aussi, on doit se demander si la première tumeur n'était pas un sarcome ou un myo-sarcome ayant donné lieu à une récidive après hystérectomie subtotale, comme dans le cas de Ritter rapporté plus haut.

Herbert Spencer (3) rapporte 2 observations d'hystérectomie supra-vaginale pour fibro-myomes ; après plusieurs mois de santé parfaite, il y eut récidive au niveau de la cicatrice cervicale et formation de masses secondaires emplissant le bassin ; l'évolution se termina par la mort des deux malades.

Alban Doran (4) rapporte un cas analogue.

Dans ces 3 cas également, il est assez difficile de dire s'il s'agit de dégénérescence sarcomateuse du moignon après hystérectomie subtotale ; Alban Doran ne le pense pas, mais admet qu'il s'agissait primitivement de bio-myomes malins (bio-myosarcomes) ayant récidivé après extirpation.

En tous cas, ces 2 observations sont en faveur de l'hystérectomie totale dans le cas de sarcome et de l'enlèvement secon-

(1) MENGE, Ueber zwei Fälle von Myosarcom uteri. *Centralblatt f. Gyn.*, 1895, p. 453.

(2) STONE, *American Gynecolojical Society*, advantages of complete and partial Hysterectomy, In *American Journ. of Obstetrics*, août 1902, p. 265.

(3) HERBERT SPENCER, Total abdominal Hysterectomy for Fibro-myome uteri. *Brit. méd. Journ.*, t. II, oct. 1902, p.1131.

(4) ALBAN DORAN, Fibroids of the Uterus. *The Lancet*, 21 février 1903, p. 501.

daire du col lorsqu'on s'aperçoit, après hystérectomie subtotale qu'on a enlevé un myome sarcomateux,

OBSERVATIONS DE DÉGÉNÉRESCENCE SARCOMATEUSE DE FIBROMES UTÉRINS

1. HUTCHINSON, *Trans. path. Soc. London*, 1857, VIII, p. 287.— Enlèvement d'un polype fibreux de l'utérus, récidive sous forme de sarcome à cellules fusiformes avec métastases.

2. CALLENDER, *Trans. London Path. Soc,*, 1858, IX, p. 327. — Polype utérin récidivant. L'examen histologique montre un fibro-sarcome à cellules fusiformes avec métastases dans le péricarde, le poumon et la sixième ertèbre cervicale.

3. ROKITANSY, *Lehrbuch der path. Anat.*, t. III, p. 485.— Fibrome sous-muqueux avec points transformés en sarcomes.

4, 5, 6. PAGET (*Lectures on Surgical Pathology London*, 1863, p. 575 à 583) rapporte 3 observations de fibromes sous-muqueux ou de polypes récidivant après extirpation. Dans les 3 cas, l'examen montre *une dégénérescence sarcomateuse.*

WEST, *Leçon sur les maladies des femmes*, 1864. —Polypes récidivant après extirpation. L'examen montre une tumeur fibro-sarcomateuse.

7. ANDERSON et EDMANSSON, *Nord. med. Arkiv,* Bd. I, n° 3, 1869. — Fibrome de l'utérus contenant des fibres musculaires striées et des noyaux sarcomateux.

8, 9, 10. HÉGAR (Das Sarcom des Uterus. *Arch. f. Gyn.*, t. II, 1864, p. 29) rapporte 9 observations de sarcomes de l'utérus, dont 3 au moins de fibromes en dégénérescence sarcomateuse. Dans un de ces 3 cas, l'examen histologique montre la présence de cellules géantes polynucléaires.

11. WINCKEL, *Arch. f. Gyn.*, t. III, 1872, p. 297. — Enlèvement d'un polype utérin. Récidive. Hystérectomie abdominale. L'examen montre un fibro-sarcome interstitiel. Six mois après, nouvelle récidive.

12. CHROBAK, *Arch. f. Gyn.*, 1872, t. IV, p. 549.— Fibrome pédiculé de l'utérus avec petit fibrome du col. Dégénérescence sarcomateuse du fibrome pédiculé puis du fibrome du col. Accroissement rapide en six mois. Examen histologique, dans la plus grande partie de son étendue la tumeur pré-

sente la structure d'un fibrome type, avec çà et là des amas de cellules rondes ou fusiformes.

13. Jonks, *Obst. J. Great Brit. Am. suppl.*, Philad., 1873-74. — Fibrosarcome sous-muqueux de l'utérus.

14. Léopold, *Arch. f. Gyn.*, 1874, t. VI, p. 493.— Fibrome à dégénérescence sarcomateuse. Les cellules sarcomateuses paraissent provenir de prolifération du tissu conjonctif inter-musculaire.

15. Kunert, *Arch. f. Gyn.*, 1874, t, VI, p. 3. — Fibrome du col en dégénérescence sarcomateuse chez une femme de 35 ans.

16. Muller, *Arch. f. Gyn.*, 1874, t. VI, p. 126. — Gros fibrome. Extirpation partielle. Développement sur la cicatrice d'un sarcome à développement rapide. Métastases dans le péritoine. Mort.

17. Ahlfeld, *Arch. f. Gyn.*, 1875, t. VII. — Fibro-sarcome avec vaisseaux très développés, donnant à certaines parties de la tumeur un aspect angiomateux.

18. Eppinger, Mittheilungen aus dem. patb. Anat. Institut zu Prag., *Prager Viersteljahrsch. f. d. pract. Heilkunde*, t. CXXVI, p. 9, 1875. — Fibrome renfermant de nombreux nodules sarcomateux qui paraissaient dus à la prolifération du tissu conjonctif interstitiel et de l'adventice des vaisseaux.

19. Beermann, Inaug. Dissert. Göttingen, 1876. — Fibrome en voie de dégénérescence sarcomateuse.

20. Klebs, *Handbuch der path. Anat.*, Bd. I, 1876, p. 889. — Fibrome en dégénérescence sarcomateuse.

21. Fehling et Léopold, *Arch. f. Gyn.*, 1875, t. VII, p. 531.— Myome sarcomateux de l'utérus avec kystes lymphatiques. Les éléments sarcomateux paraissaient provenir de la prolifération des cellules des parois des lymphatiques.

22. Kurtz, *Deutsche Zeitschrift für praktische Medizin*, 16 juin 1877. — Dégénérescence sarcomateuse d'un fibrome utérin.

23. Johannowsky, *Prager med. Wochenschr.*, 1878, t. III, p. 531. — Fibrome à dégénérescence sarcomateuse et angiomateuse.

24. Simpson, *Contribution to Obstetrics and Gynecology*. Edimburg, 1880, pp. 940 à 961. — Volumineuse tumeur sous-muqueuse de l'utérus composée de tissu sarcomateux avec des nodules fibro-myomateux. La

tumeur récidiva rapidement et fut enlevée de nouveau, on trouva une tumeur purement sarcomateuse.

25. Nicaise, *Annales de gynécologie*, Paris, 1881, t. XV, pp. 437 à 444. — Femme de 66 ans. Tumeur sous-péritonéale, de la grosseur d'une tête d'adulte, formée dans la plus grande partie de son étendue par du tissu fibreux infiltré par places de cellules embryonnaires rondes et ,fusiformes. Dégénérescence sarcomateuse des ganglions lombaires. Greffe sarcomateuse sur la paroi abdominale au niveau d'une ponction.

26. Raymon, *Progrès médical*, 10 sept. 1881, p. 711. — Femme de 46 ans. Fibro-sarcome interstitiel. Noyaux métastatiques dans le foie, la rate, le poumon, le cerveau.

27. Davezac, *J. de méd. de Bordeaux*, 1881, p. 34. — Femme de 42 ans. Polype fibro-sarcomateux et fibrome interstitiel. Extirpation incomplète par le vagin. Mort par péritonite.

28. Terrier, *Bull. Acadêmie de méd.*, 15 mars 1881. — Femme de 43 ans. Tumeur sous-péritonéale kystique, renfermant un demi-litre de liquide sanguinolent. Hystérectomie abdominale à pédicule externe. Guérison opératoire. L'examen histologique (Malassez) montre un fibro-sarcome fasciculé.

29. Jaccbasch, *Zeitsch. f. Geb. und Gyn.* Stuttg. 1882, t. VIII. — Fibrome en dégénérescence sarcomateuse et angiomateuse.

30. Finlay, *Pathological Society of London*, 1883. — Femme de 39 ans. Tumeur utérine pédiculée, remontant jusqu'à l'ombilic et adhérant à l'intestin. Hystérectomie. Mort par péritonite. L'examen histologique montre par places des cellules rondes, par places des cellules fusiformes séparées par des travées fibro-musculaires. Noyaux secondaires dans la base du poumon droit, le cœur, le sein gauche.

31. Coé, *New York med. Journal*, 21 juillet 1883. — Femme de 40 ans. Enlèvement par le vagin après incision du col d'une tumeur sous-muqueuse bien limitée d'apparence fibromateuse. L'examen montre un fibrosarcome fasciculé. Mort rapide par cachexie.

32-33. Kundrat (*Wien. med. Presse*, 1883, t. XXIV, p. 475) rapporte 2 cas de fibromes interstitiels infiltrés par places de cellules rondes ou fusiformes.

34. Martin, *Centralb. f. Gyn.*, 1884, VII, p. 401. — Fibrome interstitiel envahi par un sarcome de la muqueuse utérine.

35. HUNTER, *Am. Journal of Obst.*, XVII, 1884, p. 522.— Fibrome en dégénérescence sarcomateuse avec métastases dans les poumons, le cœur, le cerveau.

36. GUSSEROW, BILLROTH, LÜCKE, *Handbuch d. Frauenkrankheiten*, 1886, Bd. II, p. 158. — Femme de 57 ans. Tumeur kystique développée aux dépens du fond de l'utérus et remontant à deux travers de doigt de l'ombilic. Fibro-sarcome à cellules fusiformes. Noyaux métastatiques dans le péritoine.

37. ORTHMANN, *Centralblatt für Gyn.*, 1886, t. X, p. 815. — Tumeur utérine interstitielle constituée par des amas de cellules rondes et fusiformes séparées par des travées fibro-musculaires.

38-39-40. REUNERT, Inaug. Dissert. München, 1886.— Rapporte 3 observations de fibromes en dégénérescence sarcomateuse opérés à la clinique de Winckel.

38. BIRSCH-HIRSCHFELD, *Handbuch der path. Anal.*, 1886, Bd. II, p. 804. — Fibrome en dégénérescence sarcomateuse.

39. ORTHMANN, *Centralbl. f. Gyn.*, 1886, X, p. 815. — Fibrome interstitiel existant depuis dix ans. Accroissement rapide. Hystérectomie supravaginale. Récidive rapide au niveau du pédicule. L'examen histologique montre des amas de cellules rondes et fusiformes séparées par des travées fibro-myomateuses.

40. ROTHWEILER, Inaug. Dissert. Berlin, 1886. — Polype fibreux intra-utérin envahi par un sarcome de la muqueuse utérine.

41. SCHOEDER, *Traité des maladies des organes génitaux de la femme*, tr. française, 1886. — Polype fibro-sarcomateux à cellules rondes et fusiformes enlevé par voie vaginale.

42. JEFFREYS, *The Lancet*, London, 1887, t. I, p. 1236. — Polype sous-muqueux du col reconnu lors de l'accouchement de la malade. Enlèvement. Guérison. Examen histologique : fibro-sarcome.

43. BYFORD, *Société gynécologique de Chicago*, 18 nov. 1887. — Fibro-sarcome interstitiel de l'utérus se prolongeant dans le ligament large. Hystérectomie. Mort 48 heures après l'opération.

44. FENGER, *Amer. J. of Obstet.*, 1888, p. 1200. — Femme de 35 ans. Tumeur kystique implantée sur le fond de l'utérus par un large pédicule. Enlèvement par laparotomie, mort par péritonite purulente. A l'examen histologique, la tumeur présente par endroits la structure du fibro-

myome type; en d'autres, des amas infiltrés de cellules rondes, ovales ou fusiformes.

45. HUNTER, *Amer. J. of Obstet*, New-York, 1889, XXII, p. 74. — Femme de 62 ans. Tumeur interstitielle enlevée par hystérectomie abdominale. Mort au bout de 24 heures. Examen histologique : Tumeur fibreuse renfermant des amas de cellules rondes logées dans des sortes d'alvéoles. Noyaux secondaires dans le rein et le poumon.

46. BYFORD, *Am. J. of Obstet.*, 1888, XXI, p. 161. — Fibro-sarcome interstitiel. Hystérectomie abdominale totale.

47 et 48. SCHULTZE, Dissert. Inaug. Berlin, 1887. — Deux observations : La première de fibro-sarcome fasciculé intra-pariétal de l'utérus. La deuxième de fibro-sarcome globo-cellulaire sous-muqueux faisant saillie dans la cavité utérine.

49. KLEBS, Metastasen von Myomen. *Allg. Path.*, 1889, II, p. 704. — Fibro-sarcome avec métastases dans le poumon et le rein.

50. CUSHIER, *Proceed. of the New York Path. Society*, 1889-90, p. 2-5. — Fibro-sarcome interstitiel de l'utérus. Métastases dans le foie.

51. LARGEAU, *Société anat.*, Paris, mai 1889. — Fibro-sarcome fasciculé sous-muqueux de l'utérus. Hystérectomie sus-vaginale. Guérison opératoire.

52. LAURENHAUS, *Société obstétricale et gynécol.* Berlin, 24 janvier 1890. — Femme de 48 ans. Myo-sarcome interstitiel. Myomotomie. Guérison opératoire.

53. TERRILLON, *Société de chirurgie de Paris*, novembre 1890; *Bull. de thérap.*, 1890. — Femme de 53 ans, opérée quatorze ans auparavant d'un sarcome du sein gauche par Trélat. Depuis un an, métrorrhagies et augmentation rapide du volume du ventre. Hystérectomie supra-vaginale (juillet 1888). Enorme tumeur interstitielle du poids de 20 kilogrammes. Certaines parties de la tumeur sont formées par du fibro-myome pur, d'autres par du sarcome mou ou fasciculé. Mort par récidive sarcomateuse deux ans après l'opération.

54. TERRILLON (*Id.*). — Femme de 56 ans atteinte depuis quatre ans d'un fibrome ; depuis quelques mois, développement très rapide de la tumeur. Laparotomie : on trouve une volumineuse tumeur kystique adhérente à l'intestin et à l'épiploon, impossible à enlever. L'examen d'un fragment de la tumeur excisé montre un fibro-sarcome à cellules rondes.

55. Alban Doran, *Transact. Path. Soc.*, London, 1890, XII, p. 210-213. — Femme de 31 ans. Enlèvement par laparotomie d'une tumeur sous-péritonéale du fond de l'utérus. Guérison. La tumeur était un fibro-myome kystique renfermant par places des amas de cellules fusiformes à noyaux ovales.

56. Dressler, *Ueber Uterussarcome*. Inaug. Dissert. Halle, 1890. — Fibrome interstitiel envahi par un sarcome de la muqueuse utérine.

57. Geissler, *Ueber sarcoma uteri*. Inaug. Dissert. Breslau, 1891. — Fibro-sarcome avec métastases ; les veines du bassin étaient remplies de thrombus sarcomateux.

58. Bommer, *Ueber das Uterussarcom*. Inaug. Dissert. Zurich, 1890. — Tumeur interstitielle enlevée par laparotomie, constituée par un mélange de tissu fibreux et sarcomateux.

59. Behnke, *Zur Radicaloperation des Sarcoma uteri*. Inaug. Dissert. Iéna, 1891. — Fibrome en dégénérescence sarcomateuse enlevé par laparotomie.

60. Kleinschmidt, *Arch. f. Gyn.*, XXXIX, 1891, p. 116. — Fibrome en dégénérescence sarcomateuse. Les cellules sarcomateuses paraissent provenir de prolifération du tissu conjonctif intermusculaire.

61. Seeger, *Ueber Sarcoma uteri*. Inaug. Dissert. Berlin, 1891. — Tumeur enlevée par hystérectomie vaginale chez une femme de 50 ans. A l'examen histologique, on constate que la tumeur présente des portions fibreuses séparées par des amas sarcomateux à cellules fusiformes et à cellules géantes. Beaucoup de ces cellules renferment des granulations pigmentaires.

62. Villeneuve, *Ann. de l'École de méd. de Marseille*, 1892, p. 278-280. — Fibro-sarcome sous-muqueux de l'utérus enlevé par voie vaginale.

63. Heinzer, Inaug. Dissert. Würzburg, 1893. — Tumeur interstitielle formée de travées fibro-musculaires renfermant des amas sarcomateux qui paraissent provenir de prolifération du tissu conjonctif interfasciculaire.

63 à 72. Costes, thèse de Paris, 1893. — 1° Fibro-myome sous-péritonéal. Les vaisseaux très nombreux, à structure embryonnaire, sont entourés par des amas de cellules rondes semblant provenir de la prolifération de l'endothélium des vaisseaux.

2° Tumeur formée presque exclusivement par du tissu musculaire. Les vaisseaux embryonnaires sont très nombreux ; en plusieurs points l'endothélium plat des capillaires est remplacé par des cellules arrondies à gros noyaux formant deux ou trois couches superposées.

3° Fibro-myome interstitiel composé presque exclusivement par du tissu musculaire ; au centre de la tumeur on trouve des nodules sarcomateux disposés autour de vaisseaux embryonnaires et envahissant le tissu musculaire voisin.

4° Tumeur sous-muqueuse enlevée par morcellement. Le centre de la tumeur renferme de nombreux vaisseaux et des vacuoles bourrées de cellules sarcomateuses.

5° Fibro-myome sous-péritonéal de la grosseur d'une orange. Dégénérescence myxomateuse et nombreux nodules sarcomateux péri-vasculaire.

6° Polype utérin. Tissu myxomateux avec des zones sarcomateuses et myxomateuses.

7° Tumeur molle kystique de la grosseur d'une tête de fœtus. Les parties solides sont formées par du tissu fibro-musculaire avec de nombreux capillaires entourés de cellules sarcomateuses. Les parois des cavités kystiques sont formées de tissu nécrosé avec de nombreux amas de cellules sarcomateuses.

8° Tumeur du volume d'une tête d'enfant constituée par du tissu fibro-myomateux renfermant des vaisseaux embryonnaires entourés de cellules sarcomateuses; en certains points, le tissu est complètement nécrosé.

9° Fibro-myome interstitiel creusé de nombreuses cavités kystiques. La masse principale est formée de nodules fibro-myomateux présentant un début de dégénérescence sarcomateuse. Les parois des cavités kystiques sont formées de tissu nécrosé renfermant des amas de cellules sarcomateuses.

10° Tumeur molle creusée d'une grande cavité kystique remplie de liquide hémorragique. Les parois de cette cavité sont formées de sarcome à peu près pur, à petites cellules rondes et fusiformes très serrées. La périphérie de la tumeur est formée de tissu fibro-myomateux renfermant de nombreux capillaires sarcomateux.

73. WHITRIDGE WILLIAMS, *Amer J. of Obstet.*, 1894, XXIX, p. 721. — Femme de 47 ans. Volumineuse tumeur interstitielle de l'utérus. Mort avec signes de péritonite. L'examen histologique montre un fibrome en dégénérescence sarcomateuse avec cellules fusiformes et cellules géantes. Les cellules sarcomateuses paraissent provenir des fibres musculaires du myome avec lesquelles elles présentent toute une série d'intermédiaires.

74. LAURENT, *La Clinique*, Bruxelles, 1894.— Femme de 49 ans, opérée

en 1890 d'un fibrome (hystérectomie à pédicule externe). Quatre ans après, nouvelle tumeur du volume d'une tête d'adulte, adhérant à la cicatrice abdominale et au pédicule. Extirpation incomplète ; l'examen montre un sarcome à cellules fusiformes avec quelques cellules géantes polynuclées.

75. ASLANIAN, *Marseille médical*, 1894, XXI, p. 585. — Femme de 40 ans. Volumineuse tumeur pédiculée sous-péritonéale enlevée par hystérectomie supra-vaginale. Guérison. A la coupe, la tumeur présente un grand nombre de lacunes veineuses. L'examen histologique montre des faisceaux de tissu fibro-myomateux formant des loges tubuliformes dirigées en divers sens et occupées par des cellules sarcomateuses.

76-77. GREIG SMITH, *Chirurgie abdominale*, 1894. — *a*) Polype fibro-sarcomateux enlevé par voie vaginale. Guérison.

b) Fibro-sarcome interstitiel. Hystérectomie vaginale. Mort par péritonite.

78. ORILLARD et DURANTE, *Soc. anal.*, mars 1894, p. 217. — Femme de 48 ans. Énorme tumeur sous-péritonéale remplissant tout le bassin. Hystérectomie supra-vaginale. Mort par péritonite le cinquième jour. Tumeur formée de parties dures présentant la structure du fibro-myome normal, et de parties molles fibro-sarcomateuses.

79. TRÉPANT, *Gazette médic. de Picardie*, Amiens, 1894. — Femme de 38 ans. Fibro-sarcome de l'utérus enlevé par hystérectomie à pédicule externe. Guérison.

80. ULHMAN, *Wiener med. Presse*, 15 septembre 1895. — Fibrome interstitiel en dégénérescence sarcomateuse.

81. NORMAN, *Journal of Surgery*, Chicago, 1895-96, p. 76. — Fibro-sarcome interstitiel de l'utérus avec dégénérescence kystique des ovaires.

82. NIEBERGALL. *Arch. f. Gynäk.*, 1895, 4, p. 1.— Sarcome, carcinome, myome et polype muqueux dans un même utérus.

83. GOULLIOUD, *Société médicale de Lyon*, 6 juillet 1896. — Femme de 50 ans, atteinte depuis longtemps d'un fibrome. Augmentation brusque de la tumeur avec pertes et affaiblissement rapide. Mort. Fibro-sarcome fasciculé ayant perforé la paroi utérine et s'étant greffé sur les deux ovaires.

84. CONDAMIN, In thèse BAHRI, Lyon, 1895.— Femme de 51 ans. Fibrome évoluant lentement depuis plusieurs années. Accroissement

rapide avec douleurs et hémorragies. Hystérectomie vaginale par morcellement. Guérison opératoire. Fibrome interstitiel en voie de dégénérescence sarcomateuse.

85. Jacobs, *Société belge de gynécologie*, 1896. — Tumeur utérine enlevée par voie combinée abdomino-vaginale. Guérison. Fibromes interstitiels multiples, dont l'un présente un commencement de dégénérescence sarcomateuse.

86. Le Bec, In Hyenne, thèse de Paris, 1898. — Femme de 59 ans. Enlèvement par pan-hystérectomie d'une volumineuse tumeur utérine adhérente à l'intestin et à l'uretère gauche. Mort sept heures après l'opération. Examen, tumeur du poids de 3.500 grammes, formée par une série de nodules fibro-myomateux. Le plus volumineux de ces nodules est en dégénérescence sarcomateuse, les éléments sarcomateux sont nettement groupés autour des vaisseaux.

87. Rabé et Rey, *Société anatomique de Paris*, mai 1897. — Fibro-myome trouvé à l'autopsie d'une femme morte d'ulcère d'estomac. Tumeur du volume d'une tête de fœtus développée dans l'épaisseur du fond de l'utérus avec un polype gros comme le pouce. A l'examen microscopique, fibro-myome renfermant des amas de cellules rondes nettement développées autour des vaisseaux.

88. Lauwers, *Société belge de gynécologie*, 1897. — Femme de 44 ans. Hémorragies et pertes fétides, enlèvement par curettage d'une tumeur sous-muqueuse. L'examen des débris montre un fibro-sarcome. Mort par cachexie.

89. Lauwers (*id.*) — Femme de 50 ans. Volumineux myome existant depuis plusieurs années. Hémorragies, curettage. L'examen des débris montre un fibro-sarcome. Le malade refuse une opération radicale et meurt de cachexie.

90. Segond, In thèse Bigeard, Paris, 1899. — Femme de 38 ans. Tumeur sous-muqueuse. Hystérectomie vaginale. Guérison. Examen, sarcomes et fibromes du corps de l'utérus.

91. Glantenay et Marie, *Société anatom.*, Paris, 1898, p. 290. — Femme de 43 ans. Hystérectomie abdominale totale pour tumeur utérine. Mort par péritonite. A l'examen on trouve une tumeur diffuse infiltrant toute la paroi utérine ; l'examen montre un sarcome fuso-cellulaire de l'utérus, probablement d'origine myomateuse, avec cavités pseudo-kystiques.

92. Quénu, *Bull. Soc. de chirurgie de Paris*, 5 avril 1898. — Hystérec-

tomie vaginale pour fibrome remontant à un travers de doigt au-dessus de l'ombilic. Récidive sarcomateuse au bout de quelques mois.

93. Voron, *Semaine gynécologique*, 19 avril 1898 ; *Écho médical de Lyon*, 15 mars 1898. — Hystérectomie supra-vaginale pour tumeur sous-péritonéale incluse dans le ligament large, du poids de 480 grammes. Examen histologique montre un fibro-sarcome.

94. Vitrac, *Annales de gynécologie*, 1898, p. 52. — Femme de 34 ans. Hystérectomie abdominale totale. On trouve une volumineuse tumeur polykystique pesant 8 kgr. 850. Cette tumeur est formée d'une trame fibro conjonctive renfermant de grosses cellules fusiformes à noyaux allongés, présentant souvent des figures caryocinétiques.

95. Keiffer, *Société belge de gynécologie*, 1899-1900, p. 119. — Femme de 33 ans. Enlèvement par curettage d'un polype irrégulier du corps de l'utérus faisant saillie à travers le col. L'examen des débris enlevés par curettage montre un fibro-sarcome. On trouve toutes les phases de transition entre le tissu fibro-myomateux normal et le sarcome pur renfermant des cellules rondes, des cellules fusiformes et des cellules géantes.

96. Valton, *Société belge de gynécologie*, 1899-1900, p. 199. — Femme de 79 ans. Enlèvement par voie vaginale d'une tumeur utérine sous-muqueuse, partie fibreuse et partie sarcomateuse. Récidive et mort au bout de deux ans.

97. Tedenat, In thèse Théodoroff, Montpellier, 1899. — Femme de 39 ans. Hystérectomie abdominale totale. On trouve à l'examen un fibro-sarcome interstitiel ; dans certaines parties le tissu musculaire est entièrement conservé, d'autres sont entièrement sarcomateuses (sarcome fasciculé), d'autres enfin constituent les zones de transitions du tissu musculaire au sarcome.

98 à 101. Von Franqué, *Zeitschrift f. Geb. und Gynæk.*, 1899, p. 181. — 1° Femme de 34 ans. Hystérectomie supra-vaginale. Tumeur de la paroi utérine du volume d'une tête d'enfant envoyant un prolongement dans le ligament large droit. Examen histologique, fibro-myo-sarcome à cellules rondes et fusiformes.

2° Femme de 40 ans. Enlèvement d'un polype, que l'examen histologique montre être un fibro-sarcome. A la suite de cet examen, hystérectomie abdominale totale. On trouve dans le fond de l'utérus un petit fibro-sarcome envahissant les parties voisines de la paroi utérine.

3° Femme de 40 ans ayant eu onze enfants. Hystérectomie abdominale totale, morte 6 jours après l'opération. Tumeur du volume d'une tête d'adulte, complètement nécrosée à sa partie inférieure. Examen histologique, fibro-sarcome fuso-cellulaire renfermant des fibres musculaires striées.

4° Femme de 55 ans, morte de péritonite. A l'autopsie, fibrome sousséreux en dégénérescence sarcomateuse. En un point perforation de la tumeur, envahissement du péritoine et des organes pelviens, péritonite diffuse.

102. PICQUÉ, In DAVID, Thèse de Paris, 1902, Obs. II. — Polype à gros pédicule inséré sur le fond de l'utérus. Hystérectomie supra-vaginale. Examen histologique, stroma fibro-musculaire renfermant des amas de cellules sarcomateuses. Récidive un mois après l'opération.

103. NOBLE, *Amer. J. of Obstetrics*, septembre 1901. — Femme de 51 ans, atteinte depuis plusieurs années d'un fibrome utérin ; depuis quelques mois, augmentation rapide de la tumeur avec douleurs et affaiblissement de l'état général. Hystérectomie abdominale totale. Tumeur des dimensions d'une tête de fœtus développée aux dépens de la partie antéro-latérale gauche de l'utérus et étendue entre les deux feuillets du ligament large. Examen histologique, fibro-sarcome à cellules rondes. Mort quelques mois après avec récidive dans le ligament large gauche.

104. NOBLE, *ibid.* — Polype récidivant de l'utérus. Extirpation. Examen histologique montre un fibrome avec polype sarcomateux à cellules fusiformes.

105. VINBERG, *Amer. J. of Obstetrics*, avril 1902. — Femme de 50 ans. Tumeur utérine développée lentement depuis quatre ans. Depuis un an développement rapide, avec hémorragies abondantes et affaiblissement général. Enlèvement par hystérectomie supra-vaginale d'une volumineuse tumeur développée aux dépens de la face antérieure de l'utérus et emplissant tout le bassin. Examen histologique, fibro-myome en dégénérescence sarcomateuse. Guérison opératoire.

106. RIDDLE-GOFFE, *Amer. J. of Obstetrics*, avril 1902. — Enlèvement par hystérectomie abdominale d'une tumeur sous-muqueuse du poids de 4 livres, se prolongeant dans la cavité utérine par un polype volumineux. Guérison opératoire. L'examen histologique montre un fibro-sarcome à petites cellules rondes.

107. TATE, *J. of obst. and gyn. of the Brit. Empire*, septembre 1902, p. 258. — Fibro-myo-sarcome de l'utérus.

108. BURKHARDT, *Zeitsch. f. Geb. und Gyn.*, 1900, p. 8. — Hystérectomie subtotale pour tumeur diagnostiquée fibrome utérin ; après l'opération,

l'examen de la pièce montre qu'il s'agit d'un fibro-sarcome. Trois semaines après la première opération, enlèvement du moignon cervical. Malade revue au bout de 18 mois sans récidive.

109. Cottin, *Bull. soc. de chir. de Paris*, 2 avril 1902.

110. Qénu, *Bull. soc. de chir. de Paris*, 2 avril 1902. — Femme de 60 ans, atteinte depuis vingt ans d'une tumeur abdominale. Trois mois avant la mort, apparition d'une petite tumeur de l'aine, que l'on prend pour une hernie étranglée : on veut lever l'étranglement et on trouve un petit fibro-sarcome avec un pédicule qui s'enfonce dans le canal inguinal. Trois mois après, mort de la malade ; à l'autopsie on trouve un volumineux fibro-sarcome de l'utérus envoyant un prolongement jusque dans la région inguinale.

111 et 112. Quénu, *ibid.* — Observations rapportées plus haut. N° 31 et 32.

113. Desmaret et Bailleul, *Société anatomique,* octobre 1903. — Hystérectomie subtotale pour une volumineuse tumeur du fond de l'utérus remontant jusqu'à l'ombilic. L'examen montre un fibro-sarcome avec dégénérescence kystique. Guérison.

114. Van-Hoosen, *Amer. J. of obstet.*, 1903, p. 223. — Femme de 49 ans. Hystérectomie abdomino-vaginale pour une volumineuse tumeur utérine remontant jusqu'à l'ombilic.
Examen histologique. — La masse principale de la tumeur est un fibro-myome en dégénérescence sarcomateuse ; on peut voir toutes les transitions entre les fibres musculaires et les éléments sarcomateux, cellules rondes ou ovales à noyaux fusiformes. Noyau métastatique de structure analogue dans l'ovaire gauche.

115. Schoemaker, *Amer. J. of obstet.*, 1903, p. 247. — Fibro-sarcome utérin inopérable ayant envahi l'ovaire gauche et l'anse sigmoïde. Noyaux secondaires dans la paroi abdominale.

116. Costa, *Amer. J. of obstet.*, 1903. — Hystérectomie abdominale pour tumeur utérine. L'utérus présente trois tumeurs : *a*) un fibrome développé aux dépens du fond de l'utérus ; *b*) un fibro-sarcome développé dans l'épaisseur de la paroi antérieure ; *c*) un sarcome pur infiltrant le parenchyme utérin. Guérison opératoire.

117. Peter Horrocks, *Société obstét. de Londres*, 4 mai 1904. — Fibro-myome de l'utérus ayant subi la dégénérescence sarcomateuse chez une femme de 46 ans.

118. Handfield Jones, *Société obstét.*, *de Londres*, 4 mai 1903. — Fibrome de l'utérus enlevé par hystérectomie subtotale, à cause d'une rapide augmentation de volume après la ménopause. La cavité utérine est trouvée distendue par un gros sarcome, cause probable de la recrudescence du fibrome.

119. Sturmdorf. — (*Acad. de méd.*, New-York, 25 novembre 1904). — Dégénérescence sarcomateuse d'un fibrome. Hystérectomie.

120. Boldt (*Ibid.*). — Enlèvement d'un fibrome trois mois auparavant. Récidivé sous forme de sarcome.

121. Faure. — Observation rapportée plus haut. N° 33.

122. Richelot. — *ibid.* N° 34.

123. Walther. — *ibid.* N° 35.

CHAPITRE V

DÉGÉNÉRESCENCE TÉLANGIECTASIQUE
OU ANGIOMATEUSE

§1. — Historique.

Sous le nom de dégénérescence télangiectasique, il faut entendre une dégénérescence caractérisée non seulement par la
dilatation des gros vaisseaux de la tumeur, mais encore par une
néo-formation vasculaire active, modifiant l'aspect du tissu néoplasique et lui donnant un aspect caverneux ; en raison de cette
néo-formation vasculaire, rappelant le mode de formation des
angiomes, nous préférons désigner cette dégénérescence sous le
nom de transformation angiomateuse.

Cette dégénérescence a été signalée pour la première fois par
Cruveilhier qui parle de certains fibromes de l'utérus si fortement
vascularisés, qu'on peut bien leur donner le nom de tumeurs
fibro-sanguines, ou même de tumeurs érectiles.

Krull (1) décrit une tumeur dont l'intérieur était mou et renfermait une foule de vaisseaux du calibre d'une plume d'oie.

Kiwisch (2) décrit un beau cas de fibro-myome caverneux,
son texte est accompagné d'une figure très démonstrative.

---

(1) Krull, *De Natura et causis tumorum fibrosorum uteri*, p. 22, fig. 2.

(2) Kiwisch, *Klinische Vörträge über spec. path. Ther. der Krank. des weibl. Geschlecht.* Prague, 1851, p. 423.

Rob. Lée (1) rapporte une observation de tumeur utérine composée de tissu érectile.

Klob (2) relate un cas de fibromes interstitiels multiples, renfermant dans leur intérieur des lobules caverneux pleins de sang qui atteignaient le volume d'une cerise.

Virchow (3) étudie la dégénérescence télangiectasique dans une série d'articles et publie trois observations complètes, accompagnées de nombreuses figures et d'examens histologiques détaillés.

Depuis Virchow, bien peu de travaux ont été faits sur la dégénérescence télangiectasique des myomes ; les mémoires sur les dégénérescences des myomes (Costes, Hyenne, etc.) se bornent à la signaler, de même les traités de gynécologie et de chirurgie qui se bornent à résumer en quelques mots la description de Virchow.

En 1896, Mermet présente à la *Société anatomique* une belle observation accompagnée d'examen histologique complet que nous reproduisons plus loin. Kelly, dans son traité, reproduit, dans une magnifique planche, un cas de dégénérescence télangiectasique qu'il décrit en quelques mots. Goullioud (*Lyon médical*, 1899, p. 165), a présenté une pièce de fibrome à dégénérescence télangiectasique partielle. Cependant, à en juger par la statistique de Martin, citée par tous les auteurs, la dégénérescence télangiectasique ne serait pas rare, Martin en ayant trouvé 5 cas sur 205 fibromes.

Nous croyons cette proportion très exagérée, probablement parce que Martin décrit, sous le nom de fibromes télangiectasiques, toutes les tumeurs dont les veines superficielles sont très dilatées. Prise dans le sens que nous avons indiqué, c'est-à-

---

(1) Rob. Lee, *Med. Chir. Trans.*, vol. XIX, p. 120.

(2) Klob, *Wochenbl. der Zeitschr. der Gesellsch. Wiener Aerzte*, 1863, n° 17, p. 292.

(3) Virchow, *Virchow's Archiv*, 1854, t. VI, p. 553 ; *Virchow Gesalmelte Athnudlungen*, p. 362 ; *Pathologie des tumeurs*, t. III, p. 385.

dire dans le sens de néo-formation angiomateuse, la dégénérescence télangiectasique est extrêmement rare. Lauwers, sur 200 fibromes ; Jacobs, sur 171 fibromes ; Cullingworth, sur 100 fibromes ; Noble, sur 218 fibromes, n'en ont pas rencontré un seul cas.

Parmi les fibromes que nous avons pu examiner, aucun ne présentait une dégénérescence angiomateuse bien nette. Cependant, dans un cas de fibrome œdémateux à géodes que nous avons rapporté plus haut (obs. 25), le tissu présentait en certains point un aspect caverneux avec un grand nombre de vaisseaux de néo-formation. Ce cas nous semble comparable à une observation de Virchow dans laquelle il y avait à la fois dégénérescence myomateuse avec formation de géodes et dégénérescence télangiectasique.

§ 2. — Anatomie pathologique.

Nous décrirons l'anatomie pathologique de ces tumeurs, en nous servant surtout des figures de Virchow et de Kiwisch, de la planche de Kelly et de l'observation de Mermet.

La transformation angiomateuse atteint habituellement des fibromes volumineux intra-pariétaux ; dans les trois cas de Virchow, il s'agissait de tumeurs plus grosses qu'une tête d'adulte ; dans le cas de Mermet, la tumeur pesait plus de 8 kilogrammes.

Aspect macroscopique. — Le fibrome télangiectasique se montre sous forme d'une tumeur régulière, arrondie ou bosselée, de coloration rouge violacé, à sa surface on voit de nombreuses arborisations vasculaires et de grosses veines dilatées, qui peuvent dépasser le volume du petit doigt. La consistance est élastique, pseudo-fluctuante.

A la coupe, l'aspect est variable suivant l'étendue de la dégénérescence ; dans un seul cas de Virchow, la dégénérescence angiomateuse avait envahi toute la tumeur ; dans tous les autres cas la dégénérescence reste localisée à certaines parties de la tumeur, plus ou moins étendues.

Dans ce cas, la masse de la tumeur est formée par un tissu fibro-myomateux normal ou œdématié, renfermant de loin en loin des lobules myomateux. Les dimensions de ces lobules sont assez variables ; dans le cas figuré par Virchow (fig. 44), certains lobules atteignent les dimensions d'une pièce de cinq francs ; dans le cas figuré par Kelly, les lobules myomateux étaient beaucoup plus petits, ne dépassant pas la dimension d'une pièce de cinquante centimes.

Ces lobules présentent un aspect assez variable suivant le volume et la disposition des vaisseaux ; dans les cas de Virchow, certains lobules présenteraient l'aspect d'une sorte de crible très fin ; en partant des orifices de ce crible, on pouvait suivre pas à pas le développement vasculaire et arriver à des vaisseaux dont la coupe transversale allait du diamètre d'un grain de chènevis à celui d'un pois ; cette disposition se retrouve nettement sur la planche de Kelly.

D'autres lobules présentent un aspect réticulé, rappelant absolument la disposition du tissu érectile des corps caverneux ; cette disposition se retrouvait sur la pièce de Mermet, dont les lobules étaient formés de vaisseaux ramifiés et anastomosés à un tel point qu'ils donnaient l'impression d'une véritable éponge vasculaire.

Structure histologique. — L'examen histologique, pratiqué à un faible grossissement, montre que les lobules angiomateux sont essentiellement composés par un stroma fibro-musculaire, formant une sorte de réseau dont les mailles sont remplies par des vaisseaux.

a) Le stroma intervasculaire est formé presque exclusivement de faisceaux de fibres lisses dirigés dans tous les sens, et pré-

sentant l'aspect habituel des fibres-cellules du myome. Dans le
cas de Mermet, on voyait entre ces fibres musculaires une foule
d'éléments moins allongés, ovalaires, avec un noyau en voie de
division. A côté de ces éléments, on voyait un grand nombre de
petites cellules embryonnaires analogues à celles du sarcome
globo-cellulaire.

Le dessin que Mermet donne de ces travées intervasculaires,
rappelle d'une façon frappante les dessins de Bérard et Paviot
représentant les myomes à évolutions malignes, que nous avons
désignés sous le nom de leïo-myo-sarcomes.

b) Les vaisseaux sanguins compris dans ce stroma constituent l'élément essentiel de la dégénérescence ; dans les cas de
Virchow, c'étaient surtout des vaisssaux veineux ; dans le cas de
Mermet, il n'y avait absolument que des vaisseaux veineux ;
sur la planche de Kelly, au contraire, on voit figurées un certain
nombre d'artères. Certains de ces vaisseaux ont une structure
embryonnaire, leur paroi étant formée d'un simple endothélium, qui repose sur le stroma musculaire intercalaire. D'autres,
moins nombreux, ont une structure adulte, avec une paroi composée d'un endothélium, d'une couche musculaire et d'une
couche conjonctive.

Dans le cas de Mermet, un certain nombre de vaisseaux présentent des lésions de phlébite oblitérante et étaient occupés
à leur centre par des thromboses plus ou moins organisées.

D'après les résultats de l'examen histologique des cas de
Mermet, il semble que la dégénérescence télangiectasique est
une dégénérescence maligne, caractérisée essentiellement : 1° par
la néoformation et la dilatation d'un grand nombre de vaisseaux ; 2° par la prolifération entre les éléments musculaires
d'un grand nombre de cellules embryonnaires analogues aux
cellules des sarcomes.

Cette dégénérescence semble donc devoir être rapprochée de

la dégénérescence sarcomateuse ; d'ailleurs, si on admet les idées de Pilliet, sur l'origine endothéliale du sarcome, il n'y a rien d'étonnant à trouver associées la néoformation angiomateuse et la dégénérescence sarcomateuse.

§ 3. — Évolution clinique.

Cliniquement, la dégénérescence télangiectasique se traduit par une rapide augmentation de la tumeur, qui souvent était à peu près stationnaire depuis plusieurs années ; en même temps que la tumeur augmente de volume, sa consistance change : elle devient moins dure, élastique, pseudo-fluctuante, rappelant bien la sensation donnée à la main par un fibrome œdématié.

En auscultant la tumeur, on entend souvent un bruit de souffle, dont le maximum siège au-dessus du pubis.

Un signe très important, presque pathognomonique, d'après Virchow, de la dégénérescence télangiectasique, c'est le rapide changement de volume de la tumeur ; à des intervalles souvent très courts, la tumeur change de volume et de consistance, elle grossit et se distend considérablement pendant des heures, des jours, des semaines, pour revenir ensuite en peu de temps sur elle-même, diminuer de volume et donner à la palpation la sensation d'une masse dure, bien différente de la sensation de mollesse et d'élasticité qu'elle donnait au moment de sa dilatation.

D'après Mermet, ces modifications de volume de la tumeur se montrent surtout au moment des règles, ou bien à la veille d'une métrorrhagie. Virchow pense que ces modifications sont dues : l'augmentation de volume, à la dilatation par le sang des vaisseaux et des lacunes de la tumeur ; la diminution de volume, à la contraction du tissu musculaire du stroma qui chasse le sang hors de ces vaisseaux.

Les symptômes fonctionnels qui accompagnent la dégénérescence télangiectasique sont plus ou moins marqués ; d'ordinaire, la malade se plaint d'une sensation de gêne, de pesanteur abdominale.

Souvent, il y a des accidents de compression, rétention rénale ou vésicale, constipation opiniâtre, œdème des membres inférieurs, dilatation du cœur.

Habituellement, en même temps que la tumeur grossit, l'état général s'altère, la malade perd l'appétit progressivement et revêt l'aspect cachectique que détermine l'évolution des tumeurs malignes.

Le pronostic des tumeurs à dégénérescence angiomateuse est toujours à réserver ; abandonnées à elles-mêmes, les tumeurs évoluent rapidement et déterminent bientôt la mort par cachexie progressive. L'intervention est rendue plus délicate par l'énorme dilatation des tissus veineux, dont la moindre déchirure expose à une hémorragie abondante.

Enfin, bien que la récidive n'ait pas été signalée dans les quelques cas traités chirurgicalement, l'examen de Mermet, qui montre la présence d'un grand nombre d'éléments embryonnaires en pleine activité cellulaire, doit faire craindre la récidive sur place ou à distance sous forme de sarcome.

Obs. 36. — Mermet. Fibro-myome utérin sous-péritonéal télangiectasique. *Soc. anatomique*, juillet et décembre 1896. — La nommée S..., Virginie, 50 ans, blanchisseuse, entre le 6 juillet 1896 à l'hôpital Cochin, pavillon Lister, salle Sédillot, n° 11, dans le service de notre maître, M. Schwartz, pour une volumineuse tumeur abdominale. C'est une femme maigre, à teint jaunâtre, un peu terreux, mais pas cachectique.

Dans sa famille, on retrouve une tare néoplasique évidente ; sa mère est morte à 32 ans d'un cancer de l'utérus; son père est bien portant à 72 ans.

Elle-même n'a jamais eu d'affection sérieuse. Elle n'a eu ni enfants, ni fausses couches et son passé génital se réduit à peu de chose. Elle a toujours été bien réglée ; les règles sont abondantes et durent huit à dix jours. Il n'existe pas de métrorrhagies véritables, mais seulement un état ménorrhagique grave ; l'époque du mois dernier notamment s'est prolongée pendant vingt-cinq jours. Dans l'intervalle des règles, pas de leucorrhée.

Le ventre de cette femme augmente de volume depuis douze ans ; la première saillie perceptible siégeait à droite. Ces modifications du côté de l'abdomen s'accompagnèrent bientôt de compression rectale avec phénomènes d'obstruction intestinale chronique, puis de violentes douleurs dans le petit bassin.

Ce développement du ventre marcha progressivement durant ces dernières années ; en même temps les douleurs croissaient d'intensité et les ménorrhagies persistaient.

La tumeur se dessinait plus nettement à gauche.

Depuis six mois le néoplasme a pris des proportions beaucoup plus grandes, à la suite de fatigues et de surmenage.

Cette femme demande instamment à être débarrassée de cette tumeur, qui est pour elle un véritable fardeau.

Les symptômes fonctionnels sont à peu près nuls. Il n'existe pas de douleurs notables ; les douleurs de compression sciatique et crurale du début ont à peu près disparu. Les métrorrhagies ont cessé depuis quelques jours.

L'état général est encore relativement bon, bien qu'il existe un léger œdème des jambes, surtout accusé à gauche, et que la malade présente un facies un peu terreux. Le pouls est plein, assez bien frappé, mais avec des intermittences ; les artères sont dures et athéromateuses ; au cœur, léger souffle systolique à la pointe. Pas de troubles digestifs. Les urines ne contiennent ni sucre, ni albumine, mais la densité en est très diminuée (1.002), et il n'existe que 2 gr. 50 d'urée par litre.

Le ventre présente un développement considérable; tout l'abdomen est rempli, distendu, mais inégalement. Les dimensions sont les suivantes : sur la ligne pubo-xiphoïdienne, 55 centimètres ; même longueur entre les deux épines iliaques antéro-supérieures ; la ligne étendue de l'épine iliaque antéro-supérieure droite au rebord costal gauche a 59 centimètres, tandis que la même ligne du côté opposé n'a que 48 centimètres. Les circonférences présentent des chiffres aussi élevés, la circonférence au niveau de l'ombilic notamment atteint 106 centimètres. La déformation est assez particulière ; le ventre rappelle la disposition en besace de certaines femmes enceintes, la tumeur s'est surtout développée en avant. Vu de profil, l'abdomen est pendulum et prend une forme quadrilatère avec une saillie plus marquée au niveau des deux extrémités supérieure et inférieure. Vu de face et la malade étant couchée, on voit ces deux saillies faire un relief plus considérable sous la paroi abdominale. Le palper nous renseigne mieux sur leurs caractères. On constate à la partie inférieure et droite de l'abdomen une première tumeur du volume d'une tête d'adulte, remplissant presque toute la région sous-ombilicale, à surface lisse, arrondie, à consistance pseudo-fluctuante, rappelant celle d'un fibrome utérin œdémateux ; elle ne présente ni souffle, ni battements ; elle n'est point douloureuse, sauf sur une petite étendue et à la paroi moyenne de la ligne ilio-ombilicale. Au-dessus de cette tumeur et paraissant indépendante d'elle, la palpation démontre une autre tumeur, à peu près d'égal volume, occupant toute la région sus-ombilicale de l'abdomen, mais surtout le côté gauche de celle-ci, refoulant en haut le rebord costal de l'appendice xiphoïde subluxé en avant ; la surface de cette tumeur est également lisse et arrondie, elle est plus molle, plus fluctuante que la précédente. A la percussion, on la trouve mate dans toute son étendue ; on perçoit aussi que l'estomac est refoulé sous la coupole diaphragmatique et le paquet intestinal dans la région de l'hypocondre droit. Le toucher vaginal montre un utérus fortement remonté et dont le doigt peut difficilement atteindre le col ; tout au bout de l'index, on sent aussi que les culs de-sac vaginaux sont remplis par une masse qui se continue avec la tumeur perceptible au palper abdominal. Le spéculum pour les mêmes raisons ne donne aucun renseignement de valeur ; l'hystérométrie n'a pu être faite.

On porta le diagnostic de fibrome utérin et de kyste ovarique coexistant, surtout à cause de la forme et des dimensions de cette masse ; la mollesse de la tumeur supérieure rappelait d'ailleurs la fluctuation d'un épithélioma kystique de l'ovaire, tandis que la consistance plus ferme de la tumeur inférieure se rapprochait plus de celle du fibro-myome de l'utérus.

OPÉRATION le 11 juillet. — Hystérectomie abdominale à pédicule externe par M. Schwartz.

La tumeur est un énorme fibrome utérin sous-péritonéal du poids de 8 kgr. 700, irrégulièrement arrondie, elle est divisée en deux lobes par un sillon plus ou moins profond. La surface présente une coloration rouge violet, couleur saumon, avec de larges sinus veineux noirâtres qui décrivent des sinuosités sous le péritoine. La consistance est élastique, mollasse, pseudo-fluctuante.

A la coupe, la tumeur est nettement bilobée ; elle a une forme un peu analogue à celle d'un foie coupé suivant son grand axe ; de plus elle est encapsulée et offre à sa partie antérieure la section de la cavité utérine. Nous décrirons séparément chacune de ces parties, parenchyme, capsule et cavité utérine. La capsule entoure toute la tumeur. Sur le lobe gauche elle est épaisse de 1 centimètre à 1 centimètre et demi et facile à décoller du parenchyme sous-jacent, auquel elle n'est reliée que par des tractus fibreux peu résistants ; il existe même, à la partie inférieure de celui-ci, de véritables lacunes sous-capsulaires du volume d'un œuf de poule et de forme très irrégulière. Sur le lobe gauche cette capsule est plus épaisse et a jusqu'à 3 et même 4 centimètres ; elle adhère plus intimement à la masse myomateuse, sauf toutefois aussi à la partie inférieure. Cette capsule présente une coloration gris rougeâtre ; elle crie sous le raclage au couteau et présente un aspect lamelleux ; on y rencontre d'énormes sinus veineux dilatés, la plupart sous-jacents au revêtement péritonéal de cette capsule. Le parenchyme qui compose les divers lobes a une coloration brun rougeâtre, marbré de blanc ; il y a de plus un aspect aréolaire caverneux. Au milieu d'un tissu blanc grisâtre assez dur et criant sous le couteau, sont creusés des aréoles, des orifices, les uns du volume d'une tête d'épingle, les autres de celui du petit doigt ; ces orifices répondent à autant de vaisseaux, qu'on peut suivre dans le parenchyme à l'aide de la sonde cannelée et qu'on voit se contourner, se ramifier, s'anastomoser à un tel point qu'ils donnent à la tumeur l'aspect d'une véritable éponge vasculaire. Le raclage de la tranche de section corrobore encore cette opinion ; il fait sourdre un liquide sanguinolent rougeâtre abondant, mêlé à des caillots vermiformes. Les aspects aréolaire et marbré de la coupe de ce fibrome sont donc ici bien spéciaux ; les aréoles sont dus aux vaisseaux, les marbrures à la réunion des colorations rougeâtres de ceux-ci et grisâtres du stroma intervasculaire.

Examen histologique. — 1° *Texture générale.* — Tout d'abord nous donnerons une description rapide de la texture histologique du néoplasme.

1° La masse centrale du myome est formée à un faible grossissement d'un tissu caverneux, aréolaire ; on y voit des vaisseaux de tous les calibres, depuis les plus fins d'une dizaine de μ, jusqu'à d'énormes de 1 à 2 centimètres de diamètre. Les moyens sont en plus grand nombre ; d'une façon générale, leur diamètre oscille sur les coupes entre 2 et 5 millimètres. On constate de plus que ceux-ci sont diversement dirigés ; ce sont d'ailleurs plutôt des sinus non caniculés que de véritables vaisseaux ; en effet, quel que soit le point où aient porté les coupes, on n'aperçoit pas de section longitudinale des vaisseaux, mais on leur découvre toujours une forme plus ou moins arrondie ; ce fait prouve suffisamment leur configuration.

Entre ces vaisseaux on trouve le stroma du fibro-myome constitué en majeure partie par des fibres musculaires lisses. Celles-ci prédominent en effet, et le tissu fibreux n'apparaît abondant qu'au voisinage des gros vaisseaux et de la capsule d'enveloppe.

2° Cette capsule, qu'on peut suivre dans presque toute l'étendue de la surface de la tumeur, offre une épaisseur qui varie entre 1 et 2 centimètres. Au microscope, elle est constituée par des faisceaux de fibres musculaires lisses et des plans de fibres conjonctives à disposition concentrique. Les faisceaux musculaires sont plus ou moins perpendiculaires les uns aux autres ; entre eux le tissu connectif prédomine et isole les éléments lisses. La capsule est en somme de structure éminemment connective.

Cette abondance du tissu fibreux dans la membrane d'enveloppe augmente encore dans les points sous-séreux du myome. Là, il n'existe plus de fibres lisses ; celles-ci paraissent étouffées par la prolifération conjonctive. Au voisinage du péritoine même, il existe une mince bandelette de 1 à 2 millimètres d'épaisseur, sous-jacente à l'endothélium, où les fibres musculaires disparaissent et où le tissu sous-péritonéal est formé d'un tissu connectif dense. Il en est de même dans la zone de clivage qui sépare la capsule de la tumeur même ; là, les fibres connectives se raréfient à leur tour et forment des faisceaux allongés minces et délicats, qui permettaient d'isoler facilement le néoplasme de sa membrane d'enveloppe.

Du côté de la cavité utérine, la capsule change de structure, elle est constituée par le muscle utérin lui-même, mais bouleversé, et dans lequel ne se reconnaît plus l'orientation des faisceaux.

Ceux-ci sont imbriqués, entrecroisés différemment, uniquement séparés par de fines cloisons fibreuses.

Quoi qu'il en soit de la structure de cette capsule, celle-ci est très musculaire, moins toutefois que le noyau central. Mais, par contre, les vaisseaux sont surtout ici artériels, et ils émettent des branches nombreuses.

Les artérioles se divisent en fins rameaux qui vont se perdre entre les diverses couches corticales.

3° Le péritoine qui recouvre la tumeur n'offre aucune lésion saillante. Le tissu sous-péritonéal, épaissi comme nous l'avons vu, est formé de lits de faisceaux connectifs ondulés, séparés par des cellules plates.

4° Du côté de la muqueuse utérine, nous trouvons des lésions de métrite interstitielle chronique.

La hauteur du chorion est fortement diminuée ; celui-ci n'a guère que 60 à 100 μ de hauteur. Il a été aplati par la tumeur avoisinante et a subi pour cela même des modifications identiques à celles de la cavité utérine.

L'épithélium de la surface est conservé, mais les invaginations glandulaires sont profondément diminuées de nombre. Elles sont excessivement rares, et les quelques vestiges de glandes qui persistent sont déformés, comprimés par la prolifération conjonctive sous-jacente. C'est à peine si sous le microscope, à un faible grossissement, on peut arriver à découvrir plus d'un cul de-sac glandulaire par champ d'observation.

Les causes de cette disparition de l'élément glandulaire sont faciles à déterminer ; dans son ampliation la surface de la cavité utérine n'a pu fournir d'invagination épithéliale pour une si grande surface, à peine at-elle réussi à doter l'épithélium d'un chorion suffisant. Les glandes sont restées ainsi isolées les unes des autres ; il y a là une véritable raréfaction glandulaire, plutôt qu'une atrophie véritable.

2° *Etude des parties*. — Examinons maintenant les différents éléments qui entrent dans la composition du noyau central du myome.

1° Le stroma intervasculaire doit nous occuper en premier lieu. Il est constitué par des faisceaux de fibres lisses dirigés dans tous les sens, plus ou moins épais et ondulés. Ces fibres lisses à un fort grossissement montrent les aspects les plus curieux : Ordinairement, elles présentent l'aspect ordinaire des fibres-cellules du myome; leur protoplasma peu visible, sauf aux deux extrémités de la cellule, est rempli par un volumineux noyau en bâtonnets de 20 à 30 µ de long. A côté de ces cellules lisses classiques, on voit une foule d'éléments, moins allongés, ovalaires, dont le noyau est en voie de division ; sur certaines ce noyau se segmente en deux, trois et même quatre cellules, rappelant les dispositions que M. Cornil et nous-même avons trouvées dans des myomes d'autres régions. A côté, enfin, on constate entre les cellules myomateuses des éléments plus petits, jeunes, véritables cellules embryonnaires, analogues à celles du sarcome globo-cellulaire.

2° Les vaisseaux sanguins, qui constituent le principal élément de la tumeur, ont tous ici une structure veineuse ; nulle part, sauf dans la capsule d'enveloppe, nous ne trouvons dans cette tumeur de vaisseaux artériels véritables.

a) Nous examinerons d'abord ces vaisseaux dans les points où, ils n'ont pas subi d'altération ; ces points comprennent, d'ailleurs, la plus grande étendue du néoplasme. A ce niveau, ils présentent une forme irrégulière et une paroi plus ou moins bien constituée par : 1° un endothélium aplati, contrairement à ce que nous verrons plus loin ; cet endothélium représente toute la paroi pour les plus fins vaisseaux et repose immédiatement sur le stroma musculaire intercalaire ; 2° en général, au-dessous de cet endothélium existe une mince paroi musculeuse nettement distincte, formée d'une couche plexiforme de fibres-cellules lisses diversement orientées, rarement ces fibres se distinguent en deux plans bien définis. L'épaisseur de cette tunique musculaire est de 20 à 30 µ ; 3° la tunique la plus externe de gros sinus, celle qui sépare leur musculeuse des autres éléments ou du stroma de la tumeur, est une tunique conjonctive, épaisse de 40 à 100 µ, de structure vaguement fasciculée, dans laquelle on voit çà et là de rares cellules plates connectives.

Presque tous ces sinus sanguins sont bourrés de globules rouges, rétractés au centre de la lumière du vaisseau par les agents fixateurs; ces globules rouges, enserrés parfois dans un réseau de fibrine, bien visibles et verts sur les coupes colorées à la thionine, n'ont subi aucune

altération. Au milieu d'eux, on rencontre des leucocytes, dont l'abondance
varie suivant les vaisseaux.

b) L'aspect et la structure de ces vaisseaux ne sont pas partout les
mêmes. Si on examine attentivement les coupes, on voit des foyers de
un demi à 1 centimètre de diamètre, moins foncés par les matières colorantes, dont le centre est formé par un ou plusieurs sinus singulièrement
altérés ; ces foyers correspondent à des îlots plus blanchâtres à l'œil nu,
où le néoplasme paraît en dégénérescence.

En ces points, ces vaisseaux présentent tous les degrés de la phlébite
oblitérante et sont occupés à leur centre par des trombus plus ou moins
organisés.

Leur paroi est épaissie, plus riche en tissu conjonctif ; mais ces lésions
portent surtout sur l'endothélium et rappellent de très près celles que
M. Cornil a décrites dernièrement à la suite des ligatures veineuses. On
voit, en effet, l'endothélium proliféré se soulever en cellules d'abord
cubiques, puis en palissades, qui viennent plonger finalement dans l'épaisseur du caillot.

Celui-ci se laisse ainsi envahir ; les cellules endothéliales, véritables
cellules vaso-formatrices, creusent entre la fibrine et les globules du
caillot, des néo-canalicules, qui plus tard se rempliront de sang à leur
tour. Nous devons ajouter que ces lésions nous auraient passé inaperçues, si M. Cornil, à qui nous avions soumis nos préparations, ne nous
avait conseillé pour leur étude l'emploi de la thionine ; les autres matières
colorantes ne permettaient pas une interprétation exacte des coupes et
faisaient plutôt penser à de véritables thromboses néoplasiques d'origine
sarcomateuse.

c) Tout autour des sinus dilatés et thrombosés, le parenchyme du
myome subit des altérations régressives ; il s'agit d'une dégénérescence
fibreuse correspondant aux îlots blanchâtres que nous avons signalés.
On observe ici une véritable fonte cellulaire, ou liquéfaction conjonctive
des cellules ; les contours de celles-ci deviennent indistincts, leur protoplasma se gonfle et leur noyau perd leur affinité pour les matières colorantes. Un degré de plus et toutes les cellules musculaires ont disparu,
un nodule fibreux reste seul ayant à son centre un ou plusieurs vaisseaux,
reconnaissables encore à leurs contours sinueux parcourus eux-mêmes
par les néo-vaisseaux.

Ceux-ci prolifèrent à leur tour, s'adjoignent un plan musculaire et
deviennent sinusiens, augmentant encore l'état télangiectasique du
myome ; ils se thrombosent aussi à leur tour, et le cycle recommence
indéfiniment, nous expliquant parfaitement l'évolution clinique et le
volume de la tumeur chez cette malade.

CHAPITRE VI

DÉGÉNÉRESCENCE ÉPITHÉLIALE

§ 1. — Historique.

Tous les auteurs anciens admettent la possibilité de transformation cancéreuse des tumeurs fibreuses de l'utérus. Morgagni, van Swiéten, Valentin et bien d'autres regardaient le cancer comme la période ultime de l'induration fibreuse, de même que, par exemple, l'induration du sein précède le cancer de cet organe.

Bayle différencie nettement le cancer des corps fibreux. Dupuytren semble admettre la dégénérescence cancéreuse pour les fibromes mous et surtout pour les polypes.

Cruveilhier dans son *Traité d'anatomie pathologique* s'élève contre toute dégénérescence possible du fibrome en cancer ; il admet entre le fibrome et le carcinome un antagonisme complet.

Virchow au contraire admet la dégénérescence carcinomateuse des fibromes lorsque dans leurs tissus se développent des éléments hétérologues ; après lui, plusieurs auteurs rapportent des cas de dégénérescence carcinomateuse primitive de fibromes : Klob, Babès, Coe, Rœhrig, Ehrendorfer.

La possibilité de cette dégénérescence est niée par Broca, Cornil et Ranvier, Siredey et Danlas, Pozzi, Costes, Hyenne, qui admettent que dans les cas publiés il s'agit non de dégénérescence épithéliale de myomes, mais seulement du développement simultané d'un myome et d'un cancer.

Cette coexistence des tumeurs fibreuses et du cancer de l'utérus est signalée fréquemment en France et à l'étranger. C'est surtout en Allemagne que cette question a été l'objet de publications, de dissertations inaugurales, celles de Max Boetticher (1884), de Wagner (1886). Ces deux auteurs s'occupent uniquement de la coexistence des fibro-myomes et carcinomes du corps de l'utérus.

Wahrendorff (1887) rapporte dans son travail inaugural 4 observations recueillies à la clinique du professeur Schrœder, dont 2 ont trait à l'association des fibro-myomes et de carcinomes du corps, les 2 autres à la coexistence de fibromes du fond de l'utérus et de l'épithélioma du col; il donne en outre les résultats de l'examen anato-pathologique de ces tumeurs.

Samschin (1887), de Saint-Pétersbourg, publie à propos d'une laparo-hystérectomie une observation de fibro-myomes et d'épithélioma du col.

Schramm en signale un autre cas.

Ehrendorfer (1892), dans les *Archiv. für Gynäkologie de Berlin*, publie 4 observations et attire l'attention sur cette complication grave des fibromes à laquelle on ne songe pas suffisamment; il termine son article en se demandant si le cancer du col ou du corps de l'utérus ne se rencontre pas plus fréquemment associé à des fibro-myomes qu'isolément. Le même auteur signale un cas de dégénérescence primitive d'un fibrome en carcinome qui lui semble démonstratif.

Krug, en Angleterre, rapporte 2 observations dans le *Americ. Journal of Obst.*, 1891 : l'une de fibrome et d'épithélioma du col, l'autre de fibrome et carcinome du corps.

En France, la question a donné lieu à peu de travaux, nous ne trouvons guère qu'une série de communications de Nicaise, (1881), Pozzi (1887), Le Bec (1892)

Bourgeois, dans sa thèse de Lyon (1897), a rapporté quelques nouvelles observations de Poncet et Laroyenne. Verstraete, (thèse de Paris 1898) et Boucaud (thèse de Bordeaux 1898) rapportent également de nouvelles observations.

Dans ces dernières années, Walther, Quénu, Potherat, Ricard, Schwartz et surtout Richelot, ont présenté des cas à la Société de chirurgie, à propos des discussions sur l'hystérectomie abdominale totale ou subtotale.

Depuis une dizaine d'années, la question, non plus de la simple coexistence, mais du développement direct d'un épithéliome au sein d'un fibro-myome, a été reprise surtout en Allemagne et a donné lieu à une série d'articles de Recklinghausen, Voigt, Meyer, Pick, Schrœder, Neumann, Legueu et Marien.

Ce long historique, forcément un peu confus, montre nettement que des auteurs également compétents ont émis les opinions les plus opposées et les plus contradictoires sur cette importante question des rapports des myomes et des épithéliomas de l'utérus. Cette confusion, ces contradictions tiennent essentiellement à ce que les divers auteurs traitent la question à divers points de vue et réunissent dans une même description des cas absolument différents.

L'étude des observations publiées montre deux ordres de faits : dans les uns, il y a simplement développement simultané dans l'utérus d'un fibrome et d'un cancer, les deux tumeurs restant absolument isolées.

Dans les autres, au contraire, les éléments cancéreux, les cellules épithéliales se développent dans la masse fibro-myomateuse même.

Ce sont là deux variétés bien distinctes, dont nous croyons devoir séparer l'étude; nous examinons donc successivement :

1° Les cas dans lesquels un épithélioma se développe au milieu d'un fibro-myome ;

2° Les cas dans lesquels il y a simplement coexistence de fibrome et d'épithélioma utérin.

§ 2. — Développement d'un épithélioma dans un fibro-myome.

La possibilité du développement d'un épithélioma au sein d'un fibro-myome a été énergiquement repoussée par Cruveilhier : « Les corps fibreux peuvent-ils devenir cancéreux ? Non, mille fois non, à ce point que, même si l'utérus tout entier subissait la dégénérescence cancéreuse, le corps fibreux resterait inaltérable.

« J'ai trouvé dans l'épaisseur de l'utérus une tumeur fibreuse environnée de toute part par un tissu encéphaloïde ramolli, et qui n'avait nullement participé à l'altération cancéreuse. » Cruveilhier cite, à l'appui de son opinion, un autre fait dans lequel un fibrome développé à côté d'un carcinome utérin secondaire à un cancer du sein avait conservé toute son intégrité.

Cette opinion de Cruveilhier est certainement trop absolue, le développement d'un épithélioma au sein d'un myome est rare, exceptionnel même, mais il est possible, et nous en avons réuni 38 observations (1).

Dans la plupart de ces cas, il s'agit non de dégénérescence épithéliale vraie, mais d'envahissement d'un fibrome par un épithélioma de voisinage, surtout par un épithélioma de la muqueuse. L'épithélioma se développe d'abord dans la muqueuse du corps de l'utérus, puis les traînées épithéliales s'enfoncent

(1) Cas de : Neumann-Dorland, Siredey et Danlos, Babcock, Schramm, Ehrendorfer, Kannegisser, Wahrendorff, Redlich, Kummel, J. Williams, Schopter, Cornil et Boissier, Roger Williams, Lejeune, Dumas, Richet, Klob, Bœtticher, Benporath et Liebmann, Babès, Coe, Glaeser, Thorn, Ivanoff, Mundt, Jesset, Legueu et Marien, Rotchinsky, Schultz, Schultzenstein, auxquels il faut ajouter 4 cas de Geuer, les cas de Bender et Lardennois, que nous rapportons plus loin, et deux observations inédites que nous rapportons.

dans la profondeur et viennent envahir un fibrome situé immédiatement sous la muqueuse, plus rarement un fibrome interstitiel ou sous-séreux. Dans ce cas, l'envahissement du fibrome peut se faire directement ou bien par l'intermédiaire des lymphatiques péri-vasculaires. C'est, d'après Roger Williams, le mode d'envahissement habituel, même pour les myomes sous-muqueux.

Nous avons pu étudier 2 cas d'envahissement d'un fibrome par un épithélioma de la muqueuse utérine.

Obs. 37. — Femme de 50 ans, opérée par M. Faure en juin 1903.
Depuis quelques mois douleurs, hémorragies assez abondantes et écoulement leucorrhéique sans œdème.
A l'examen on trouve une tumeur utérine bien mobile du volume d'une tête de fœtus.
Hystérectomie supra-vaginale.
A l'examen des pièces : fibrome interstitiel sous-muqueux, développé dans le fond de la paroi postérieure de l'utérus. La muqueuse du fond de l'utérus est épaisse, irrégulièrement bourgeonnante et déchiquetée.
L'examen histologique montre un épithélioma cylindrique, dont les végétations envahissent la musculature utérine. L'envahissement est particulièrement marquée au niveau du fibrome sous-muqueux.
Des coupes pratiquées à la partie inférieure de la tumeur montrent qu'elle est formée par de petits nodules myomateux séparés par de larges bandes de tissu conjonctif, les traînées épithéliales envahissent ces bandes de tissu conjonctif et remontent très loin dans l'intérieur de la tumeur.
Dans la partie voisine de la muqueuse les nodules myomateux sont complètement dissociés par l'infiltration épithéliale, plus haut les nodules myomateux paraissent intacts, et seules les bandes conjonctives internodulaires sont envahies par les cellules épithéliales.

Un envahissement analogue existait dans un cas opéré par M. Richelot à Cochin en février 1904. Il s'agissait d'un cancer du corps de l'utérus pour lequel on pratiqua l'hystérectomie vaginale. L'opération terminée, M. Richelot nous fit remarquer la présence de plusieurs petits fibromes interstitiels, du volume d'une noisette à celui d'une grosse noix. A l'examen histologique on put constater que les végétations épithéliales s'enfonçaient profondément dans la paroi utérine et avaient envahi plusieurs nodules fibro-myomateux.

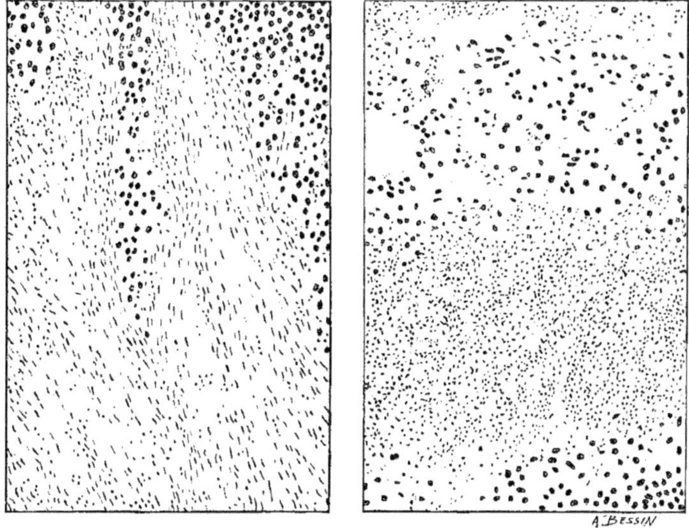

FIG. 21.   FIG. 22.

Fibrome envahi par un épithélioma du corps de l'utérus. (Obs. 37.)

FIG. 21. — Travées épithéliales s'enfonçant très loin dans le tissu fibro-myomateux.
FIG. 22. — On voit à la partie moyenne de la figure une bande de tissu fibro-myomateux, au-dessus et au-dessous deux bandes d'épithélioma qui envahissent le tissu fibromateux.

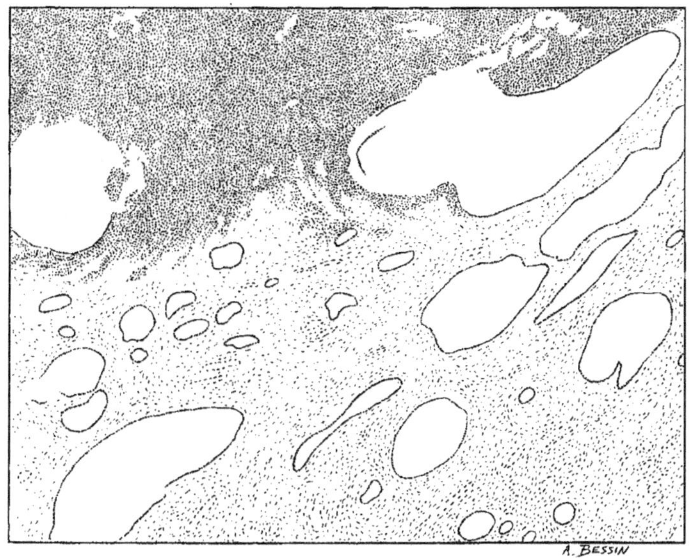

FIG. 23. — *Fibrome envahi par un épithélioma.*

On voit dans le tissu fibro-myomateux de nombreuses cavités tapissées
par un revêtement épithélial.

Nous avons pu réunir un certain nombre de cas analogues d'envahissement de fibro-myomes par un cancer de la muqueuse.

Neumann-Dorland rapporte un cas d'hystérectomie pour dégénérescence maligne d'un fibrome de l'utérus. L'utérus très augmenté de volume (15 $\times$ 14 $\times$ 13 centimètres de diamètre) renfermait plusieurs fibromes interstitiels et sous-muqueux avec un polype ; l'un des fibromes évidemment dégénéré faisait une saillie très marquée dans la partie supérieure droite.

L'examen histologique montre un épithélioma glandulaire de la muqueuse.

La tumeur saillant dans la cavité utérine est un fibrome, dont la partie superficielle est envahie par la dégénérescence épithéliale. On y trouve, jusqu'à une certaine distance de la muqueuse, des traînées épithéliales séparées par des bandes de tissu musculaire.

Siredey et Danlos (*Dict. de mid.* en 40 vol., Art. Utérus) signalent un cas dans lequel un cancer du corps de l'utérus avait envahi par propagation un myome préexistant.

Babcock (Wayne, *Amer. gyn. and obst. J.*, déc. 1896) a observé dans le service de Kelly un cas de cancer du col ayant envahi un fibro-myome.

Schramm (*Centralbl. für Gynäk.*, nº 12, 1892) a observé un cas de polype fibreux intra-utérin envahi par un cancer de la muqueuse du corps de l'utérus.

Ehrendorfer (*Arch. für Gynäk.*, Bd. XIII, Heft. 2) rapporte un cas analogue au précédent.

Franck (*Wiener med. Wochenschr*, nº 50, 1892) signale l'envahissement par un cancer de la muqueuse d'un polype fibreux du col de l'utérus faisant saillie dans le vagin.

Wahrendorff (Inaug. Dis., Berlin, 1887) et J. Williams (*Cancer of the uterus* 1888, p. 29) rapportent deux cas analogues d'envahissement cancéreux de polypes fibreux du col de l'utérus.

Kannegisser (*S. de gynéc. et d'obstét. de Saint-Pétersbourg*, 20 février 1903) signale un cas de polype fibreux enlevé par voie vaginale : à l'examen on trouve dans le polype des noyaux cancéreux. La malade refuse l'hystérectomie et meurt plus tard d'un cancer de l'utérus.

Redlich (*S. de gynéc. et d'obst. de Saint-Pétersbourg*, 20 février 1903) rapporte un cas d'envahissement cancéreux d'un fibro-myome de l'utérus.

Femme de 45 ans, 6 grossesses, depuis 4 ans hémorragies persistantes. On enlève un fibrome pédiculé du volume d'un poing.

La surface de ce polype est lisse, à l'exception de la partie supérieure gauche qui présente une ulcération de la grandeur d'une pièce de
cinquante centimes.

L'examen microscopique montre que cet ulcère présente la structure
d'un cancer épithélial ; l'épithélium s'enfonce jusque dans le tissu cou-
jonctif, perd ensuite toute attache avec le revêtement épithélial et forme
des nœuds et bulbes cancéreux. Le processus cancéreux ne pénètre pas
profondément la tumeur, qui a tous les caractères d'un fibro-myome,
cependant un examen approfondi montre dans les parties profondes des
noyaux cancéreux à cellules caractéristiques. Le pédicule ne présente
pas d'altérations cancéreuses.

Si les fibromes interstitiels et sous-muqueux peuvent être envahis par un épithélioma de la muqueuse utérine, les fibromes sous-
péritonéaux peuvent de leur côté être envahis secondairement
par des épithéliomas développés dans les organes avoisinants du
bassin et de l'abdomen (l'ovaire, la trompe, l'intestin, etc.).

Kümmel (1) a rapporté un cas de dégénérescence d'un fibrome
pédiculé sous-séreux envahi par un cancer primitif de l'ovaire.

A côté des cas dans lesquels il s'agit d'envahissement d'un
fibro-myome par un cancer de voisinage, il en est d'autres où la
dégénérescence est due au développement d'éléments épithéliaux provenant d'un cancer plus ou moins éloigné, et amenés
dans le fibrome probablement par embolies lymphatiques.

Ces cas de cancers métastatiques développés dans l'intérieur
d'une tumeur fibreuse sont absolument exceptionnels, mais ils
existent, et nous pouvons en rapporter une observation, due à
l'obligeance de notre collègue Bender :

Obs. 38. — *Épithélioma développé dans un fibro-myome utérin à la
suite de cancer du sein.* — Femme de 46 ans, rentre en mars 1903 dans le
service de M. Pozzi. La malade a été opérée dans le service, un an auparavant, d'un cancer d'un sein gauche ; depuis elle s'est bien portée, mais
depuis quelques mois elle a des métrorrhagies assez abondantes.

L'examen montre la présence d'un fibrome utérin, et l'opération est

____

(1) Kümmel, *Deutsche med. Woch.*, 4 juin 1895.

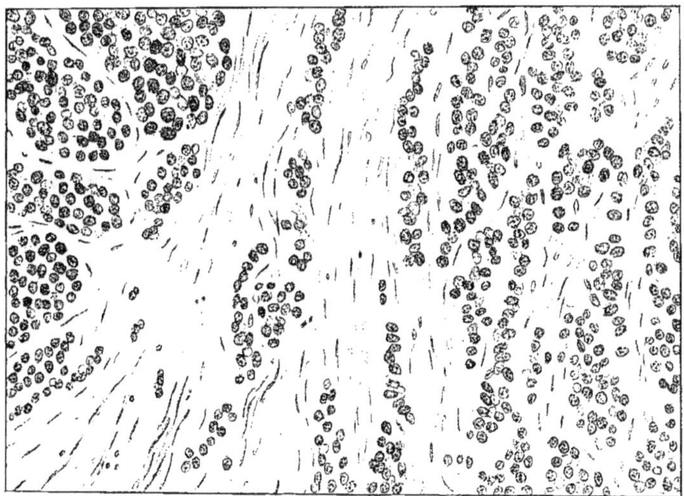

FIG. 24. — *Épithélioma développé dans un myome à la suite d'un cancer du sein.*

Les éléments épithéliaux se présentent sous forme d'amas de cellules cubiques séparés par des travées fibro-myomateuses. Ces cellules sont absolument analogues à celles trouvées sur les coupes du sein et des autres organes envahis par le néoplasme.

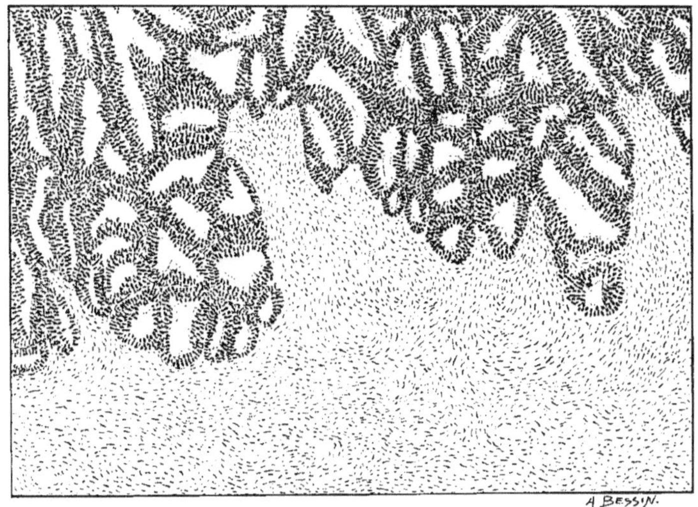

FIG. 25. — *Fibrome et cancer du corps de l'utérus.* (Obs. 39.)

décidée lorsque survient une paralysie complète des membres inférieurs gauches avec relâchement des sphincters. On pense à un foyer néoplasique secondaire dans la colonne vertébrale. La malade se cachectise progressivement et meurt six mois plus tard.

A l'autopsie, on constate une récidive locale du cancer du sein avec noyaux secondaires dans le foie, le pancréas, les deux poumons.

L'examen de l'utérus montre l'existence de plusieurs fibromes interstitiels et sous-péritonéaux ; à la coupe, plusieurs de ces corps fibreux paraissent en voie de dégénérescence, ils sont infiltrés par place d'une substance grisâtre, de consistance plus molle. A l'examen histologique, on voit entre les travées fibro-myomateuses des amas de cellules cubiques manifestement de nature épithéliale, absolument analogues à celles que l'on avait trouvées sur les coupes du rein et des autres organes envahis par le néoplasme ; il s'agit donc bien d'une dégénérescence cancéreuse d'un fibrome utérin consécutive à un cancer du sein.

SCHOPTER (*Arch. für path. Anat.*, Berlin, 1892, t. XXIX, p. 61), a rapporté un cas analogue de métastase cancéreuse ; dans un cas de cancer primitif du poumon, il trouva un myome renfermant un noyau cancéreux.

Développement d'un épithélioma primitif dans un myome. — Dans tous les cas que nous venons d'étudier, il s'agit du développement dans l'intérieur d'un myome de cancers secondaires, soit par envahissement d'un cancer de voisinage, soit par métastase d'un cancer d'un organe éloigné ; à côté de ces cas, il en est d'autres où le myome est le siège d'un épithélioma primitif. M. Cornil en a présenté une observation très complète à la Société d'anatomie :

CORNIL et BOISSIER, *Société anatomique*, juin 1875. — Mme R..., âgée de 53 ans, morte avec des symptômes de péritonite.

A l'autopsie, on trouve une tumeur du volume d'un cerveau d'adulte, développée aux dépens du corps de l'utérus ; cette tumeur est très irrégulièrement bosselée, de consistance inégale, molle, ou même fluctuante en certains points. A la coupe, la tumeur paraît formée à la périphérie d'un tissu ferme, dur, d'apparence fibreuse ; au centre par un tissu mou présentant une cavité irrégulière remplie d'une sorte de bouillie jaunâtre et d'un liquide caséeux.

EXAMEN HISTOLOGIQUE. — La partie périphérique est formée par des faisceaux de fibres musculaires lisses et de fibres conjonctives ; au-dessous on trouve une couche de tissu conjonctif renfermant de nombreuses cellules lymphatiques. La partie centrale de la tumeur est formée par du tissu fibro-conjonctif, ramolli, renfermant de nombreux îlots carcinomateux. La disposition de ces îlots est très nette. Au milieu de chaque zone on voit un vaisseau rempli de sang ; tout autour du vaisseau le tissu est formé par un réticulum de tissu conjonctif ; les mailles de ce réseau sont remplies de cellules épithéliales caractéristiques.

Nous avons pu réunir 18 autres cas de cancers primitifs développés dans des fibro-myomes.

Mundt (*Arbeit. aus d. path. Anat. u. Bakt.*, 1901, Bd. III, H. 2, p. 264). — Utérus à fibromes multiples enlevé par hystérectomie abdominale chez une femme de 38 ans. Un fibrome sous-muqueux saillant dans la cavité utérine renferme en certains points des formations d'apparence glandulaire, en d'autres des formations épithéliales : on trouve des nappes irrégulières de cellules cylindriques ou polyédriques avec corps protoplasmique abondant et noyau vésiculeux, en certains points les éléments présentent une disposition alvéolaire, et les cellules formant plusieurs couches superposées sont orientées perpendiculairement au bord de l'alvéole. Il s'agit donc indubitablement d'un épithélioma cylindrique développé dans un myome. (Deux figures histologiques démonstratives accompagnent le travail de Mundt).

Roger Williams (*Annals of Surg.*, septembre 1896). — Femme de 43 ans, très affaiblie, vient consulter pour des accidents d'occlusion intestinale chronique. Six mois plus tôt, il s'est formé un abcès de la région ischio-rectale gauche, suivi de fistule et d'ulcération cancéreuse.

Colpotomie lombaire gauche ; mort par épuisement trente-six jours après.

Autopsie. — L'utérus gros comme le poing adhère intimement au rectum et à l'intestin ilio-cæcal ; le rectum est fortement comprimé contre le sacrum ; au-dessus du point comprimé part le trajet fistuleux, qui aboutit à l'ulcération de la région ischio-rectale gauche.

La paroi postérieure de l'utérus renferme une tumeur du volume et de la forme d'un citron, qui paraît être un fibrome infiltré d'une matière colloïde grisâtre, translucide et granuleuse.

A la périphérie, l'infiltration a envahi les parties avoisinantes, surtout le tissu cellulaire qui sépare le rectum de l'utérus élargi. Les ganglions pelviens sont infiltrés, les uretères dilatés avec hydro onéphrose gauche et néphrite ; pas de métastases.

L'examen histologique montre que la tumeur utérine est formée de travées fibro-myomateuses plus ou moins épaisses, limitant des alvéoles remplies de substance colloïde dans laquelle on trouve des amas de cellules épithéliales.

Diagnostic. — Cancer glandulaire du type tubulaire. Comme ni la muqueuse utérine, ni la muqueuse rectale adhérant à la tumeur ne présentent de lésions de dégénérescence épithéliale, il faut bien admettre que l'épithélioma a pris son origine dans le myome.

SCHULTZ-SCHULTZENSTEIN (*Berl. klin. Woch.*, 1902, n° 38, p. 661). — Femme de 58 ans. Depuis l'âge de 44 ans, augmentation du ventre. Depuis quatre ans, phénomènes de compression pelvienne, surtout gêne de la défécation extrêmement prononcée.

Diagnostic clinique, fibro-myome de l'utérus.

Laparotomie médiane sous-ombilicale : on trouve une tumeur d'apparence fibreuse, intimement adhérente à l'intestin, surtout au côlon transverse. En essayant de rompre ces adhérences, on déchire la tumeur fibreuse, et la déchirure donne issue à une sorte de bouillie d'aspect encéphaloïde qui occupe le centre du fibrome. Une parcelle de cette bouillie fut, séance tenante, examinée au microscope et on reconnut qu'il s'agissait d'un carcinome. Devant l'impossibilité de faire l'extirpation totale, on referme le ventre, après avoir libéré les adhérences du côlon avec la tumeur.

Disparition des accidents d'occlusion, mais mort au bout de quelques semaines par péritonite cancéreuse (malgré un traitement par la cancroïne).

IVANOFF (*Wratch*, n° 49, 4 décembre 1897, et n° 50, 11 décembre 1897). — Femme de 43 ans, morte de cachexie. A l'autopsie, on trouve une volumineuse tumeur utérine remplissant tout le bassin. La paroi antérieure de l'utérus renferme un fibrome.

La paroi postérieure de l'utérus présente une tumeur qui a pénétré dans le vagin à travers le cul-de-sac postérieur. Histologiquement, la partie saillante dans le vagin est un adéno-carcinome, tandis que la masse de la paroi postérieure de l'utérus présente les caractères d'un fibro-myome kystique avec des cellules sarcomateuses et des tubes cancéreux. Il y a des noyaux métastatiques dans le péritoine, la plèvre, le poumon, le foie, la rate.

L'auteur pense que cette tumeur complexe a évolué de la façon suivante : d'abord, il y avait un adéno-myome de la paroi postérieure de l'utérus ; sous l'influence d'une irritation, la tumeur a subi la transformation sarcomateuse ; sous l'influence de la même irritation, les éléments glandulaires de la tumeur ont proliféré et se sont transformés en éléments épithéliaux atypiques.

LEJEUNE (*J. compl. du Dict. des sciences médic. de Paris*, 1827, t. XXVI, p. 297-299) rapporte l'observation d'un polype utérin devenu carcinomateux avec renversement de l'utérus.

DUMAS (*Bull. acad. de méd.*, Paris, 1840, t. V, p. 285-294) décrit une tumeur fibreuse interstitielle transformée en matière encéphaloïde.

Richet (*Gazette des hôpitaux*, Paris, 1874, t. X, p. 266) donne une observation de dégénérescence cancéreuse d'un fibrome.

Klob (*Path. Anat. der weiblichen Sexualorgane*, 1864, p. 163). — En 1862, un singulier spécimen fut déposé au musée de Salzbourg ; dans une tumeur fibreuse du volume d'une tète d'enfant, située dans la paroi postérieure de l'utérus, il s'était développé un carcinome incontestable sans qu'aucune autre portion du corps fût affectée. Je dois donc admettre la possibilité de transformation cancéreuse d'un myome, quoique je ne puisse me rappeler un second cas de cette espèce, soit dans la littérature, soit d'après mon expérience personnelle.

Boetticher (cité par Schottlander (*Zeitschrift für Geburt und Gynäkologie*, t. XXVII, p. 94) rapporte un cas dans lequel un épithélioma s'était développé au centre d'un myome sans affecter de rapports avec la muqueuse.

Benporath et Liebmann (cités par Barnes, *Traité clinique des maladies des femmes*, 1876) rapportent une observation de dégénérescence cancéreuse primitive d'un myome.

Babès (*Weiner med. Zeitung*, 1882, t. XXVII, p. 36-48) décrit un cas d'épithélioma développé au centre d'un myome interstitiel sans aucune lésion de la muqueuse utérine.

Coe (*Société obstétricale de New-York*, 6 novembre 1888) présente au nom de Hunter un fibrome utérin dégénéré en cancer avec noyaux métastatiques dans le poumon chez une femme de 52 ans. C'est probablement le même cas qui est décrit trois ans plus tard par Glaeser et Coe (*Centralbl. für Gynäk.*, p. 187, 1891).

Glaesser (cité par Seuer, *Centralblatt f. Gynäk.*, n° 14, 1894) rapporte un cas de dégénérescence cancéreuse d'un myome. Seuer pense qu'il s'agit simplement d'envahissement d'un fibrome par un cancer de voisinage.

Thorn (*Zeitschrift für Geburt. und Gynäkologie*, Bd. XXVII) rapporte un cas de dégénérescence cancéreuse d'un polype intra-utérin.

Geuer (*Centralbl. für Gynäk.*, n° 14, 1894) réunit 4 cas de dégénérescence cancéreuse primitive de myomes utérins.

Jesset (*Brit. med. J.*, 29 juin 1899) décrit 1 cas de dégénérescence cancéreuse d'un myome utérin. L'hystérectomie totale fut suivie de récidive.

Legueu et Marien (1898) signalent le développement de noyaux épithéliomateux au milieu d'un myome. (Nous rapportons plus loin un résumé de cette observation.)

Rotchinsky (*Soc. de gynéc. de Saint-Pétersbourg*, 1898) présente un myome énorme renfermant dans son intérieur un noyau cancéreux.

Des 19 observations d'épithéliomas primitifs développés dans des myomes que nous venons de rapporter, celles de Lejeune et de Dumas ne nous inspirent qu'une confiance relative, en raison de leur ancienneté, du manque de détails histologiques et de la confusion régnant à cette époque sur la nature du cancer ; nous croyons que ces observations peuvent être de simples cas de dégénérescence sarcômateuse. Les observations de Richet, Benporath et Liebmann, Coe, Glaeser, au contraire, rapportent sûrement des cas d'épithéliomas intra-myomateux ; mais comme les auteurs ne décrivent pas l'état de la muqueuse utérine, on peut se demander s'il ne s'agit pas simplement d'invasion de fibromes par un épithélioma de la muqueuse.

De même, dans le cas de Klob, Ruge et Veit pensent qu'il s'agit de cancer de la muqueuse du corps ayant envahi un myome voisin ; cependant Klob dit expressément qu'à part le myome, aucune portion du corps de l'utérus n'était atteinte de carcinome.

Le cas de Thorn ne nous parait pas non plus absolument certain ; là encore la muqueuse pouvait bien avoir été le siège initial de la dégénérescence cancéreuse, de même dans le cas de Schultz-Schultzenstein et dans celui d'Ivanoff.

Par contre, les cas de Cornil et Boissier, de Roger Williams, de Boetticher, de Babès, de Geuer, de Jesset, de Legueu et Marien, de Rotchinsky, de Mundt sont accompagnés de détails histologiques suffisants pour qu'on puisse admettre qu'ils constituent des exemples authentiques du développement d'épithélioma primitif dans des fibro-myomes utérins.

Ces faits incontestables d'épithéliomas développés au sein d'un fibro-myome ont été interprétés de diverses façons par les auteurs.

La plupart des auteurs anciens admettent qu'il s'agit d'une dégénérescence véritable : les éléments du fibro-myome (fibres musculaires et fibres conjonctives) se transforment directement en éléments épithéliaux. Telle est l'opinion de Klob, Babès, Glaeser, Coe, Roehrig, Ehrendorfer.

Cette transformation n'est plus admise aujourd'hui par aucun anatomo-pathologiste, elle est en effet en désaccord complet avec toutes nos connaissances sur le développement des tumeurs. Les épithéliomas, en effet, ne peuvent naître qu'aux dépens d'épithéliums, c'est-à-dire de tissus provenant du feuillet externe ou interne du blastoderme ; tandis que les fibro-myomes sont constitués par un mélange de tissu conjonctif et musculaire, c'est-à-dire par des éléments qui reconnaissent comme origine le feuillet moyen du blastoderme ; ils ne peuvent donc jamais, par le fait même de leur constitution histologique et de leur origine embryonnaire, donner naissance à des éléments épithéliaux.

La seule façon d'expliquer le développement d'un épithélioma dans un fibro-myome est d'admettre qu'il y a dans le tissu fibro-myomateux des éléments épithéliaux susceptibles de se développer et de proliférer, en donnant lieu à une tumeur maligne.

Cette thèse se trouve confirmée par un grand nombre d'observations, qui ont montré de façon indiscutable la présence d'éléments épithéliaux dans l'intérieur des fibro-myomes.

Babès, Diestervegg, Ruge, Schrœder, Hauser, Schottländer, Chiari, Baraban et Pilliet ont signalé, au sein de fibro-myomes, la présence de cônes, de bourgeons épithéliaux, de cavités kystiques tapissées par un revêtement épithélial.

Origine des éléments épithéliaux. — Elle a été discutée et a donné lieu à de nombreuses théories ; d'après nous, cette origine est complexe, les épithéliomas développés au sein des myomes peuvent reconnaître une double origine et peuvent provenir :

1° Du développement de débris embryonnaires enclavés dans l'utérus au cours du développement ;

2° Du développement de culs-de-sac glandulaires abondants provenant de la muqueuse utérine.

1° *L'existence de germes embryonnaires épithéliaux* dans les parois utérines et dans l'intérieur des fibro-myomes a été signalée par Babès (1882), Diesterwegg (1) (1883), Hauser (2) et surtout par Recklinghausen (1894 et 1896).

Recklinghausen, ayant eu l'occasion d'examiner en 1894 un fibrome kystique enlevé par Freund, constata : 1° que la paroi de ce kyste était tapissée par un épithélium; 2° qu'il y avait, dans le reste des myomes et dans la paroi utérine hypertrophiée, de nombreux tubes glandulaires tapissés par un épithélium cylindrique. Ultérieurement, Recklinghausen eut l'occasion d'examiner un grand nombre de tumeurs fibreuses et constata, dans 34 cas, l'existence de tubes glandulaires à revêtement épithélial; il propose de distinguer ces tumeurs des fibro-myomes simples en les désignant sous le nom d'adéno-myomes.

Ces adéno-myomes se développent surtout aux dépens du corps de l'utérus, ils sont remarquables par leur forme arrondie et par les connexions intimes qu'ils présentent avec le tissu des parois utérines.

Au point de vue histologique, ils se composent essentiellement de deux éléments : 1° d'un tissu fibro-conjonctif; 2° de tubes glandulaires épithéliaux.

1° Le tissu fibro-conjonctif est absolument analogue à celui des myomes simples; le plus souvent il est très richement vasculaire.

2° Les tubes glandulaires constituent l'élément caractéristique de ces tumeurs, leur disposition est assez variable : parfois on trouve seulement de petites cavités kystiques ou des tubes glandulaires plus ou moins sinueux disséminés sans ordre au milieu du tissu fibro-myomateux. D'autres fois, on peut reconnaître une disposition régulière absolument caractéristique. Chaque formation glandulaire commence par un renflement terminal (Endkolben), se continue par un canal plus large (canal sécré-

<hr>

(1) DIESTERWEGG, *Zeitschr. f. Geb. u. Gynäk.*, 1883, Bd. IV, p. 191.
(2) HAUSER, *Münch. med. Wochenschr.*, 1893, n° 10, p. 189.

teur), puis devient plus petit et se rétrécit en constituant un canal rectiligne (canal collecteur) ; tantôt les divers tubes glandulaires sont complètement isolés, tantôt plusieurs canaux collecteurs se réunissent dans un canal commun accolé aux renflements terminaux ; on aperçoit souvent de petites cavités kystiques sphériques ou hémisphériques, que Recklinghausen désigne sous le nom de pseudo-glomérules.

La structure de ces diverses formations glandulaires n'est, d'ailleurs, pas identique : les canaux collecteurs sont tapissés par un épithélium à grandes cellules cylindriques munies de cils vibratils. Les canaux sécréteurs sont tapissés par un épithélioma cylindrique, mais moins élevé, dépourvu de cils vibratils. Les renflements terminaux et les pseudo-glomérules sont tapissés par un épithélium mince, presque pavimenteux, ils renferment souvent des granulations pigmentaires et des cellules volumineuses, granuleuses, colorées en jaune paille.

D'après Recklinghausen, toutes ces formations glandulaires sont développées aux dépens de débris embryonnaires du corps de Wolff. Il s'appuie :

1º Sur la disposition générale des tubes glandulaires, qui rappelle absolument la disposition du paroophoron, c'est-à-dire de la portion du corps de Wolff dirigée vers l'utérus ;

2º Sur la présence de cellules cylindriques à cils vibratils rappelant les cellules du corps de Wolff ;

3º Sur l'existence de pseudo-glomérules présentant une grande similitude avec les glomérules typiques du pro, méso et métanéphros ;

4º Enfin sur la présence de cellules jaune paille et de granulations pigmentaires rappelant la coloration jaune du paroophoron.

Recklinghausen arrive à cette conclusion, que tous les éléments glandulaires des adéno-myomes proviennent de débris du corps de Wolff. La formation glandulaire des adéno-myomes du corps de l'utérus se développent aux dépens du paroophoron. Les formations glandulaires des adénomyomes du col de l'utérus se développent aux dépens des canaux de Gartner.

Les conclusions de Recklinghausen sur l'origine Wolffienne des éléments glandulaires des fibro-myomes ont été confirmées par plusieurs auteurs. Meyer (1), sur un grand nombre de sujets, à constaté la persistance de débris du canal de Gartner dans les proportions de 22 p. 100 des utérus étudiés ; la partie supérieure de ce conduit est située sur la partie latérale de l'utérus, la partie inférieure se rapproche du centre de l'utérus et peut même devenir sous-muqueuse. A côté du canal principal, Meyer a constaté dans plusieurs cas la présence de glandes aberrantes ; il en conclut que les canaux de Gartner peuvent être l'origine des formations glandulaires incluses dans les myomes.

Max Voigt (2) a trouvé dans deux cas de myomes utérins des formations glandulaires dont il rattache l'origine à une persistance embryonnaire du canal de Wolff ou du canal de Muller.

Pick (3) a étudié un fibro-myome sous-séreux enlevé par hystérectomie, chez une femme de 45 ans, atteinte depuis quelques mois d'hémorragies rebelles : il a trouvé dans l'épaisseur de la tumeur et du muscle utérin des inclusions épithéliales formant des tumeurs glandulo-kystiques dans la région sousséreuse. Dans tout le reste du muscle utérin il n'y avait pas de glandes. Pick, se fondant sur la présence d'épithélium cylindrique vibratil et sur l'existence de cavités sphériques analogues aux pseudo-glomérules de Recklinghausen, admet que les formations glandulaires se sont développées aux dépens du corps de Wolff.

(1) MEYER, *Monatsschrift für Geburtshülfe und Gynäkologie*, 1896, Bd. III, Heft 1, p. 9.

(2) MAX VOIGT, *Monatsschrift für Geburtshülfe u. Gynäk.*, 1896, Bd. III, Heft 1, p. 100.

(3) PICK, *Arch. für Gynäk.*, t. LX, p. 1.

Breuss (1) considère également ces formations glandulaires comme dérivant des débris du canal de Wolff.

Contrairement aux idées soutenues par Recklinghausen et par les auteurs précédents, Hausser, Diesterwegg (2), Cullen (3), Kossmann (4), Lockstadt (5) font dériver les formations glandulaires des myomes non pas du corps de Wolff, mais du canal de Müller.

Les malformations des canaux de Müller sont assez mal connues ; toutefois on sait que la partie supérieure de ces canaux présente assez souvent des diverticules susceptibles de se développer et de donner lieu à des pavillons accessoires de la trompe dans lesquels peuvent se développer des grossesses extra-utérines ; ces pavillons accessoires sont même assez fréquents, puisque Richard en 1857 les rencontrait 5 fois sur 50 cas.

Il ne semble évidemment pas illogique d'admettre que des anomalies semblables à celles que l'on a constatées sur les trompes peuvent exister sur toute l'étendue des canaux de Muller, et que de la partie inférieure de ces canaux peuvent partir des diverticules épithéliaux qui s'enfoncent dans la paroi utérine et peuvent être incluses dans les formations fibro-myomateuses.

A l'appui de leur théorie, Cullen et Kossmann citent trois cas dans lesquels les formations glandulaires aboutissent à un ou plusieurs canaux ouverts dans la cavité utérine. Le cas de Breuss, un cas analogue de Recklinghausen doivent, également d'après ces auteurs, être interprétés comme des formations développées aux dépens de diverticules des canaux de Muller.

(1) Breuss, *Ueber wahre Epithelia führende Cystenbildung in Uterus-Myomen*, Leipzig, 1894.

(2) Diesterwegg, *loc. cit.*

(3) Cullen, *Cancer of the Uterus*, 1900.

(4) Kossmann, *Arch. f. Gynäk.*, 1897, Bd I, p. 369.

(5 Lockstadt, *Monalsschrift für Geburt. u. Gynäk.*, 1898, Bd. VII, p. 183.

Baraban et Vautrin (1) ont rapporté un cas de tumeur fibro-kystique du col utérin dans lequel la cavité kystique principale était tapissée dans la plus grande partie de son étendue par un épithélium cylindrique à une seule couche, et en quelques endroits par un épithélium pavimenteux : parmi les cellules de l'épithélium cylindrique les unes sont caliciformes, les autres ciliées, d'autres enfin avec plateau dépourvu de cils. Se fondant sur la diversité de ces revêtements épithéliaux, les auteurs admettent qu'ils proviennent du canal de Muller, en effet on trouve dans cette tumeur tous les types d'épithéliums de l'utérus et du vagin.

Puisque à l'état normal les épithéliums de la cavité utérine, des glandes utérines et du vagin proviennent du revêtement des conduits de Muller, il est logique d'admettre qu'une formation kystique qui présente les mêmes types épithéliaux dérive également des conduits de Muller. Le canal de Wolff au contraire, ne paraissant susceptible que d'épithéliums cylindriques, le plus souvent ciliés, il y a lieu, ce semble, à éliminer son intervention dans ce cas.

Toutefois Baraban et Vautrin n'admettent guère l'existence de diverticules du canal de Muller, ils pensent que les éléments épithéliaux de la paroi utérine proviennent plutôt d'un défaut de réunion des canaux de Muller : au moment de la coalescence de ces canaux une portion de la paroi de l'un d'eux se serait incluse, aurait été pincée dans la paroi utérine comme le fait l'épiderme le long de fentes branchiales pour produire des kystes dermoïdes.

A l'encontre de la théorie de l'origine Mullerienne des éléments épithéliaux inclus dans la paroi utérine, Recklinghausen fait remarquer que les formations épithéliales se rencontrent presque exclusivement dans les couches moyenne et externe de

(1) BARABAN et VAUTRIN, *Annales de Gynéc.*, 1898, t. II, p. 412.

la paroi utérine, tandis qu'on ne les rencontre qu'exceptionnellement dans la couche interne ; cette situation des éléments glandulaires à la périphérie de l'utérus serait évidemment un argument sérieux si elle était absolument prouvée, mais plusieurs observations (notamment celles de Breuss) montrent qu'on peut trouver des éléments épithéliaux dans la couche interne de la paroi utérine.

La discussion n'est donc pas tranchée entre les partisans de l'origine Wolffienne et ceux de l'origine Mullérienne, il est infiniment probable que les deux opinions renferment une part de vérité, et que les anomalies de développement du canal de Muller aussi bien que la persistance de débris du corps de Wolff peuvent entraîner la présence dans la paroi utérine d'éléments épithéliaux susceptibles de se développer en donnant lieu à des tumeurs dont la constitution hybride soulève des discussions et des hypothèses.

2° *Formations glandulaires d'origine muqueuse.* — Les recherches de Recklinghausen et des autres auteurs que nous venons de résumer semblent montrer d'une façon certaine l'existence dans certains myomes de débris épithéliaux d'origine embryonnaire susceptibles de se multiplier et de donner lieu à un épithélioma malin ; il paraît certain que l'on peut également trouver dans les myomes des éléments épithéliaux adultes venant de la muqueuse utérine.

Schrœder a soutenu énergiquement cette théorie de l'origine muqueuse des éléments épithéliaux intra-myomateux en s'appuyant surtout sur deux cas de Breuss et un de Recklinghausen dans lesquels on a trouvé des kystes à revêtement épithélial communiquant par un canal infundibuliforme avec la cavité utérine.

Dans son premier mémoire, Recklinghausen s'est élevé très énergiquement contre cette théorie. Son argument principal réside dans ce fait que la trompe, même dans sa portion parié-

tale, est complètement dépourvue de glandes, or les adéno-
myomes tubaires sont loin d'être rares ; d'autre part il s'appuie
sur un certain nombre d'observations dans lesquelles on a
trouvé des glandes dans des myomes sous-séreux très éloignés
et complètement isolés de la cavité utérine. Enfin il insiste sur
la forme spéciale et caractéristique des formations épithéliales
rappelant la structure et la disposition du paroophoron.

Quant aux faits de communication de kystes épithéliaux avec
la cavité utérine, ils ne sont pas, d'après Recklinghausen, un
argument contre l'origine Gartnérienne ; en effet, il existe des
observations authentiques d'abouchement du canal de Gartner
dans la cavité utérine.

A la suite de son premier mémoire, Recklinghausen eut l'occasion d'examiner une tumeur dont les éléments glandulaires
dérivaient évidemment des glandes de la muqueuse utérine : le
fibro-myome siégeait dans la paroi antérieure de l'utérus, à
l'intérieur il était en contact intime avec la muqueuse utérine :
les éléments glandulaires constituaient des tubes épithéliaux
associés, réunis, en sorte que l'ensemble donnait l'impression
d'une muqueuse utérine hyperplasiée. De cette observation
Recklinghausen conclut que dans quelques cas, rares d'ailleurs,
les éléments glandulaires des myomes peuvent dériver de la
muqueuse utérine.

Depuis, la théorie de l'origine muqueuse de la plupart des formations glandulaires des myomes a été soutenue par Schrœder (1),
Neumann (2), Schottländer (3), Legueu et Marien (4), Baldy (5).

Schrœder admet que les éléments glandulaires trouvés dans
les myomes ou dans la paroi utérine proviennent d'inclusion

(1) SCHROEDER, *Handbuch der Krankheiten der weiblichen Geschlechtsorgane*,
Leipzig, 1899.
(2) NEUMANN, *Arch. f. Gynäk.*, 1899, Bd. VIII, p. 394.
(3) SCHOTTLÆNDER, *Zeitschr. f. Geb. u. Gynäk.*, t. XXVII, p. 94.
(4) LEGUEU et MARIEN, *Ann. de Gynéc. et d'Obst.*, 1897.
(5) BALDY and LONGCOPE, *Americ. Journ. of Obst.*, juin 1902.

intra-pariétale de la muqueuse au cours du développement fœtal ; au début la muqueuse pousse des évaginations en cul-de-sac dans l'épaisseur de la paroi, au cours du développement ces évaginations sont séparées de la cavité utérine par la croissance du tissu musculaire avoisinant et restent incluses au milieu de la paroi utérine. Sous l'influence du développement inégal de cette paroi, ou bien sous l'influence de contractions musculaires, les éléments glandulaires ainsi isolés prennent cette forme irrégulière, ramifiée, renflée par endroits, rétrécie en d'autres, que l'on peut constater dans quelques cas et qui a amené Recklinghausen à les comparer au paroophoron.

Neumann admet en partie cette théorie et publie une observation dans laquelle il a trouvé des éléments épithéliaux dans deux myomes coexistants, l'un interstitiel, l'autre sous-séreux. Il admet que les éléments épithéliaux du myome sous-séreux proviennent de vestiges du canal de Gartner tandis que ceux du myome interstitiel proviennent d'inclusion fœtale de la muqueuse.

La plupart des auteurs qui ont étudié la question repoussent cette idée d'une inclusion fœtale de culs-de-sac sous-muqueux.

Schottländer admet que les éléments épithéliaux des myomes proviennent de la muqueuse enflammée ; le développement du myome irrite la muqueuse et celle-ci enflammée envoie dans la muqueuse des invaginations glandulaires.

Legueu et Marien ont apporté à l'appui de cette opinion une pièce des plus démonstratives.

Dans le fond d'un utérus enlevé par kystérectomie vaginale, Legueu et Marien ont trouvé trois petits fibromes ayant chacun le volume d'une noix.

La tumeur inférieure située immédiatement sous la muqueuse présente des particularités de structure intéressantes. Dans les coupes qui portent sur la périphérie de la tumeur, on trouve une zone de prolifération irrégulière : cette zone est constituée essentiellement par des éléments inflammatoires, qui se présentent sous l'aspect de trois types de cellules ; à la périphérie on voit surtout des cellules rondes à gros noyau dont la plupart sont en karyokinèse ; à mesure qu'on se rapproche du centre de la préparation, les cellules deviennent fusiformes et se transforment peu à peu en grandes cellules conjonctives et en cellules ramifiées.

Au sein de cette prolifération d'éléments embryonnaires, on voit que l'épithélium, très hypertrophié à la surface de la muqueuse utérine, a proliféré à son tour. Ce revêtement épithélial pénètre en certains points dans la profondeur pour former des tubes glandulaires. Ces tubes, tout en conservant une certaine symétrie quant à leur forme et à leur dimension, forment parfois de longs boyaux qui pénètrent jusqu'au centre de la tumeur ; ils sont tapissés d'une couche d'épithélium cylindrique.

Le centre de la coupe montre l'existence d'un tissu fibro-musculaire renfermant de nombreux éléments inflammatoires. Lequeu et Marien font remarquer que sur cette pièce les éléments glandulaires intra-myomateux proviennent de la muqueuse utérine à laquelle ils étaient encore reliés par place ; ils en concluent que les éléments épithéliaux que l'on trouve dans les fibromes viennent le plus souvent de la muqueuse dont ils sont une dépendance.

Baldy et Longcope adoptent également cette idée que dans la majorité des cas les éléments épithéliaux trouvés dans les myomes proviennent de la muqueuse utérine enflammée : ils publient à l'appui de cette opinion deux cas d'adéno-myomes kystiques dont l'examen histologique fournit des résultats comparables à ceux de l'observation de Legueu et Marien : sur la photographie de coupes histologiques annexées à leur mémoire on peut suivre très nettement l'évolution des éléments glandulaires qui se montrent d'abord sous forme de simples évaginations en cul-de-sac, puis de tubes glandulaires plus ou moins profonds enfoncés dans le tissu fibro-myomateux, enfin sous forme de petites cavités kystiques complètement isolées au milieu de ce tissu.

Dans trois cas dont nous rapportons les observations au chapitre de la dégénérescence kystique des myomes, nous avons trouvé, dans l'intérieur des tumeurs fibro-myomateuses, des

cavités tapissées par un revêtement épithélial. La structure de
cet épithélium, la présence d'une série de petits kystes microscopiques entre la muqueuse et le kyste principal, enfin l'existence de nombreuses invaginations muqueuses, montrent nettement que dans ces deux cas les éléments épithéliaux contenus
dans le myome proviennent de la cavité utérine.

De ces divers travaux on peut conclure que les éléments glandulaires inclus dans les fibro-myomes reconnaissent une double
origine.

Les uns développés surtout à distance de la cavité utérine,
en particulier dans les myomes sous-séreux, affectant une forme
irrégulièrement contournée et ramifiée qui rappelle la disposition des tubes du paroophoron, résultent de la prolifération de
vestiges du canal de Wolff et peut-être du canal de Muller.

Les autres, développés surtout dans les myomes interstitiels
non loin de la muqueuse utérine, proviennent de cette muqueuse
dont ils ne sont qu'une dépendance.

Quelle que soit leur origine, les éléments épithéliaux des myomes peuvent évoluer de diverses façons :

Souvent ils s'atrophient et même disparaissent complètement étouffés par la prolifération du tissu fibro-myomateux ;   -

D'autres fois ces éléments peuvent se multiplier, déterminer
la formation de cavités kystiques souvent très volumineuses
qui refoulent plus ou moins complètement le tissu utérin (cyto-
adéno-myomes) ;

Enfin ces éléments glandulaires peuvent proliférer et dégénérer en donnant lieu à une tumeur épithéliale maligne qui se
développe au milieu du tissu fibro-myomateux et peut en imposer pour une transformation épithéliale de ce tissu.

Legueu et Marien ont publié une observation très convain-
cante de cette dégénérescence épithéliale.

Legueu et Marien ont examiné une tumeur du poids de 1.800 grammes, de consistance inégale, dure comme de la pierre en certains points, élastique, molle, ou même fluctuante en d'autres.

A la coupe, on voit que la tumeur est constituée par divers tissus. A la périphérie, un certain nombre de blocs ont subi une série de transformations. Les uns sont devenus très durs, se sont rétractés et se sont transformés en substance calcaire. D'autres se sont ramollis sont fluctuants et ont subi une dégénérescence myxomateuse ou mucoïde.

Le tissu fibreux qui forme la presque totalité de la tumeur offre une coloration blanchâtre nacrée ; il est très résistant et crie sous le couteau. Il y a toutefois, au milieu de ces tissus très denses et très fermes, des blocs d'une consistance moins dure. Ce sont des lobes d'éléments musculaires cloisonnés par des travées de tissu fibreux ou entourés d'une capsule fibro-conjonctive moins résistante, à travers laquelle cheminent de nombreux vaisseaux.

Dans la profondeur de la masse fibro-myomateuse, on trouve des îlots de tissus présentant des caractères cancéreux et qu'il est facile de distinguer du reste de la tumeur. Sur des coupes faites à ce niveau et passant à la fois à travers le tissu dur et résistant et le tissu mou et friable, on constate les caractères microscopiques suivants :

Des travées de cellules épithéliales pénètrent dans les interstices fibro-conjonctifs circonvoisins et envahissent la tumeur fibro-myomateuse.

De longues travées, larges de quatre à six cellules et plus, s'enfoncent à une assez grande profondeur entre les faisceaux fibro-musculaires.

Le tissu conjonctif qui entoure les vaisseaux est aussi envahi par les cellules cancéreuses, mais celles-ci semblent respecter la paroi propre des vaisseaux qui sont intacts. Il semble qu'elles ont dissocié les travées conjonctives en les refoulant pour pénétrer dans tous les interstices cellulaires qui constituent la capsule des petits blocs fibro-myomateux.

Si on examine les coupes au centre des îlots cancéreux on voit que les cellules épithéliales, très variables quant à leur morphologie et à leur dimension, sont entassées les unes contre les autres, elles remplissent des alvéoles dont les parois sont constituées par des tissus fibreux. Ce stroma se présente, soit sous l'apparence de larges travées de tissus fibreux homogène et très dense, soit sous l'aspect d'un fin réseau fibrillaire formé de cellules connectives.

Les cellules cancéreuses sont excessivement variables et semblent douées d'une prolifération excessive.

Les unes sont rondes et petites, les autres sont polymorphes et volumineuses, elles varient de 1/100 à 6/100 de millimètre, elles affectent différentes formes ; on voit par exemple des cellules en raquette, sphériques, prismatiques, des cellules en faisceaux et d'autres étranglées en sablier. Quelques-unes renferment de deux à plusieurs noyaux, il existe en outre des cellules géantes qui contiennent un grand nombre de noyaux. Toutes ces cellules se colorent très avidement par les réactifs ordinaires ; il est évident que l'on se trouve en présence d'un épithélioma d'une grande malignité dont la topographie répond au type des cancers décrits sous le nom de carcinomes.

§ 3. —Coexistence de fibrome et d'épithélioma.

A côté des cas très rares que nous venons d'étudier dans lesquels un épithélioma se développe dans un fibro-myome, il en est d'autres plus nombreux où il y a simplement coexistence de fibrome et d'épithélioma.

Dans toutes les observations publiées, l'évolution est la même : un fibrome apparaît d'abord, puis, au bout d'un temps plus ou moins long, un épithélioma apparaît dans la muqueuse utérine et se développe à côté du fibrome qu'il peut envahir secondairement, mais dont il reste le plus souvent isolé.

Dans ces cas, il est évident que l'on ne peut même pas songer à l'idée d'une dégénérescence du fibro-myome, mais on peut se demander si la présence du fibrome ne joue pas un certain rôle dans la dégénérescence maligne de la muqueuse utérine.

Pour résoudre cette question il nous semble qu'il y a intérêt à séparer les cas de coexistence de fibrome et de cancer en deux classes et à étudier successivement :

1° Les cas de coexistence de fibrome et de cancer du corps de l'utérus ;

2° Les cas de coexistence de fibrome et de cancer du col de l'utérus.

1° Coexistence de fibrome et de cancer du corps de l'utérus.

Dans ce cas, la plupart des auteurs qui ont étudié la question, Boetticher, Wagner, Wahrendorff, Ehrendorfer, admettent que le fibrome provoque l'apparition du cancer.

Les fibromes, quelle que soit leur variété, interstitiels ou sous-muqueux, apportent dans l'utérus un ensemble de modifications qui semblent indiquer que leur présence joue un rôle certain dans la dégénérescence de la muqueuse utérine ; ils peuvent agir par leur volume, leur nombre, leur siège, en amenant des troubles d'ordre mécanique (1) ; il est fréquent de constater, dans un utérus renfermant des fibromes, des déplacements de cet organe, des flexions et principalement des tiraillements de la musculature de la muqueuse utérine, qui, par endroits, subit des amincissements. Ces troubles mécaniques par eux-mêmes ont peu d'importance ; en effet, les autres déviations utérines, telles que l'anteversion, l'anteflexion, la rétroversion, qui causent des troubles mécaniques au moins aussi importants, ne semblent guère provoquer la dégénérescence de la muqueuse utérine ; mais, dans le cas de fibrome, les troubles d'ordre mécanique s'accompagnent de désordres circulatoires très importants : les fibromes provoquent par leur présence dans l'utérus des modifications analogues à celles que l'on observe dans la gestation ; les fibres musculaires de cet organe s'hypertrophient, les vaisseaux artériels et veineux sont en plus grande abondance et subissent des alternatives de dilatation et de constriction fréquentes qui se manifestent par des hémorragies parfois profuses ; l'utérus est excité dans sa totalité ; il est le siège d'une irritation

(1) Les fibromes calcifiés en raison de leur dureté constituant une cause d'initiation et d'inflammation plus marquée que les fibromes simples, nous avons trouvé 7 observations dans lesquelles des fibromes calcifiés s'accompagnent de cancer. Lebert, Dudley, Leflaive, Pauchet, Schrœder, Thorn, Richelot.

constante et prolongée qui se traduit par une hyperhémie, une congestion très forte de la muqueuse utérine ; celle-ci, en état continuel de turgescence vasculaire, est gonflée, œdémateuse, épaissie ; tous les éléments de l'endométrium sont excités à s'accroître, et cet excès d'accroissement aboutit à la production d'endométrite glandulaire qui, par des transformations successives, peut amener la dégénérescence maligne de la muqueuse utérine.

Dans toutes les observations relatant la présence de fibromes, on signale des lésions d'endométrie glandulaire qui sont bien sous la dépendance de ces tumeurs et ne sont pas, comme l'ont prétendu certains auteurs, la cause du développement des fibromes : l'endométrite est secondaire, le fibrome la provoque.

Cette endométrite, due aux fibromes, passe à l'état chronique, la muqueuse utérine devient le siège d'une irritation, d'une inflammation constante. Or, il est une loi de pathologie générale qui dit que toute inflammation chronique d'un organe l'expose à subir des dégénérescences malignes, à devenir le siège de tumeurs; cette loi se vérifie dans le cas présent.

La muqueuse utérine qui recouvre et avoisine le fibrome est tiraillée, irritée ; l'endométrite glandulaire s'installe et persiste indéfiniment; cette inflammation chronique provoque un accroissement glandulaire anormal, les glandes de l'endométrium prolifèrent, et comme l'ont montré Campe, Wahrendorff et d'autres auteurs, elles aboutissent à la formation d'adénomes typiques qui n'ont rien de malin dans leur nature, mais qui, sous l'influence de causes irritatives continues, peuvent passer par une transition progressive et certaine à la formation d'adénomes atypiques de nature maligne, puis de carcinomes.

Cette transformation successive d'une muqueuse devenue adénomateuse en une muqueuse carcinomateuse n'est pas une hypothèse, elle a été réellement observée et, dans un cas rapporté par le professeur Eppinger, cette métamorphose s'effectua dans l'espace de quatre mois.

La possibilité du développement des tumeurs malignes du type épithélial (carcinome) sur des adénomes est admise par la plupart des anatomo-pathologistes : en 1896, Klebs dit que le cancer du corps de l'utérus peut se développer sur des fibromes par prolifération des éléments glandulaires de la muqueuse qui recouvre ces tumeurs. Les recherches de Briesky, de Veit, démontrèrent l'exactitude de cette assertion.

Le cas examiné par Eppinger est le plus probant : il s'agissait d'une femme de 36 ans qui présentait des polypes utérins ; quelques-unes de ces tumeurs enlevées furent l'objet d'un examen microscopique. Eppinger constate la présence d'adénomes ; quatre mois après, à la suite de fortes hémorragies, la malade revient ; on enleva de nouvelles parties de tumeur ; à ce moment elles différaient des précédentes, elles étaient plus molles, plus friables, et avaient l'aspect de carcinomes. L'examen microscopique démontra à Eppinger que les glandes, qui au premier examen ne contenaient que de l'épithélium cylindrique, étaient maintenant garnies d'un épithélium aplati avec des expansions carcinomateuses dans les tissus voisins.

Dans un autre cas, Veit constate cette transformation anatomique de l'adénome en carcinome et pense que le carcinome est formé non pas par des glandes utérines normales mais par les éléments hypertrophiés de l'adénome.

William Marlowsky, de Saint-Pétersbourg, signale 2 cas dans lesquels la transformation a été constatée et en donne l'examen anatomo-pathologique complet.

Wahrendorff, à la suite de ses observations, admet cette transformation pour expliquer l'association des fibro-myomes et des carcinomes du corps de l'utérus. Nous nous rangeons à l'avis de cet auteur qui considère les fibro-myomes comme capables de provoquer, à la suite d'une irritation de longue durée, la dégéné-

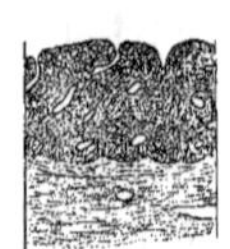

1

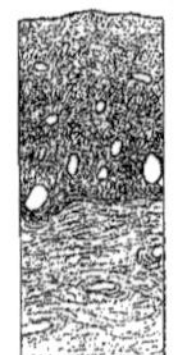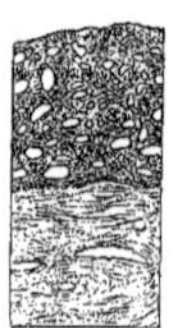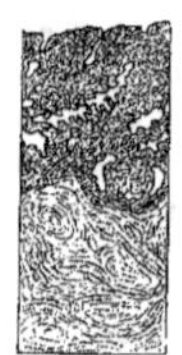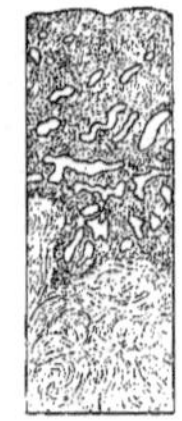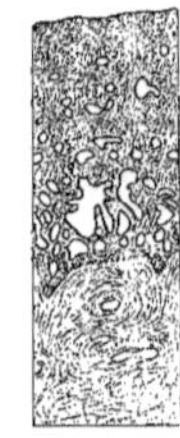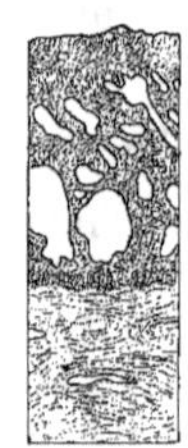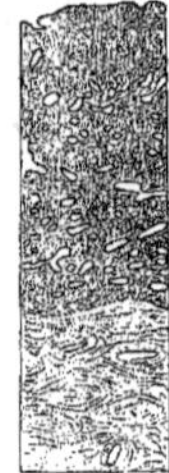

2   3   4   5   6   7   8

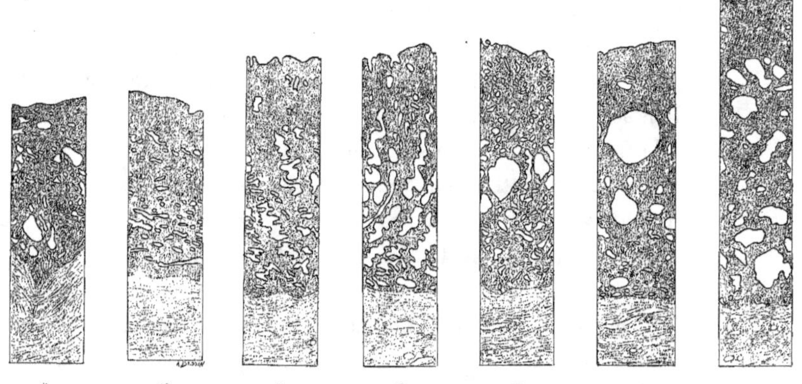

Fig. 26. — Planche destinée à montrer la fréquence des altérations de la muqueuse utérine dans le cas de fibrome :

1, Muqueuse utérine normale, représentée au même grossissement que les figures suivantes ; — 2, Muqueuse tapissant la surface extérieure d'un polype kystique (obs. 43) ; — 3, 4, 5, 6, 7, 8, 9, 10, Muqueuses épaissies avec hypertrophie des culs-de-sac glandulaires : 4 (fibrome calcifié), 5 (fibrome interstitiel en dégénérescence sarcomateuse), 6, 7, 8, 9, 10 (fibromes œdématiés) ; — 11, 12, 13, 14, 15, Muqueuses très épaissies avec culs-de-sac glandulaires hypertrophiés et dilatés, constituant des formations œdémateuses (fibromes interstitiels et sous-muqueux à structure normale).

rescence maligne de la muqueuse utérine, en amenant dans cette muqueuse un développement anormal des glandes, la production d'adénomes typiques, qui, par transition successive, passent à l'état d'adéno-carcinome (1).

Cette dernière théorie considère le fibro-myome comme l'agent provocateur du carcinome et voit dans l'association de ces tumeurs un rapport étiologique, un enchaînement causal. Cette théorie s'appuie sur de nombreuses observations, sur des faits constatés d'une façon certaine, sur des examens histologiques nombreux et concluants, c'est pourquoi nous croyons qu'elle doit prévaloir sur les précédentes.

On peut toutefois faire une objection à cette opinion qui consiste à rattacher le carcinome à la présence d'un fibrome ; en effet, si l'on songe à la prédilection des fibromes pour le fond de l'utérus, à la fréquence de cette affection, on serait en droit de s'attendre à rencontrer cette coexistence du fibrome et du carcinome dans un plus grand nombre de cas.

Cette objection est fondée, mais, hâtons-nous de le dire, s'il est vrai que le fibrome provoque le carcinome, il ne l'amène pas fatalement à sa suite. A cette cause provocatrice de premier ordre s'adjoignent d'autres causes secondes qui échappent à l'observation et agissent dans le même sens que le fibrome dans la production de la dégénérescence maligne de la muqueuse utérine.

On peut encore répondre à l'objection précédente en faisant remarquer que le carcinome du corps de l'utérus est rare, tandis que sa présence en même temps que les fibro-myomes du corps est relativement fréquente, ce qui tend à prouver l'action du fibrome dans l'apparition du carcinome, et, comme le fait remar-

---

(1) Dans un travail récent, Roche (Bordeaux, 1904) a repris l'étude des altérations de la muqueuse utérine dans les cas de fibromes ; il arrive à cette conclusion qu'il n'y a aucun cas bien observé de transformation en épithélioma des lésions adénomateuses qui accompagnent souvent les fibromes.

quer Ehrendorfer avec raison, il serait utile de rechercher si le carcinome du corps ne se voit pas plus fréquemment associé aux fibromes qu'isolément; nous n'avons pu établir à ce sujet une proportion. Toutefois, nous avons pu réunir 112 observations de fibromes compliqués de cancer de l'utérus, ce qui nous paraît un nombre considérable étant donné la rareté du cancer primitif du corps de l'utérus.

Quant à la fréquence du cancer du corps dans le cas de fibrome, elle est étudiée dans un assez grand nombre de statistiques :

Jacobs sur 156 fibromes opérés a observé 2 cas de cancer du corps de l'utérus ;

Lauwers sur 200 fibromes enlevés par hystérectomie supra-vaginale a trouvé 2 fois un cancer du corps de l'utérus.

Martin a observé 2 cancers du corps de l'utérus sur 205 fibromes.

Le Bec (*Congrès de Chirurgie française*, 1898) a eu 1 cas de cancer du corps sur 57 fibromes.

Duret (in thèse Verstraete) a observé 3 cancers du corps de l'utérus sur 250 fibromes opérés.

Terrier a observé 1 cas de cancer sur 75 fibromes enlevés par voie abdominale.

Bouilly (1) a opéré 109 fibromes de 1892 à 1898, sur lesquels il a trouvé 4 cancers du corps de l'utérus.

Cullingworth dans une série de 100 fibromes n'a pas observé de cancer du corps de l'utérus.

Noble (de Philadelphie) a observé 3 cas d'adéno-carcinome du corps de l'utérus sur 218 fibromes qu'il a opérés.

Olshausen (*Handbuch der Gynäk.*, t. II, p. 663) a vu 6 fibromes compliqués de cancer sur 196 fibromes opérés.

A la clinique de A. Martin (2), sur 356 fibromes 13 étaient accompagnés de carcinomes (3 du corps et 10 du col).

(1) Bouilly, *Congr. franc. de chirurgie*, 1898.
(2) A. Martin, in Mackenrodt, *Soc. de Gynäk.*, Berlin, 11 décembre 1891.

Dans le service de M. Quénu, à Cochin, sur 94 fibromes opérés de 1898 à 1903, nous avons 3 cas de cancer de la muqueuse du corps de l'utérus.

En additionnant tous les chiffres précédents, nous arrivons à un total de 2.016 fibromes sur lesquels 30 s'accompagnaient de cancer du corps de l'utérus, soit une proportion de 1,50 p. 100.

Toutefois, nous croyons cette proportion un peu trop faible et au-dessous de la réalité.

Si maintenant nous cherchons quelle est la proportion non plus de fibromes accompagnés de cancer du corps, mais bien de cancer du corps coexistant avec des fibromes, nous trouvons les chiffres les plus variables suivant les auteurs.

Jacobs (dans un article sur le traitement du cancer utérin par hystérectomie abdominale) (1) rapporte 3 observations de cancer du corps dont 1 avec fibrome.

Montprofit (2) a opéré 5 cancers du corps ; aucun ne s'accompagnait de fibromes.

Freund (3) rapporte 7 cas d'hystérectomie pour cancer du corps dont 2 avec fibromes. Segond (in thèse Bigeard) a opéré 26 cancers du corps dont 8 avec des fibromes assez volumineux et 2 avec de petits nodules fibromateux. Tesson (dans sa thèse) rapporte 33 observations de cancer du corps de l'utérus dont 3 avec fibromes.

Boissier (4) rapporte 11 observations de cancer du corps de l'utérus dont 2 avec fibromes.

Bisch (5) rapporte 25 observations de cancer du corps sans aucun cas de fibromes concomitants. Dans le service de M. Quénu à Cochin, de 1898 à 1904, nous avons trouvé 8 cas

(1) Jacobs, *Revue de gynécologie.*
(2) Montprofit in Pasquier, Thèse de Paris, 1899.
(3) Freund, *Zeilschr. f. Geb. u. Gynäk.*, 1897.
(4) Boissier, Thèse de Montpellier, 1899.
(5) Bisch, Thèse de Lyon, 1897.

de cancer du corps de l'utérus avec 3 cas de coexistense de fibromes.

En résumant ces divers chiffres, nous voyons que chez les femmes atteintes de cancer du corps de l'utérus on trouve en même temps des fibromes dans environ 16 p. 100 des cas (1).

C'est évidemment là une proportion considérable, mais il faut se rappeler qu'il s'agit à peu près uniquement de femmes âgées chez lesquelles l'existence des fibromes est très fréquente.

Bayle, dont la statistique est classique, admet qu'au-dessus de 35 ans, 20 p. 100 des femmes sont atteintes de fibromes. Champneys, dont la statistique porte sur 20.000 femmes entrées à Saint-Bartholomews Hospital, trouve que les fibromes se rencontrent chez 15 p. 100 des femmes au-dessus de 35 ans.

D'après ces chiffres, nous voyons que nous ne pouvons pas conclure grand'chose du chiffre de 16 p. 100 que nous avons trouvé précédemment.

Roger Williams, qui a recherché attentivement l'existence de fibromes utérins dans toutes les autopsies pour cancer, arrive même à ce résultat que les fibromes sont moins fréquents dans les cas de cancer de l'utérus que dans le cas de cancer des autres organes ; la proportion des fibromes est, d'après sa statistique, de 9 p. 100 dans le cas de cancer utérin, de 18,5 p. 100 dans le cas de cancer des autres organes, les fibromes ayant été rencontrés 15 fois sur 81 cas de cancer (2).

Toutes ces statistiques ne sont guère concordantes et n'établissent rien de bien net.

Seul le premier chiffre que nous avons donné : 1,5 cancer du

----

(1) M. Richelot donne une proportion infiniment plus élevée : même d'après lui on trouve des fibromes dans tous les cas de cancer de l'utérus, seulement ces fibromes sont souvent peu développés, ne dépassant pas le volume d'une noisette, et ils restent inaperçus si on ne les recherche pas.

(2) Chiari, *Klinik der Geburtshülfe*, Erlangen (1853), trouve sur 159 autopsies pour cancers de tous les organes des fibromes dans 20 cas

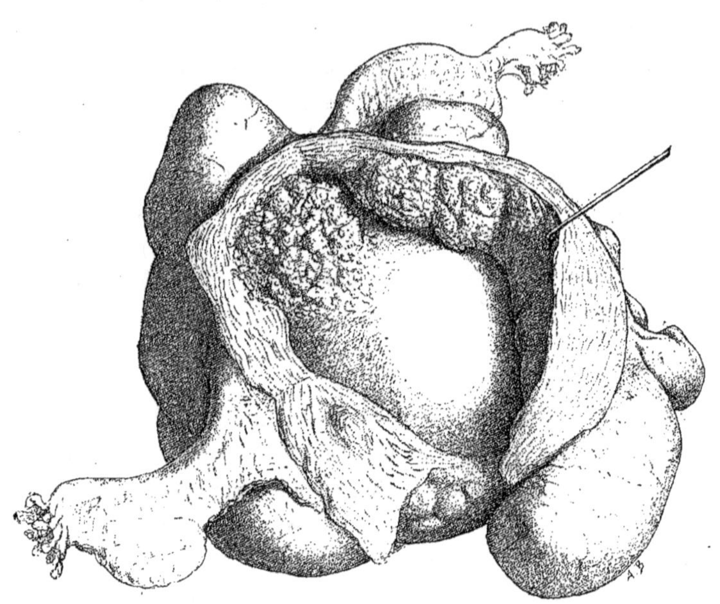

Fig. 28. — Fibrome avec épithélioma du corps de l'utérus
(femme de 77 ans, obs. 39).

corps sur 100 femmes atteintes de fibromes, nous paraît avoir une certaine signification ; en effet, bien qu'il soit difficile d'établir la proportion de cancer du corps de l'utérus, il est certain qu'elle ne dépasse pas un cas sur 500 femmes prises au hasard, même la plupart des auteurs classiques donnent une moyenne bien moins élevée (1) ; il semble d'après cela que le cancer du corps de l'utérus se rencontre cinq ou six fois plus souvent chez les femmes attintes de fibrome que chez les autres.

Obs. 39. — Mme B..., âgée de 77 ans, entrée à Cochin dans le service de M. Quénu le 21 novembre 1904.

Mariée à 20 ans, pas de grossesse, pas de maladie. Ménopause à 50 ans.

Durant les 27 années qui ont suivi la ménopause, la malade n'a jamais eu de pertes ; il y a trois mois, la malade s'est sentie mouillée, et a vu son linge taché en rouge ; ensuite pendant environ un mois elle a eu des pertes très peu abondantes se réduisant à quelques taches de sang sur la chemise.

Pas de douleur, bon état général, cependant légère diminution de l'appétit.

A l'examen, on sent une masse volumineuse régulière, remontant à trois travers de doigt au-dessus du pubis, et suivant nettement les mouvements de l'utérus. Col régulier, petit, sans ulcération.

Diagnostic. — Fibrome de l'utérus accompagné probablement de cancer du corps.

Opération le 9 décembre 1904. — Hystérectomie abdominale totale.

Bonnes suites opératoires. La malade quitte l'hôpital le 4 janvier 1905.

EXAMEN DES PIÈCES. — Fibrome interstitiel multinodulaire gros comme les deux poings. A l'ouverture de la cavité utérine, on voit à la partie supérieure et gauche une petite masse végétante et irrégulière d'aspect nettement cancéreuse (voir fig. 28).

L'examen histologique montre l'existence d'un épithéliome cylindrique limité à la muqueuse, séparé par une lame de tissu utérin assez épaisse du fibrome sous-jacent qu'il n'a aucune tendance à envahir.

(1) COL, *New York med. Rec.*, 1890, p. 369, a dressé la statistique de tous les cas observés à l'hôpital de femmes de New-York et a trouvé seulement 15 cas de cancer du corps de l'utérus sur 9.000 malades, soit une proportion de 1 p. 600.

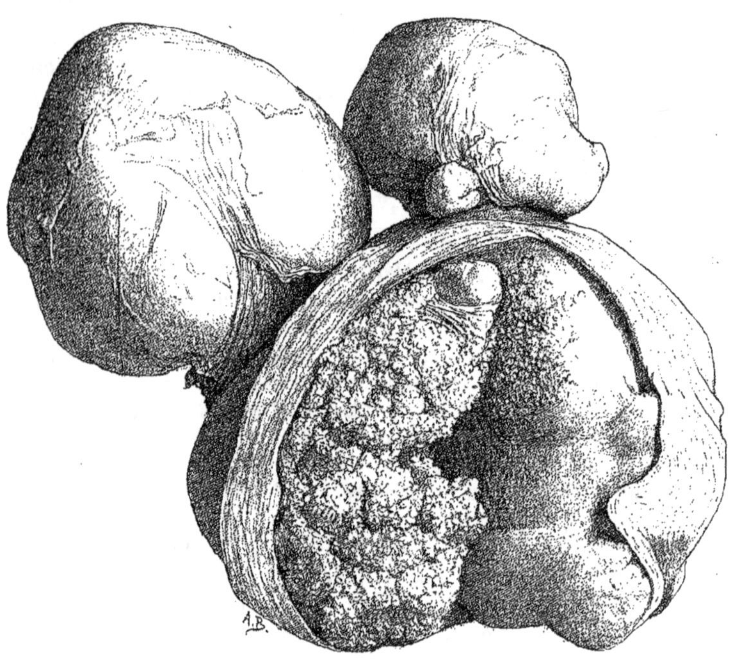

Fig. 29. — Fibrome avec épithélioma du corps de l'utérus (ob. 90).

Les végétations épithéliales avaient envahi le fibrome interstitiel sous-jacent
qui était sphacelé.

OBSERVATIONS DE FIBROMES AVEC CANCERS DU CORPS DE L'UTÉRUS.

1. CRUVEILHIER (*Anat. Path.*, t. III, p. 693) signale 1 cas de fibrome avec cancer du corps.

2. BROCA, *S. anatomique*, 1855. — Femme âgée de 52 ans, atteinte depuis deux ans de métrorrhagies, chez laquelle Robert avait diagnostiqué un fibrome utérin. A l'autopsie, on trouve un fibrome suppuré envahi par des masses épithéliales provenant de la muqueuse du corps de l'utérus.

3. BAUER, *Med. Rec. New York*, 1867, p. 65. — Tumeur fibreuse de l'utérus avec nodules cancéreux, trouvés par hasard à l'autopsie d'une femme morte de fracture du col du fémur.

4. BROUSSIN (*Soc. anat.*, 1880) présente un cancer ulcéré du corps de l'utérus et un corps fibreux de ce même utérus.

5. MARLOWSKY (*Edinb. med. J.*, janvier 1882) rapporte 2 cas de fibromes utérins compliqués d'adénome cylindrique de la muqueuse du corps.

6. UTER, cité par Conrad, thèse de Leipzig.— Fibro-myome traité par électrisation. Épithélioma consécutif de la muqueuse du corps. Uter attribue la dégénérescence au traitement électrique.

7. WAHRENDORFF, Inaug. Diss. Berlin, 1887. — Fibromes multiples chez une femme de 60 ans donnant lieu à des hémorragies, six ans après la ménopause. Hystérectomie abdominale totale. Épithélioma de la muqueuse du corps de l'utérus ayant envahi le fibrome.

8. WAHRENDORFF, *Ibid.* — Volumineux fibromes chez une femme de 62 ans. Sept ans après la ménopause, la tumeur augmente et détermine des écoulements sanguinolents à odeur putride. Hystérectomie abdominale totale. A l'examen, on trouve un carcinome de la muqueuse du corps de l'utérus.

9. CHAS-REED, *Obstetrical Society of Cincinnati*, 1888.— Hystérectomie abdominale pour cancer médullaire de l'utérus accompagné de fibrome de la grosseur d'une noix de pyo-salpynx, et d'abcès pelvien.

10. SCHLEIN. — Fibrome du corps et cancer.

11. DMITRI DE OTT, *Ann. de gynéc.* oct., 1889, obs. 24. — Femme de 49 ans, amputation du col pour ulcération douteuse. Plus tard, hystérectomie vaginale, cancer du corps de l'utérus et fibrome interstitiel. Guérison opératoire.

12. LAUWERS, 1890, *Bull. Soc. belge de gynéc. et obstét.*, 1897. —

Femme de 38 ans. Hystérectomie supra-vaginale pour fibrome utérin. On constate après opération l'existence d'un cancer de la muqueuse du corps et on pratique l'extirpation secondaire du col.

13. LAWSON-TAIT, *Traité clin. d. mal. des femmes*, 1891. — Myome et cancer du corps de l'utérus.

14. PEAN, *Clin. ch. Saint-Louis*, t. VIII, p. 1339. — Fibrome de l'utérus chez une femme de 47 ans, compliqué de cancer du corps de l'utérus reconnu par raclage et examen histologique. Hystérectomie vaginale, mort par pneumonie.

15. PEAN, *Ibid.* — Fibrome chez une femme de 50 ans atteinte depuis 16 mois de métrorrhagie et de leucorrhée fétide avec amaigrissement rapide. Hystérectomie vaginale. L'examen de la pièce fait par Cornil montre entre les fibromes une dégénérescence épithéliale de la muqueuse du corps.

16. EHRENDORFER, *Arch. f. Gyn.*, 1892. — Fibrome du volume d'une tête d'enfant chez une femme de 53 ans, ayant passé la ménopause depuis 3 ans. A la suite de pertes vaginales séro-sanguinolentes à odeur fétide. Hystérectomie abdominale. L'examen des pièces montre un cancer glandulaire de la muqueuse utérine.

17. EHRENDORFER, *Ibid.* — Fibro-myomes utérins chez une femme de 51 ans donnant lieu depuis un an à des douleurs et à des pertes sanguinolentes à odeur fétide. Hystérectomie. L'examen histologique montre un adéno-carcinome de la muqueuse du corps de l'utérus.

18. DOYEN, *Arch. provinciales de chir.*, 1897. — Fibrome et cancer du corps de l'utérus. Hystérectomie abdominale.

19. WEIN, *Rev. méd. de l'Est*, 1891, t. XXIII, p. 413. — Femme de 53 ans, atteinte d'un fibrome remontant à deux travers de doigt au-dessous de l'ombilic. Ablation incomplète par voie vaginale en 1891. En 1892, cancer du corps de l'utérus.

20. GUERMONPREZ, in DUVAL, th. de Paris, 1892. — Femme de 45 ans atteinte de métrorrhagies depuis plus de 20 ans. En 1891, enlèvement d'un polype fibreux et curettage. En 1892, hystérectomie abdominale totale pour une tumeur utérine du volume d'une pomme. L'examen histologique montre un utérus fibromateux avec cancer cavitaire de l'organe.

21. SCHRAMM, *Centralbl. f. Gyn.*, 1892. — Petit fibrome sous-péritonéal chez une femme de 67 ans, ayant déterminé des pertes 6 ans après la ménopause.

Hystérectomie vaginale. L'examen des pièces montre un carcinome du corps de l'utérus.

22. Le Bec, *Annales de gynéc.*, 1895. — Grosse tumeur fibreuse du corps de l'utérus avec cancer du corps de l'utérus chez une femme de 51 ans. Hystérectomie.

23. Bouilly, *Soc. anat.*, Paris, 1894. — Présentation par Lepetit.

A.., âgée de 68 ans, ne présente aucun symptôme indiquant une affection abdominale jusqu'à l'âge de 50 ans. Ménopause à 48 ans. A 50 ans surviennent des métrorrhagies et une augmentation du volume du ventre liées évidemment à l'évolution d'une tumeur fibreuse.

Il y a dix-huit mois, à ces pertes sanguines intermittentes se joint un écoulement continu d'un liquide rougeâtre, fétide, très irritant. En même temps surviennent des douleurs et la malade maigrit. A l'examen tumeur régulière, non fluctuante, remontant à égale distance entre le pubis et l'ombilic.

Diagnostic. — Fibrome utérin.

Hystérectomie abdominale.

A l'examen de la pièce on trouve un fibrome ; à côté de lui, mais nettement séparée, une infiltration cancéreuse de tout le tissu utérin. La muqueuse est ulcérée et fongueuse.

24. Lauwers, *Soc. belge de gynéc. et obst.* 1897. — Myome sous-muqueux et cancer de la muqueuse du corps chez une vieille fille de 59 ans.

Hystérectomie abdominale.

25. Pollosson, *Soc. méd. de Lyon*, avril 1896. — Hystérectomie abdominale subtotale pour un fibrome interstitiel. Au moment de la section du col on trouve la cavité utérine remplie d'une masse encéphaloïde. A l'examen on trouve toute la muqueuse du corps atteinte d'endométrite épithéliale dans sa moitié gauche.

26. Munde, *Am. J. of obst.*, 1894, p. 593. — Épithélioma de la muqueuse du corps de l'utérus avec fibrome du corps. Hystérectomie vaginale. Guérison. Récidive dans la cicatrice au bout de quelques mois, et mort sans nouvelle opération.

27-28. Dudley, *Am. J. of obst.*, 1894, t. II, p. 595, rapporte deux cas de fibromes accompagnés de cancer du corps ; il pense que le fibrome prédispose au cancer.

29. Niebergall, *Arch. f. Gynäk.*, 1895, t. I, p. 1.— Sarcome carcinomé et myome du corps de l'utérus avec un polype muqueux.

30 et 31. Dorff, *Soc. belge de gyn.*, 1896, p. 203, rapporte deux cas de fibromes accompagnés de cancer du corps.

32. Jacobs, *Soc. belge de gynéc.*, 1896, p. 86. — Hystérectomie supra-vaginale pour fibrome chez une femme de 52 ans se plaignant uniquement de métrorrhagies peu abondantes. A l'examen des pièces on trouve un fibrome avec épithélioma du corps de l'utérus.

33 et 34. Freund, *Zeitschr. f. Geb. ü. Gyn.*, 1897. — *a*) Cancer du corps de l'utérus avec fibrome gros comme une tête d'enfant. Hystérectomie abdominale totale. Guérison opératoire.

b) Myome interstitiel accompagné de cancer du col et du corps de l'utérus. Hystérectomie abdomino-vaginale. Mort par pyotémie le quatorzième jour.

35. Citadini, *Sem. Gyn.*, 1897, p. 183. — Fibrome interstitiel. Hystérectomie, cancer cavitaire de l'isthme utérin.

36. Duret, in Camelot. *Sem. Gyn.*, 1898, p. 289. — Fibrome interstitiel chez une femme de 46 ans donnant lieu à des douleurs rares et à des troubles de la miction.

Hystérectomie abdominale totale. L'examen des pièces pratiqué par le professeur Augier montre un épithélioma de la muqueuse du corps de l'utérus.

37. Duret, *Ibid.* — Fibrome interstitiel chez une femme de 65 ans donnant lieu à des métrorrhagies et depuis 1 an à des écoulements extrèmement fétides.

Hystérectomie totale. L'examen des pièces montre une dégénérescence épithéliale de la muqueuse utérine.

38. Martin, *Normandie méd.*, 1897, p. 407. — Fibro-myome de l'utérus du volume d'une noix avec épithélioma de la muqueuse, diagnostic après curettage. Hystérectomie vaginale.

39. Lauwers, *Soc. belge de gynéc. et obst.*, 1897. — Myomes multiples dont un en voie de gangrène. Épithélioma très avancé de la muqueuse utérine. Diagnostic par examen d'un fragment enlevé par un curettage.

Hystérectomie vaginale.

40. Lauwers, *Ibid.*, 1898. — Myomes interstitiels. Hystérectomie subtotale.

A l'examen histologique on constate un épithélioma de la muqueuse du corps de l'utérus et 15 jours après la première intervention. Lauwers enlève le col par voie vaginale.

41. Lauwers, *Ibid.*, février 1897. — Observation analogue à la précédente. Myomes interstitiels multiples. Hystérectomie supra-vaginale. Constatation d'un cancer du corps. Enlèvement secondaire du col.

42. JACOBS, *Ibid.*, 1897.— Femme de 59 ans. Myomes sous-muqueux et cancer du corps. Hystérectomie en deux temps ; le corps est enlevé par voie abdominale, le col par le vagin. Guérison opératoire. Mort par étranglement interne au bout d'un mois et demi.

43. JACOBS, *Ibid.*— Femme de 38 ans souffrant depuis quelques mois de métrorrhagies abondantes. Diagnostic. Myome interstitiel. Hystérectomie supra-vaginale. A l'examen des pièces on constate un cancer de la muqueuse du corps.

Enlèvement secondaire du col. Guérison.

44. JACOBS., *Ibid.*, p. 25. — Femme de 55 ans, nullipare. Ménopause depuis trois ans. Depuis six mois hémorragies, douleurs, dépérissement. Coeliotomie.

On trouve un fibrome implanté sur la corne gauche de l'utérus. Amputation supra-vaginale. L'examen des pièces montre que la muqueuse du corps utérin est atteinte d'épithélioma envahissant le muscle utérin.

45. JACOBS, *Ibid.*— Femme de 51 ans, nullipare. Ménopause depuis deux ans. Depuis quelques mois hémorragies douleurs pelviennes. Diagnostic. Fibrome. Hystérectomie totale. A l'examen des pièces on voit que la muqueuse du fond de l'utérus présente des lésions de dégénérescence épithéliale.

46. JACOBS, *Ibid.*— Fibrome interstitiel. Hystérectomie supra-vaginale. A l'examen des pièces, épithéliomes de la muqueuse du corps de l'utérus.

Récidive au bout de quelques mois. Mort.

47. DEMONS, th. de Bordeaux, 1898. — Fibrome calcifié avec épithélioma du corps de l'utérus. Hystérectomie abdominale totale après avoir essayé en vain de faire l'hystérectomie vaginale.

48. RICARD, *Soc. anat.*, 1898, présent de Merklen et Ricart. — Polype fibreux et cancer du corps de l'utérus. Hystérectomie vaginale.

49. FAUCON, in VERSTRAETE, th. de Paris, 1898.— Fibrome interstitiel et cancer du corps de l'utérus.

Hystérectomie abdominale totale.

50. MACNAUGHTON JONES, *Brit. gynécol. Society*, 14 octobre 1897. — Femme de 52 ans, atteinte depuis quelques mois d'hémorragies abondantes. L'examen des débris après curettage montre un épithélioma. Hystérectomie totale, difficile, cause d'adhérences unissant l'utérus à la vessie.

Guérison opératoire. Examen des pièces.

Fibrome interstitiel de cinq pouces de diamètre avec épithélioma de la muqueuse utérine envahissant la paroi de l'organe.

51. Zamchine *Soc. de gyn. Saint-Pétersbourg*, 1898. — Utérus cancé-reux et myomateux enlevé par voie vaginale avec section partielle du périnée. Guérison opératoire.

52. Rouffard, *Soc. belge de gynéc.* 1898. — Femme de 59 ans. Méno-pause il y a deux ans, depuis dix mois hémorragies et pertes fétides.

Hystérectomie totale. On trouve une volumineuse tumeur remontant à trois travers de doigt du pubis, intimement adhérente en arrière au rectum qui se déchire. Guérison opératoire.

Fibrome et cancer du corps de l'utérus propagé au rectum.

53, 54, 55, 56. Bouilly, *Congrès français de chirurgie*, 1898, p. 643. — Rapporte quatre cas de fibromes accompagnés de cancer du corps de l'utérus.

57, 58, 59. Olshausen, *Handbuch der Gynäkologie*, 1897, t. II, p. 607. — Rapporte trois observations de fibromes avec cancers du corps de l'utérus traités par hystérectomie abdominale totale.

Deux guérisons. Une mort.

60. Pauchet, *Gaz. méd. de Picardie*, 1897, p. 101. — Fibrome utérin ayant subi la dégénérescence kystique calcaire et cancéreuse.

60. Duret, in Verstraete, th. Paris, 1898. — Fibrome de l'utérus avec cancer du corps.

Hystérectomie abdominale totale.

61. Duret, *Ibid.* — Volumineux fibrome de l'utérus, dégénérescence épithéliale bien limitée à l'isthme de l'utérus.

Hystérectomie totale.

62, 63, 64. Martin. Rapp. par Mackenrodt à la *Soc. de Gynäk.* de Berlin, 11 déc. 1891. — Dit avoir opéré trois fibromes accompagnés de cancer du corps.

65. Tédenat, in Boissier, thèse de Montpellier, 1899, obs. 2. — Femme de 33 ans. Carcinome du corps de l'utérus avec fibromes sous-péri-tonéaux.

Hystérectomie abdominale totale.

66. Tédenat, *Ibid.*, obs. 3. — Femme de 63 ans, cancer du corps de l'utérus avec trois petits fibromes sous-péritonéaux. Hystérectomie abdo-minale totale.

67. Segond, in Bigeard, thèse de Paris, 1899, obs. 2. — Femme de 60 ans, cancer du corps avec petit fibrome de la paroi postérieure. Hysté-

rectomie vaginale sans enlèvement des annexes. Malade sans récidive 4 ans après l'opération.

68. SEGOND, *Ibid.*, obs. 19. — Femme de 60 ans. Cancer du corps avec quatre petits fibromes. Hystérectomie vaginale. Guérison opératoire.

Mort 2 ans et 4 mois après l'intervention.

69. SEGOND, *Ibid.*, obs. 63. — Femme de 51 ans. Cancer du corps et fibrome interstitiel. Hystérectomie vaginale.

Récidive et mort 7 mois après l'opération.

70. SEGOND, *Ibid.*, obs. 63. — Femme de 54 ans. Cancer du corps avec plusieurs petits fibromes interstitiels.

Hystérectomie vaginale.

Mort le cinquième jour par urémie.

71. SEGOND, *Ibid.*, obs. 66.— Femme de 51 ans. Hystérectomie vaginale pour fibrome. Mort par septicémie au bout de 24 heures.

L'examen histologique montre que la muqueuse du corps est atteinte de dégénérescence épithéliale.

72. SEGOND, *Ibid.*, obs. 83. — Femme de 46 ans, cancer du corps avec trois ou quatre petits fibromes interstitiels. Hystérectomie vaginale. Guérison opératoire.

73. SEGOND, *Ibid.*, obs. 97. — Femme de 63 ans. Fibrome de 1.360 grammes avec cancer du corps de l'utérus. Envahissement néoplasique des ganglions pelviens, noyaux cancéreux, sur le colon tumeur de l'S iliaque.

Opération incomplète.

Guérison opératoire.

74. CHAVANNAZ, *Soc. d'obst., gynéc. et pédiatrie de Bordeaux*, 23 mai 1899. — Fibrome pédiculé et épithélioma du corps de l'utérus. Hystérectomie abdominale en janvier 1899. Guérison maintenue en mai 1899.

75. POLLOSSON, *Soc. des sciences médic. de Lyon*, avril 1896. Présentation de Tissier. — Femme de 43 ans, fibrome et cancer du corps de l'utérus. Hystérectomie totale.

76. NIEBERGALL, *Arch. f. Gyn.*, 1895, L, 1. — Sarcome, carcinome, myome et polypes muqueux dans un même utérus.

77. JACOBS, *Revue de gynéc.*, juillet-août, 1900, obs. 9. — Cancer du corps et fibrome pédiculé de l'utérus. Hystérectomie totale.

78. BAMANN, *Annales de gynéc. et d'obst.*, juillet, 1899. — Fibrome

interstitiel et adéno-carcinome du corps de l'utérus. Hystérectomie vaginale.

79. DOLÉRIS, *Semaine médicale*, 1899. — Fibromes multiples et cancer du corps de l'utérus diagnostiqué par examen histologique d'un morceau de muqueuse enlevé par raclage.

Hystérectomie vaginale.

80. JACOBS, *Soc. belge de gynéc. et d'obst.*, 1904, n° 41. — Fibromes interstitiels multiples chez une malade de 49 ans. Cancer primitif du corps utérin. Hystérectomie abdominale totale.

81. BOUGLÉ, *Soc. anat.*, 1900, p. 514. — Fibrome et cancer du corps de l'utérus.

Cancer secondaire des ovaires.

Hystérectomie abdominale.

82, 83, 84. NOBLE, *Amer. Journ. of obst.*, septembre 1901. — Rapporte 3 observations de fibromes accompagnés de cancer du corps de l'utérus traités par l'hystérectomie abdominale totale.

85. DELOBEL, *Journ. des sciences méd. de Lille*, 1901, p. 86. — Femme de 31 ans, adéno-carcinome du corps de l'utérus avec petits fibromes. Hystérectomie abdominale totale. Mort par infection le 11e jour.

86. DUDLEY, *Amer. Journ. of obst.*, 1900. — Femme de 56 ans. Fibrome interstitiel avec adéno-carcinome du corps de l'utérus. Hystérectomie.

87. RICHELOT, in TESSON, th. de Paris, 1902. — Femme de 44 ans. Épithélioma du corps de l'utérus avec plusieurs petits fibromes interstitiels.

Noyaux cancéreux dans le vagin.

Hystérectomie vaginale.

88. JAYLE et BENDER, *Soc. anat.*, 1902, p. 282. — Épithélioma du corps de l'utérus avec petit fibrome.

Hystérectomie abdominale totale.

89. QUÉNU, in BISCH. th. de Paris, 1902, obs. 37. — Fibrome interstitiel gangrené. Hystérectomie totale. L'examen histologique fait par M. Landel montre un épithélioma de la muqueuse du corps de l'utérus ayant envahi le fibrome gangrené. La malade a été revue au bout de 2 ans sans trace de récidive.

90. QUÉNU, *Ibid*, obs. 36. — Fibrome interstitiel gangrené. Hystérectomie totale. L'examen des pièces fait par M. Landel montre un épithé-

liome parimenteux de la muqueuse du corps de l'utérus ayant envahi le fibrome.

91. WALTHER, *Soc. de chir.*, 15 janvier 1902. — Présente un utérus atteint de fibromes multiples, en sectionnant le col pour faire une hystérectomie sus-vaginale, on trouva dans la cavité du col des végétations épithéliales et on fit l'hystérectomie totale.

L'examen des pièces montra un cancer de la muqueuse du corps et du col de l'utérus ; au niveau de l'un des fibromes, la muqueuse présentait une ulcération profonde atteignant la tumeur.

92. POTHERAT, *Soc. de chirurgie*, avril 1903. — Fibrome utérin interstitiel chez une femme de 58 ans déterminant des métrorrhagies et des écoulements fétides et puriformes ; par le toucher on sentait une masse intra-utérine dure et arrondie.

Diagnostic : Fibrome interstitiel avec polype intra-utérin. Hystérectomie totale.

L'examen des pièces montre la présence, sur la paroi postéro-latérale droite du corps de l'utérus, d'un cancer ayant la dimension d'une pièce de 5 francs.

93. BARETTE, *Soc. de chir.*, 15 déc. 1903. — Fibrome de la paroi postérieure de l'utérus avec épithélioma de la muqueuse de l'isthme utérin. Hystérectomie abdominale totale.

94. RICHELOT, *Soc. de chir.*, 15 déc. 1903. — Fibrome existant depuis 15 ans chez une femme de 56 ans, et donnant lieu à des hémorragies six ans après la ménopause. Hystérectomie abdominale totale. On trouve 3 fibromes interstitiels dont un calcifié; toute la cavité utérine est remplie d'une bouillie cancéreuse avec des infiltrations pelviennes qui ne peuvent être enlevées en totalité.

95. MOULONGUET d'Amiens, cité par RICHELOT, *Ibid.* — Fibrome utérin avec cancer du corps enlevé par hystérectomie abdominale totale.

96. MARCHAND, *Annales médico-chir. du Centre*, 1903, n° 24, p. 186. — Épithélioma du corps de l'utérus greffé à la base d'un polype fibreux intra-utérin.

97. CROISIER., *Soc. de chirurgie* 1903. — Fibrome et cancer du corps.

98. GLOCKNER, *Soc. d'obst. de Leipzig*, I, 87° année, 1904.— Fibrome, adénome et épithélioma glandulaire du corps de l'utérus.

99. GLOCKNER, *Ibid.* — Fibrome de l'utérus et cancer du corps.

100. GLOCKNER, *Ibid.* — Fibromes multiples et cancers étendus à

toute la muqueuse. Plusieurs fibromes avaient été envahis par les éléments épithéliaux.

101. Tate, *Soc. d'Obst. de Londres*, 16 août 1904.— Fibro-myome de l'utérus compliqué de carcinome du corps utérin et de fibrome de l'ovaire.

102. Lewers, *Ibid.* — Fibrome avec cancer du corps.

103. Boscall, *Ibid.* — Fibrome avec cancer du corps.

104. Cornil et Schwartz, *Soc. Anat.*, 1904.— Fibro-myome œdémateux colloïde avec cancer du corps utérin.
Hystérectomie supra-vaginale.

105. Pichevin, *Semaine gyn.*, 31 mai, 1904. — Fibrome du corps de l'utérus. Hystérectomie supra-vaginale. Après l'opération on constate l'existence d'une tumeur épithéliale sur la muqueuse du fond de l'utérus.

106. Richelot, *Bull. soc. de Chirurgie*, 7 juin 1904. — Malade atteinte depuis plusieurs années de fibrome à évolution lente, ménopause. A 60 ans apparition d'écoulement cancéreux et de pertes sanguines.
Cancer du corps.

107. Richelot, *Ibid.* — Malade de 66 ans. Fibrome ancien ménopause. A 65 ans apparition de douleurs pelviennes avec écoulements cancéreux et sanguinolents.
Cancer du corps.

108. Richelot, *Ibid.* — Femme de 49 ans, atteinte de fibrome depuis 10 ans. Hémorrhagies abondantes.
Hystérectomie totale.
Fibrome avec volumineux cancer du corps.

109. Richardson, *Boston med. and. surg. journ.*, 14 janvier 1904. — Fibrome et cancer du corps de l'utérus.

110. Herbert Spencer, *Obst. Society London*, 1er juin 1904. — Femme de 36 ans. Cancer du corps de l'utérus et fibrome. Hystérectomie abdominale totale. Malade revue 8 ans et demi après l'opération sans récidive.

111. Lewers, *Obst. Society London*, 6 juillet 1904. — Femme de 46 ans. Hystérectomie subtotale pour gros fibrome, en incisant le col on constate qu'il y a un néoplasme du corps, et on fait l'ablation totale.

112. Quénu. — Observation inédite rapportée plus haut.

2° Coexistence de fibrome et de cancer du col de l'utérus.

Lorsqu'un cancer du col vient compliquer un fibrome du corps de l'utérus, il n'est pas possible d'admettre une action directe du fibrome sur l'apparition de l'épithélioma. De nombreux auteurs : Winckel, Schramm, Nicaise ne veulent voir dans l'association des tumeurs qu'une simple coïncidence et refusent au fibrome le rôle d'agent provocateur dans la dégénérescence du col.

Il semble cependant que, dans l'apparition successive de ces umeurs, dans ce fait que l'épithélioma vient tardivement s'implanter au niveau du col de l'utérus, alors que cet organe renferme déjà des fibromes, il y ait quelque rapport étiologique, et si l'on ne peut admettre dans ces cas une action de voisinage, on peut y voir une action à distance.

Wahrendorff, dans deux cas cités par lui et rapportés dans ce travail, ne voit d'autres causes, pour expliquer la dégénérescence du col, que la présence de fibromes intra-pariétaux ; il n'ose cependant pas affirmer que le fibrome ait été la cause unique de l'épithélioma, ces deux cas lui paraissent insuffisants pour entraîner sa conviction.

Nous pensons à ce sujet que les fibromes du corps de l'utérus peuvent être considérés comme une cause de dégénérescence maligne du col. Ils agissent ici, non plus directement, comme dans les cas de coexistence de fibromes et de carcinomes de la même portion de l'utérus, mais à distance, le fibrome préparant le terrain, créant au niveau du col un lieu de moindre résistance où viendra s'implanter l'épithélioma.

Comment les fibromes créent-ils ce lieu de moindre résistance au niveau du col ? Il faut faire encore intervenir ici des troubles mécaniques, des modifications circulatoires, une irritation chronique.

Toutes les variétés de fibromes sont susceptibles de se compliquer de cancer, mais ce qui montre bien que la coexistence des deux tumeurs n'est pas un pur hasard, c'est la constatation suivante : le fibrome qui avoisine le plus la muqueuse, celui qui crée le plus fréquemment les lésions d'endométrite est aussi celui qui se complique le plus souvent de cancer ; néanmoins les fibromes les plus éloignés de la muqueuse, les fibromes sous-péritonéaux sont susceptibles de se compliquer de. cancer du col.

Dans ce cas, d'ailleurs rare, il semble que le fibrome puisse favoriser le développement du cancer par des troubles d'ordres mécaniques et nutritifs. Les fibromes sous-péritonéaux, s'ils acquièrent un certain volume ou s'ils sont multiples, ne trouvent pas à se loger dans le petit bassin, ils sont forcés de s'élever au-dessus du détroit supérieur ; dans ce mouvement d'ascension, surtout s'ils sont rattachés à l'utérus par une large base ou par un pédicule court, ils entraînent avec eux l'utérus, par suite l'utérus est obligé de s'allonger, la portion cervicale est tiraillée, si bien que dans certains cas le doigt introduit dans le vagin ne peut plus sentir le museau de tanche.

En outre, ces fibromes peuvent agir sur l'utérus par leur poids lorsque la femme est dans la situation verticale ; ces phénomènes se répètent d'une façon continue pendant quelques années, provoquent au niveau du col une irritation chronique favorable à la production de la dégénérescence de la muqueuse cervicale.

Toutefois cette action des fibromes sous-péritonéaux est moins accentuée que celle des tumeurs interstitielles ou sous-muqueuses ; ces dernières agissent d'une façon plus directe, leur présence au sein de l'organe même retentit davantage sur le col : si elles occupent la paroi antérieure de l'organe, le col est repoussé en arrière et en haut, très loin dans la courbure sacrée, où le doigt ne l'atteint que difficilement, le corps de l'utérus est refoulé en arrière ou déjeté sur les côtés, tordu, fléchi au niveau du col ; si elles se développent à la face postérieure, l'utérus est déformé, poussé en avant, le col dévié est comprimé derrière le pubis, le vagin remonte verticalement derrière la symphyse pubienne. Enfin, si le fibrome siège dans le fond de l'utérus, il peut entraîner un léger degré d'inversion ; souvent il fait une saillie qui soulève la muqueuse et provoque des tiraillements qui se font sentir jusqu'au niveau de la muqueuse cervicale.

Ces troubles d'ordre mécanique s'accompagnent de modifications dans la circulation ; les fibromes par leur présence entravent la circulation normale de l'utérus et sont une cause d'hyperhémie et de congestion constante de tout l'organe, aussi bien au niveau de la muqueuse du col qu'au niveau de celle du corps ; ces phénomènes congestifs se traduisent par des hémorragies plus ou moins abondantes et s'accompagnent de phénomènes inflammatoires de la muqueuse cervicale, comme le démontre l'existence d'écoulements hydrorrhéiques et leucorrhéiques.

La persistance des troubles mécaniques signalée plus haut, de ces écoulements de nature différente, sont des causes d'irritations locales qui, par leur répétition et leur durée, donnent lieu à des modifications profondes de la muqueuse du col, pouvant aboutir à la dégénérescence maligne ; une muqueuse irritée et enflammée étant plus susceptible de dégénérer qu'une muqueuse saine.

Quant à dire le processus suivant lequel se fait cette dégénérescence, nous ne le pouvons, les examens anatomo-pathologiques ne le permettent pas ; il est en effet difficile, pour ainsi dire impossible, de suivre sur une même malade les diverses périodes de transformation d'une muqueuse saine en une muqueuse dégénérée.

Nous ne serions pas éloignés d'admettre, dans ces cas de coexistence de fibrome et d'épithélioma du col, que la dégénérescence maligne du col s'est effectuée suivant le processus que nous avons indiqué dans le chapitre précédent, pour expliquer l'association des fibromes et carcinomes du corps de l'utérus ; dans les observations de Wahrendorff et d'Ehrendorfer dans lesquelles l'examen anatomo-pathologique a été fait, nous ne trouvons jamais les types cliniques d'épithélioma du col que l'on rencontre isolément, mais un envahissement de la muqueuse cervicale par des îlots, des nids de cellules cancéreuses, qui indiquent une dégénérescence maligne diffuse.

Il résulte de ce que nous venons de voir que les fibromes créent un lieu de moindre résistance au niveau du col et qu'ils sont capables d'amener la dégénérescence maligne de la muqueuse cervicale.

M. Richelot fait jouer un grand rôle à ces altérations de la muqueuse, mais leur reconnaît une autre origine: pour lui le fibrome est sous la dépendance d'une sclérose utérine, dépendant souvent elle-même de l'arthritisme; cette sclérose utérine détermine, en même temps que la production du fibrome, l'hypertrophie glandulaire de la muqueuse utérine, hypertrophie glandulaire qui, devenant atypique, peut aboutir à l'épithélioma (1).

Une autre explication, qui permet de faire jouer un rôle au fibrome dans l'apparition de l'épithélioma du col, ressort de la théorie de Cohnheim sur l'origine des tumeurs; le col de l'utérus peut par lui-même être considéré comme un lieu de moindre résistance. Il a été en effet, pendant la vie embryonnaire, le siège d'une complication formative; en ce point l'épithélium pavimenteux du tissu uro-génital s'est réuni à l'épithélium cylindrique des canaux de Müller. Or, il est démontré que les organes qui ont été le siège de complications formatives sont plus exposés que les autres à l'arrêt de germes embryonnaires, qui, suivant la théorie de Cohnheim, peuvent, après avoir sommeillé plus ou

(1) RICHELOT, *Chirurgie de l'utérus* et in Thèse HEPP, Paris, 1899.

moins longtemps dans ces organes, se développer sous des impulsions diverses. Le col de l'utérus peut être le siège de ces inclusions fœtales de germes embryonnaires, et la présence de fibromes dans le corps de l'utérus, amenant au niveau du col une irritation de longue durée et une hyperhémie excessive, peut, par un apport de sang plus considérable, venir réveiller ces germes aberrants, restés oubliés, immobilisés dans cette partie de l'utérus, d'où l'apparition à ce niveau de l'épithélioma.

Quelle que soit d'ailleurs l'influence du fibrome sur le développement du cancer du col de l'utérus, un fait certain, c'est que la coexistance de fibrome et de cancer du col est loin d'être rare : nous avons pu facilement en recueillir 114 observations.

Les diverses statistiques des auteurs montrent que le cancer du col est notablement plus fréquent que le cancer du corps dans le cas de fibrome.

Jacobs, sur 156 fibromes, a observé 3 cancers du col pour 1 du corps.

Martin, sur 205 fibromes, trouve 7 cancers du col pour 2 du corps.

Bouilly, sur 109 fibromes, trouve 4 cancers du corps pour 2 du col.

Duret, sur 250 fibromes, a observé 2 cancers du col pour 3 du corps et 1 de l'isthme.

Noble, de Philadelphie, a observé 4 cancers du col sur 218 fibromes.

D'après l'ensemble de ces statistiques, nous trouvons que le cancer du col de l'utérus complique les fibromes dans la proportion de 2 p. 100 environ.

Si nous additionnons cette proportion avec celle que nous avons constatée pour les cancers du corps, nous arrivons à cette conclusion, que les fibromes peuvent se compliquer de cancer du corps ou col dans une proportion de trois à quatre cas sur cent, ce qui est évidemment une proportion considérable.

Cette moyenne est d'ailleurs de tous points comparable à celle indiquée par Roehrig, qui trouve vingt-quatre cas de dégénérescence sur 370 cas de fibro-myomes, soit 4,2 p.100. Elle est assez notablement inférieure à celle de Jacobs qui, d'après l'ensemble de sa pratique, admet que le cancer se rencontre dans 10 p. 100 des cas de fibromes.

En tous cas il est certain que l'épithélioma se rencontre plus souvent dans les utérus atteints de fibromes que dans les utérus normaux : la fibromatose prédispose jusqu'à un certain point au cancer.

De ce fait découle une question intéressante, qui a fait tout récemment l'objet d'une longue discussion à la Société de chirurgie. Si on pratique l'hystérectomie subtotale pour fibrome, le moignon d'utérus fibromateux est-il exposé à une dégénérescence maligne ?

En étudiant les rapports du fibrome et du cancer de l'utérus, nous avons vu plus haut que dans le cas de fibrome la muqueuse du col est presque toujours altérée, hypertrophiée, présentant des lésions d'inflammation, d'hypertrophie glandulaire qui semblent pouvoir aboutir à la dégénérescence atypique, à l'épithélioma.

Après l'hystérectomie subtotale, la muqueuse altérée persiste et peut dégénérer en produisant un épithélioma. Ce qui d'ailleurs le prouve, c'est que Richelot (Société de chirurgie) a pu réunir quatorze cas de dégénérescence épithéliale du myome utérin.

A ces quatorze cas, nous pouvons ajouter trois nouveaux cas, publiés cette année dans les *Bulletins de la société de chirurgie*, et neuf cas rapportés par Thumin dans une monographie sur les suites de l'hystérectomie subtotale (Thumin rapporte douze cas, mais deux se rapportent à des sarcomes, et un est déjà cité par Richelot).

D'autres cas ont encore été rapportés, mais sans aucune observation, par Savor, Schenck, Péan, Pozzi, etc., ce qui porte le nombre des cas publiés de dégénérescence épithéliale du moignon après hystérectomie subtotale pour fibrome à trente-cinq ou trente-six, le nombre des cas de Pozzi et de Péan n'étant pas nettement indiqué.

Ce chiffre doit évidemment donner à réfléchir ; toutefois il ne nous semble pas que ce soit un nombre très considérable, étant donné le grand nombre d'hystérectomies subtotales pratiquées depuis quelques années ; il ne représente qu'une proportion extrêmement faible du nombre des cas opérés.

Cette rareté de la dégénérescence épithéliale des moignons utérins après hystérectomie subtotale paraît d'ailleurs naturelle ; en effet le fibrome, cause de l'inflammation et des altérations de la muqueuse étant supprimé, les lésions de la muqueuse ne tentent pas à augmenter, mais au contraire à diminuer et à disparaître ; dans quelques cas elles peuvent continuer à évoluer, et même dégénérer en épithélioma, mais c'est évidemment là une exception rare.

Les lésions inflammatoires, les lésions d'hypertrophie ne sont pas exactement limitées à la muqueuse du col, mais s'étendent à la muqueuse voisine des culs-de-sacs vaginaux : aussi, même après hystérectomie totale, cette muqueuse peut continuer à proliférer, subir la dégénérescence atypique et aboutir à l'épithélioma, ainsi que le prouvent les cas de Quénu et de Guinard, qui ont pu observer un épithélioma développé sur la cicatrice vaginale après hystérectomie totale.

Obs. 40 (1). — Mme P..., âgée de 62 ans, entrée le 28 décembre 1904 à l'hôpital Cochin, service de M. Schwartz.

Il y a quelques années, un peu avant la ménopause, la malade s'est plainte de métrorrhagies et de douleurs abdominales ; on a diagnostiqué un fibrome qui n'a pas été enlevé. Les hémorragies ont à peu près complètement cessé depuis deux ans.

(1) Observation communiquée par notre collègue Rollin, interne du service.

Il y a un mois, la malade a été reprise d'hémorragies assez abondantes accompagnées d'écoulements sanieux et fétides.

A l'examen on trouve une tumeur utérine du volume d'une tête de fœtus, dure, bien mobile, remontant à trois travers de doigt au-dessus du pubis. Le col gros et dur présente une ulcération irrégulière, très friable, saignant facilement, dont la nature épithéliale n'est pas douteuse. Bien que le cancer paraisse bien limité, on décide de ne pas opérer en raison du mauvais état général de la malade et de la présence d'albumine dans les urines (0 gr. 75 par litre).

OBSERVATIONS DE FIBROMES ACCOMPAGNÉS DE CANCER DU COL DE L'UTÉRUS

1. ROBERT, *Soc. anat.*, Paris, 1828, p. 155. — Matrice dont le col est presque entièrement envahi par un cancer passant à l'état d'encéphaloïde. Le corps de l'utérus renferme un grand nombre de tumeurs fibreuses.

2. BOIWIN et DUGÉS, *Traité des mal. de femmes*, 1833. — Femme de 30 ans. Polype pédiculé dont on fit la ligature ; six ans après, mort par cancer du col de l'utérus.

3. COURTIN, *Bull. Soc. anat.*, Paris, 1847, p. 7. — Tumeur fibreuse de la paroi postérieure de l'utérus. Col utérin et vagin envahi par un épithélioma.

4. LEBERT (1), *Soc. anat.*, Paris, 1851, p. 187. — Présentation de Leflaire. Femme de 45 ans. Volumineux fibrome, mesurant 37 centimètres de circonférence, entouré d'une enveloppe à moitié calcifiée. Le col et les deux tiers supérieurs du vagin sont envahis par un épithélioma ayant déterminé une ulcération vésico-vaginale.

5. LEBERT, *Physiol. path.*, t. II, p. 342, et *Traité des maladies cancéreuses*, 1851, p. 229. — Femme de 56 ans. Plusieurs fibromes assez volumineux du corps utérin. Col détruit par une ulcération épithéliale.

6. CASAUBON, *Soc. anat. de Paris*, 1867, p. 213. — Fibrome interstitiel du corps de l'utérus et cancer du col.

7. LAFFITE, *S. anal. de Paris*, 1871, p. 228. — Fibrome du corps et cancer du col.

8. PUECH (cité par BOUCAUD), Thèse de Bordeaux, 1898. — Fibrome du corps et cancer du col.

---

(1) Lebert dit avoir observé 6 cas de fibromes accompagnés de cancer, mais deux seulement de ces cas sont publiés.

9. Broussin, *Ibid.*

10. Nicaise, *Gaz. des Hôpitaux*, 1881, p. 1017. — Femme de 52 ans. Fibrome du corps, cancer du col.

11. Marlowsky, *Edinb. med. J.*, 1882, t. XXVII, pp. 588, 594. — Polype fibreux opéré, cancer du col.

12. Marlowsky, *Ibid.* — Corps fibreux multiples, adénome malin du corps.

13. Ricard, Thèse de Paris, 1885. — Polype fibreux, cancer cervical.

14. Ricard, *Ibid.* — Fibrome du corps, cancer du col.

15. Fritsch, *Arch. f. Gynäk.*, 1884, et th. Secheyron, 1887. — Femme de 38 ans. Fibrome du corps et épithélioma du col. Hystérectomie vaginale. Guérison. Malade revue sans récidive deux ans après l'opération.

16. Schroeder, *Centralblatt für Gynæk.*, n° 4, 1886. — Fibrome calcifié et cancer du col de l'utérus.

17. Péan, *Cliniques*, t. VI, p. 1379, et in Secheyron, 1887. — Femme de 35 ans. Fibrome du corps et épithélioma du col. Hystérectomie vaginale, malade revue sans récidive trois mois après l'opération.

18. Péan, *Cliniques*, t. VIII. — Femme de 50 ans. Fibrome du corps et cancer du col. Hystérectomie vaginale. Guérison maintenue trois mois après l'opération.

19. Péan, *Cliniques*, t. VII, p. 1231, et in Secheyron, p. 753. — Femme de 46 ans. Fibrome du corps et cancer du col. Hystérectomie vaginale. Guérison opératoire.

20. Wahrendorff, Inaug. diss. Berlin, 1887. — Femme de 46 ans. Fibrome du corps et cancer du col. Hystérectomie abdominale totale. Morte le 3ᵉ jour après l'opération.

21. Wahrendorff, *Ibid.* — Femme de 40 ans. Fibrome du corps et cancer du col. Hystérectomie abdominale totale. Mort.

22. Samschin. — Femme de 40 ans. Fibro-myome du corps de l'utérus et carcinome de la portion vaginale du col.
Hystérectomie abdominale totale, guérison.

23. Langer (cité par Boucaud), Th. de Bordeaux, 1898. — Fibrome du corps. Cancer du col.

24. Pozzi, *Gaz. méd. des hôp.*, 1888, p. 319, et *Annales gynéc.*, 1888, p. 196. — Femme de 50 ans. Fibrome du corps et cancer du col.

Hystérectomie vaginale. Guérison.

25. POLAILLON, *Soc. d'Obst. et Gynéc. de Paris*, 1888. — Fibrome du corps. Cancer du col. Hystérectomie vaginale. Guérison.

26. POLAILLON, *Soc. méd. Paris*, 12 mai 1888, et *Union médicale*, 1888, t. I, p. 810. — Femme de 49 ans. Fibrome du corps et cancer du col. Hystérectomie vaginale. Guérison.

27. DMITRI DE OTT, *Annales de Gynéc.*, oct. 1889. Obs. 7. — Femme de 41 ans. Fibromes sous-séreux et cancer du col. Hystérectomie vaginale. Récidive.

28. DMITRI DE OTT, *Ibid.*, Obs. 4. — Femme de 40 ans. Cancer du col et petits fibromes.
Hystérectomie vaginale; trois mois après, récidive.

29. BOUILLY, *Ann. de gynéc.*, 1891, p. 314 ; *Sem. méd.*, 1891, p. 132, et *Congrès de chirurg.*, 1891. — Femme de 40 ans. Fibromes du corps et cancer du col.
Hystérectomie abdomino-vaginale. Guérison.

30. EHRENDORFER, *Arch. f. Gynäk.*, Berlin, 1892. — Femme de 46 ans. Fibrome du corps et cancer du col. Hystérectomie vaginale. Guérison. Malade revue un an et demi après l'opération sans récidive.

31. KRUG, *Americ. Journ. of Obst.*, 1890. — Femme de 47 ans. Fibrome du corps et cancer du col. Hystérectomie vaginale. Guérison.

32. EHRENDORFER, *Arch. f. Gynäk.*, Berlin, 1892. — Femme de 46 ans. Fibrome du corps et cancer du col. Hystérectomie abdominale totale. Mort le septième jour après l'opération.

33. PÉAN, *Cliniques*, t. IX, Obs. 17-54. — Fibrome du corps, cancer du col. Hystérectomie vaginale. Guérison.

34. LÉONTE, *Revue de chirurgie*, 1894, p. 461. — Femme de 45 ans. Fibrome du corps et cancer du col. Hystérectomie abdomino-vaginale. Guérison.

35 à 44. MARTIN (rapporté par M. MACKENRODT à la *Soc. de gynéc.* de Berlin, 11 décembre 1894) dit avoir observé 10 cas de fibromes compliqués de cancer du col de l'utérus.

45. JACOBS, *Polyclinique de Bruxelles*, 15 août 1893. — Femme de 71 ans. Fibrome interstitiel du corps, cancer aigu du col.

46. EDEBOHLS (1892), *Soc. Obst. de New-York*, 1899. — Fibrome du

corps et cancer du col. Hystérectomie abdomino-vaginale. Mort seize heures après l'opération.

47. LANELONGUE (1899), in BOUCAUD, Th. Bordeaux 1878, p. 12. — Femme de 56 ans. Fibrome du corps et cancer du col. Hystérectomie abdominale totale. Mort le huitième jour.

48. MUNDÉ, *Am. J. of Obst.*, 1874, p. 593. — Fibrome avec cancer du col.

49.50. DUDLEY (*Ibid.*) rapporte deux cas de fibrome accompagnés de cancer du col.

51. DURET, *Bull. Soc. an.-clin. de Lille*, 1894, p. 158. — Femme de 50 ans. Fibrome du corps et cancer du col. Hystérectomie vaginale. Mort le sixième jour.

52. RICHELOT, *De l'hystérectomie vaginale*, 1894, Obs. 70. — Fibrome du corps et cancer du col. Hystérectomie vaginale. Guérison.

53. THORN, *Zeitsch. f. Geb. und Gyn.*, 1894, Bd. XXVIII, p. 95. — Fibrome calcifié avec cancer du col de l'utérus.

54. LAROYENNE, 1894, in BOURGEOIS, Th. de Lyon, 1897. — Femme de 37 ans. Un fibrome interstitiel du corps, plusieurs petits fibromes sous-muqueux du col. Cancer inopérable du col.

55. LAROYENNE, 1897, in BOURGEOIS. — Femme de 43 ans, gros fibrome du corps. Cancer inopérable du col.

56. DEMONS, in BOUCAUD, Th. de Bordeaux, 1898, p. 54. — Femme de 42 ans. Fibrome du corps et cancer du col. Hystérectomie vaginale. Guérison.

57. LANELONGUE, in BOUCAUD, Thèse de Bordeaux, 1898, p. 37. — Femme de 38 ans. Fibrome et cancer du col. Hystérectomie vaginale. Guérison. Malade revue sans récidive au bout de six mois.

58. J. DE VOS, *Ann. de l'inst. Sainte-Anne*, mars, p. 896. — Femme de 45 ans. Fibrome du corps et cancer du col. Hystérectomie vaginale. Mort dans le marasme vingt-quatre jours après l'opération.

59. VITRAC, Th. de BOUCAUD, Bordeaux, 1898, p. 54. — Femme de 40 ans. Fibrome du corps, cancer du col. Hystérectomie vaginale. Guérison.

60. JACOBS, *Soc. belge de gynéc. et obstét.*, 1897, p. 131. — Femme de

31 ans. Fibrome du corps, cancer. Hystérectomie abdominale totale. Récidive au bout de cinq semaines.

61. Jacobs, *Ibid.*, 1898-99, p. 166. — Femme de 48 ans ; fibrome du corps, cancer du col. Hystérectomie abdominale totale. Guérison. Malade revue sans récidive quatre mois après l'opération.

62. Jacobs, *Revue de gynéc.*, décembre 1898.

63. Jacobs, *Ibid.*, 12 février 1899.

64. Freund, *Zeitschr. f. Geb. u. Gynäk.*, 1897, obs. 11. — Cancer du col avec petits fibromes interstitiels. Hystérectomie abdominale totale. Vingt-quatre heures après, incision circulaire du vagin autour du col. Mort deux jours après de septicémie péritonéale.

65. Freund, *Ibid.*, obs. 19. — Cancer du col et du corps de l'utérus avec fibro-myome interstitiel. Hystérectomie abdomino-vaginale. Mort par pyohémie le quatorzième jour.

66. Poncet, 1897, In thèse Bourgeois. — Femme de 46 ans. Fibromes sous-péritonéaux multiples et cancer du col inopérable.

67. Bouilly (*Congr. franc. de chirurgie*, 1898, p. 643) rapporte un cas de fibrome accompagné de cancer du col de l'utérus.

68. Reynier, 1898. — Femme de 52 ans. Fibrome du corps, cancer du col. Hystérectomie abdomino-vaginale. Mort deux mois après l'opération par ramollissement cérébral.

69. Backer, in Boucaud, thèse de Bordeaux, 1898. — Fibrome du corps, cancer du col. Hystérectomie abdominale totale. Guérison.

70. Chavannaz, *Gaz. hebd. soc. méd. Bordeaux.* 1898. — Fibrome du corps, cancer du col, hystérectomie totale. Guérison.

71. Quénu, *Bull. soc. de chirurgie*, 10 mars 1898, p. 357.

72. Terrier, *Revue de Chir.*, 1898, p. 1155, obs. 55. — Femme de 41 ans. Fibrome du corps utérin et épithélioma du col propagé au vagin. Hystérectomie abdominale totale. Mort par hémorragie le quatrième jour.

73. Terrier, *Ibid.*, 1899, p. 627. — Femme de 47 ans, cancer du col avec deux fibromes du volume d'un œuf de poule chacun. Hystérectomie abdominale totale. Récidive huit mois après l'opération.

74. Dorff, *Soc. belge de Gynéc.*, 1896, p. 203. — Fibrome avec cancer du col de l'utérus.

75. Pozzi, in Daniel (de l'état des annexes dans des fibromes utérins. *Revue de Gynéc.*, mars-avril 1903, p. 234, obs. 69). — Femme de 62 ans. Fibrome suppuré du corps gros comme une tête de fœtus. Cancer du col ayant envahi le vagin. Hystérectomie abdominale totale.

76. Bowel, *Virginia med. Monthly*, Richmond, 1894-95, XXI, p. 923. — Cancer du col. Fibrome du fond de l'utérus. Suppuration tubo-ovarienne. Hystérectomie vaginale.

77. Delage, *Soc. anat.*, 1901, p. 341. — Cancer du col de l'utérus limité à la lèvre postérieure. Fibrome de la paroi postérieure de l'utérus du volume d'une orange. Salpyngite suppurée. Hystérectomie abdominale. Mort.

78. Segond, in Bigeard, Thèse de Paris, 1899, obs. 99. — Femme de 63 ans, cancer et fibrome du col du volume d'un œil. Hystérectomie vaginale. Guérison opératoire.

79. Segond, *Ibid.*, obs. 61. — Femme de 60 ans. Épithélioma du col avec fibrome du volume d'un œuf. Hystérectomie vaginale. Mort le troisième jour.

80. Segond, *Ibid.*, obs. 86. — Femme de 42 ans. Cancer du col, fibrome du corps. Hystérectomie vaginale. Mort par récidive 18 mois après l'opération.

81. Freund, in Picqué et Mauclaire, *Ann. de gynéc.*, mai-juin 1899, obs. 11. — Cancer du col avec fibrome du corps de l'utérus.

82,83. Gusserow (*Berlin. klin. Wochens.*, n° 47, p. 1125, 16 novembre 1899) rapporte deux observations de fibromes accompagnés de cancer du col. Hystérectomie abdominale totale. Mort.

84, 85, 86. Olshausen (*Handbuch der Gyn.*, t. III, p. 667, 1897) rapporte trois observations de cancer du col avec fibromes.

87. Villard, *Soc. des sciences méd. de Lyon*, mai 1899. — Fibrome utérin et cancer du col chez une femme de 49 ans. Hystérectomie totale. Guérison opératoire.

88,89. J.-L. Faure (Communication au *Congrès d'Amsterdam*, 1899, et in thèse Belloeuf, Paris, 1900, rapporte deux observations de fibrome avec cancer du col.

90. Loubet, *Soc. anat.*, 1901. — Fibrome du corps et cancer du col de l'utérus.

91. Morestin, *Soc. anat.*, 9 mars 1900. — Fibrome de l'utérus. Cancer du col. Un pessaire, laissé dans le vagin depuis plusieurs années, avait peut-être déterminé une irritation locale. Hystérectomie vaginale par morcellement.

92. Potherat, *Soc. de chirurgie*, 1899. — Fibrome du corps et cancer du col. Hystérectomie abdominale.

93,94,95. Noble (*Trans. Amer. Gynec.*, 1897, p. 38, et *British Gynec. Journal*, 1897, vol. XIII, p. 48) rapporte trois observations de fibrome compliqué de cancer du col. Pas d'intervention.

96. Babcock (*Amer. Gynec. and Obst. J.*, 1898, vol. XIII, p. 402) rapporte un cas de fibrome avec cancer du col.

97, 98, 99, 100,101. Noble (*Americ. J. of obst.*, septembre 1901) rapporte quatre observations de fibromes avec cancer du col traités par hystérectomie, plus un cinquième cas dans lequel le mauvais état général de la malade ne permet pas l'intervention.

102. Poirier, Th. Courmontagne, Paris, 1901. — Femme de 45 ans. Epithélioma du col et fibrome du corps de la grosseur du poing.
Hystérectomie abdominale totale. Guérison opératoire.

103. Picqué, in Th. David, Paris, 1902. — Femme de 43 ans. Epithélioma diffus du col avec fibrome arrondi et pédiculé du volume d'un œuf.
Hystérectomie abdominale totale.
Guérison opératoire.

104. Picqué, *Ibid.* — Femme de 42 ans. Deux fibromes utérins sous-péritoneaux. Épithélioma du col et du corps de l'utérus.

105. Grube, *Soc. d'obstétrique* de Hambourg, 17 février 1903. — Fibrome de l'utérus et cancer du col.

106. Russel, *Soc. d'obst.*, de Londres, octobre 1903. — Fibrome de l'uté-rus et cancer du col.

107. Stasmann, *Soc. gynéc.*, 2 août 1904. — Fibrome du corps et cancer du col.

108. Ricard, *Soc. de chirurgie*, 15 juin 1904. — Gros fibrome du corps et cancer du col.

109 Richelot, *Soc. de chirurgie*, juin 1904. — Malade âgée de 48 ans. Fibrome utérin depuis 15 ans, apparition d'une ascite considérable. Hystérectomie totale, fibrome, kystes végétants de l'ovaire, cancer du cul-de-sac vaginal postérieur.

110. Soulié (d'Alger), cité par Richelot, *Ibid.* — Épithélioma du col utérin avec polype fibreux intra-cavitaire.

111. Franchomme, *Soc. des sciences méd.* de Lille, 1904. — Polype fibreux et épithélioma du col.

112. Camelot, *Ibid.* — Fibrome et cancer du corps de l'utérus.

113. Pichevin, *Semaine gynéc.*, 31 mai 1904. — Fibrome utérin. Lésions inflammatoires des annexes, dégénérescence épithéliomateuse du col au début.

114. Schwartz. — Observation inédite rapportée plus haut.

§ 3. — Symptômes cliniques.

L'évolution clinique d'un fibrome compliqué de cancer se divise toujours en deux phases.

Dans une première période, de durée très variable, le fibrome existe seul et se traduit par ses symptômes habituels.

Métrorrhagie, leucorrhée, sensation de pesanteur et de gêne abdominale. Augmentation de volume du ventre, etc.

La dernière période est caractérisée par l'apparition de symptômes indiquant le développement du cancer ; souvent ces symptômes apparaissent chez une malade âgée, ayant atteint ou dépassé la ménopause ; ils consistent surtout en pertes, en douleurs, en amaigrissement et affaiblissement progressifs.

Les pertes constituent habituellement le premier symptôme ; au début, elles consistent presque seulement en hémorragies, souvent très abondantes et presque continues. L'apparition d'hémorragies abondantes chez une femme atteinte de fibromes et ayant atteint la ménopause doit toujours faire penser à une complication maligne.

Plus tard, les pertes sanguines diminuent et sont remplacées par l'écoulement d'un liquide à odeur infecte, presque pathognomonique.

Les douleurs n'apparaissent habituellement que plus tard, à une période assez avancée, elles indiquent déjà un envahissement profond des bourgeons épithéliaux ; elles revêtent souvent la forme de douleurs excruciantes, continues, notablement différentes de la sensation de pesanteur, ou de coliques revenant au moment des hémorragies qui accompagnent souvent le fibrome utérin simple.

Les symptômes généraux : amaigrissement, affaiblissement, teinte jaune paille, surviennent rapidement, ce sont les symptômes habituels du cancer utérin.

Les symptômes physiques sont peu marqués pendant très longtemps, dans les cas de cancer du corps venant compliquer un fibrome ; l'examen montre seulement les signes de fibrome et ne renseigne nullement sur le cancer. Seul, l'examen direct de la cavité utérine après dilatation, surtout le raclage de la muqueuse suivie d'examen microscopique peuvent démontrer l'existence d'un cancer du corps.

Dans les cas de cancer du col le diagnostic est plus facile à faire sur la constatation des signes physiques habituels : végétations, ulcérations, induration du col de l'utérus.

Les ulcérations simples, d'origine métritique, les papillomes, les polypes muqueux peuvent prêter à confusion, comme dans tous les cas de cancer du col.

L'erreur la plus commune consiste à prendre pour un fibrome compliqué de cancer du col un fibrome accompagné d'un polype étranglé par le col utérin et sphacélé. Il y a des écoulements fétides, l'utérus est gros, et le toucher fournit des sensations qui rappellent assez bien celles d'un cancer végétant du col.

L'évolution du cancer utérin qui vient compliquer un fibrome est le plus souvent extrêmement rapide, surtout dans le cas de cancer du corps ; presque toujours la lésion est déjà inopérable quelques mois après l'apparition des premiers symptômes.

Jacobs a rapporté une observation dans laquelle l'évolution avait été particulièrement rapide.

Obs. de Jacobs. — Mme X...., âgée de 71 ans, atteinte depuis plusieurs années d'un volumineux fibrome utérin. En mars 1893 a des métrorrhagies violentes et expulse spontanément un polype fibreux.

Le lendemain Jacobs la voit, fait un curettage et trouve la matrice et le col absolument intacts. Trois semaines après, la malade présente des vomissements incoercibles et un météorisme énorme ; par le toucher vaginal on sent que tout le bassin est envahi par une tumeur adhérente. La malade succombe au bout de quelques jours et on trouve un cancer utérin adhérent à tous les organes du bassin,

Le pronostic des fibro-myomes compliqués de cancer est effroyablement grave ; abandonnée à elle-même l'affection entraîne rapidement la mort et dans des conditions extrêmement douloureuses. ·

L'intervention est laborieuse, difficile, presque toujours suivie de récidive. Cependant si l'opération est faite de très bonne heure, on peut avoir une longue survie. Une malade d'Ehrendorffer a été revue bien portante un an et demi après l'intervention.

La malade de Quénu atteinte de fibrome sphacelé avec épithélioma de la muqueuse a été revue sans récidive au bout de 3 ans.

Quoi qu'il en soit, la fréquence relative des fibromes utérins se compliquant de cancer est évidemment une raison pressante en faveur de l'intervention dans les cas de fibromes, même quand ceux-ci sont peu gênants et que les malades approchent de la ménopause.

CHAPITRE VII

DÉGÉNÉRESCENCE KYSTIQUE DES FIBRO-MYOMES.

§ 1. — **Historique**.

Après avoir étudié les diverses variétés de dégénérescence des
fibromes utérins, il nous paraît intéressant de réunir dans un
chapitre d'ensemble, sous le nom de tumeurs fibro-kystiques,
les dégénérescences aboutissant à la formation de cavités kystiques dans le tissu myomateux. Au point de vue purement
histologique ces tumeurs fibro-kystiques ne constituent pas une
classe spéciale et homogène : nous avons déjà vu, et nous verrons au cours de ce chapitre, que la transformation kystique ne
se fait pas suivant un processus anatomique unique, mais qu'elle
constitue l'aboutissant commun de plusieurs variétés de dégénérescence. Au contraire, au point de vue clinique les tumeurs
fibro-kystiques méritent une place à part, un chapitre spécial
dans la pathologie des tumeurs utérines.

Cruveilhier (1) le premier a signalé la dégénérescence kystique des fibromes, en montrant que la réunion des géodes
creusées dans les fibromes œdémateux pouvait aboutir à la formation de kystes uniques ou multiples plus ou moins considérables. Après lui, Virchow (2) a étudié la dégénérescence kystique

<hr>

(1) Cruveilhier, *Traité d'anat. path.*, 1856, t. III, p. 652-709.
(2) Virchow, *Traité des tumeurs*, trad. Aronssohn, 1871, t. III, p. 339-422.

des fibromes. Depuis lors, l'histoire des tumeurs fibro-kystiques a fait l'objet d'un assez grand nombre de travaux parmi lesquels il faut citer surtout ceux de Demarquay (1), de Péan (2) qui rapporte 26 cas personnels, de Billroth, Volkman, Schrœder (3), Muller (4), Koeberlé (5). Le Bec (6), dans sa thèse inaugurale, (Paris 1880), réunit vingt-quatre observations. Depuis ce travail de nombreuses observations ont été publiées en France, par Manoury, Monod (7), Webster (8), Vitrac (9), Duret (10), Laroyenne (11), Legueu et Marien (12), qui ont donné une nouvelle interprétation pathogénique d'un certain nombre de cas. La plupart de ces observations sont réunies dans la thèse de Druon (Paris, 1899) (13).

§ 2.— Anatomie pathologique.

Nous avons pu examiner 4 tumeurs fibro-kystiques de l'utérus: 2 provenaient du service de M. Quénu, les 2 autres étaient dues

(1) DEMARQUAY, *Traité des maladies de l'utérus* et *Union médicale*, 1868. *Acad. de médecine*, 1872 et 1874.

(2) PÉAN, *Union méd.*, 1869 ; *Clinique chirurgicale* et Des grandes tumeurs kystiques et fibro-kystiques non cancéreuses de l'utérus. *Bull. Acad. de méd.*, 1880.

(3) SCHROEDER (Oscar), *Cysto-fibromes de l'utérus*, Strasbourg, 1873.

(4) MULLER, Contribution à l'étude des tumeurs kystiques de l'utérus. *Arch. f. Gynæk.*, 1887.

(5) KOEBERLÉ, *Mémoires Acad. de méd.*, 1869.

(6) LE BEC, *Étude sur les tumeurs fibro-kystiques et les kystes de l'utérus*, Thèse de Paris, 1880.

(7) MONOD, Kyste de l'utérus. *Soc. de chirurgie*, décembre 1893.

(8) WEBSTER, Volumineux kyste sanguin intrapariétal. *Amer. Journal of med. Sciences*, 1895.

(9) VITRAC, Fibrome polykystique malin. *Ann. gynécol.*, janvier 1898.

(10) DURET, Tumeur fibro-kystique de l'utérus. *Bull. méd. du Nord*, avril 1896.

(11) LAROYENNE, *Société des sciences médicales de Lyon*.

(12) LEGUEU et MARIEN, Rôle de l'inflammation dans le développement d'une variété de fibro-myomes utérins. *Bull. Soc. anat.*, 24 août 1895.

(13) DRUON, Thèse de Paris, 1899.

à l'obligeance de M. Potherat et de M. Riche. Nous rapporterons d'abord ici ces quatre observations qui nous ont fourni des renseignements intéressants sur la structure des fibro-kystes de l'utérus, avant d'étudier l'anatomie pathologique de ces tumeurs.

Obs. 41. — Malade âgée de 47 ans, entrée à la maison Dubois avec le diagnostic de kyste de l'ovaire.

A l'examen, on trouve le ventre distendu par une volumineuse tumeur qui remonte jusqu'à l'ombilic. A la palpation, au palper combiné au toucher vaginal la tumeur paraît régulièrement arrondie, nettement fluctuante, et semble indépendante de l'utérus.

Les symptômes fonctionnels sont peu marqués, la malade se plaint seulement d'une sensation de gêne, de pesanteur abdominale ; depuis quelques mois elle maigrit et s'affaiblit en même temps que son ventre augmente plus rapidement de volume.

Opération par M. Riche (septembre 1902).

Dès l'ouverture du ventre, on trouve une énorme masse occupant la presque totalité du bassin et remontant dans l'abdomen jusqu'au niveau de l'ombilic ; la partie supérieure de la tumeur, seule accessible, est régulièrement arrondie, lisse, de coloration violacée, de consistance nettement fluctuante. Un trocard introduit dans la tumeur permet de retirer environ 2 litres d'un liquide clair, légèrement jaune. Le volume de la tumeur étant ainsi notablement diminué, on arrive à la mobiliser et on constate que le kyste qui vient d'être ponctionné représente la partie supérieure d'une masse irrégulièrement bosselée, de consistance inégale, développée aux dépens de la partie supérieure de l'utérus.

La tumeur est assez difficilement désenclavée du bassin et on pratique l'hystérectomie supra-vaginale.

EXAMEN MACROSCOPIQUE. — La tumeur ainsi enlevée pèse un poids total de plus de 6 kilogrammes ; elle présente une forme irrégulièrement bosselée et se compose de trois parties fusionnées.

La masse la plus volumineuse est celle qui a été ponctionnée ; elle se compose exclusivement d'une énorme poche kystique renfermant encore une certaine quantité de liquide ; la paroi de cette poche est formée par une membrane mesurant environ 1 millimètre d'épaisseur, rappelant bien la paroi d'un kyste de l'ovaire.

Accolée à cette cavité kystique, on trouve une deuxième poche moins volumineuse, grosse comme une tête de fœtus, qui est remplie par un liquide noirâtre hémorragique ; la paroi de cette poche présente un aspect analogue à celui de la précédente.

Au-dessous des deux poches kystiques que nous venons de décrire la tumeur est constituée par une masse solide très irrégulièrement bosselée un peu plus grosse que les deux poings ; à sa partie inférieure, cette masse se rétrécit et vient s'implanter par un large pédicule sur la partie supérieure gauche de l'utérus. L'ensemble de cette dernière masse présente un aspect très irrégulièrement bosselé : on voit à sa surface toute une série de petits fibromes ou de petits kystes plus ou moins saillants.

La consistance est très inégale, ferme en certains points, très molle en d'autres, fluctuante par endroits.

Les annexes du côté gauche sont intimement fusionnées à la masse et presque méconnaissable, les annexes du côté droit restent isolées, l'ovaire droit est kystique.

À la section cette masse présente un aspect rappelant bien celui des fibro-myomes œdémateux ; à la périphérie, on trouve une sorte de coque, plus ou moins épaisse suivant les points, constituée par un tissu blanchâtre assez résistant renfermant de nombreux nodules fibro-myomateux qui font saillie à la surface, et plusieurs petits kystes dont les plus gros atteignent le volume d'une cerise. La partie moyenne est formée par un tissu extrêmement mou de coloration grise ou rosée, infiltrée de liquide qui s'échappe à la coupe et creusé de plusieurs cavités kystiques. Ce tissu ramolli est parcouru par une série de travées blanchâtres qui viennent de la coque périphérique et se réunissent toutes en une masse dure d'aspect fibreux située à la partie inférieure de la tumeur.

EXAMEN HISTOLOGIQUE. — 1° Examen de la paroi du grand kyste ponctionné lors de l'opération. On voit que cette paroi est formée par deux couches bien distinctes :

a) Une couche externe fibro-musculaire ;

b) Une couche interne épithéliale.

La couche externe fibro-musculaire est formée dans la plus grande partie de son étendue par des faisceaux conjonctifs à direction parallèle, entremêlés de fibres musculaires lisses et renfermant d'assez nombreux vaisseaux.

L'épithélium qui tapisse intérieurement la paroi du kyste est très net sur toutes les coupes, il se présente sous forme d'une seule rangée de cellules cylindriques ou cubiques pourvues d'un gros noyau bien coloré. En certains points les cellules changent de formes et s'aplatissent fortement, mais sur toute l'étendue de la paroi le revêtement épithélial existe.

2° L'examen de la paroi du deuxième kyste rempli d'un liquide hémorrhagique montre une structure analogue, mais le revêtement épithélial est moins net ; à la partie inférieure, au niveau de laquelle la poche kystique adhère à la masse principale de la tumeur, le revêtement épithélial disparaît par endroits et la paroi est formée uniquement par des travées

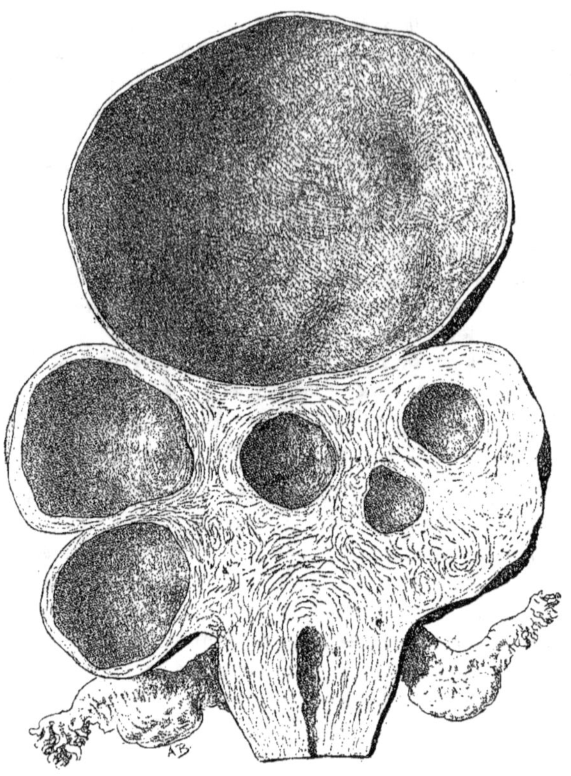

Fig. 3o. — Fibrome kystique (obs. 41).

Coupe verticale passant par la cavité kystique la plus volumineuse de la
pièce.
La partie inférieure est constituée par une masse de tissu fibro-myomateux
normal implanté sur le fond de l'utérus. La partie moyenne est creusée de
plusieurs cavités kystiques à paroi régulières. La partie supérieure est
formée par un kyste très volumineux (à l'état frais, ce kyste extrèmement
volumineux recouvrait tout le reste de la pièce, mais, il s'était fortement
rétracté au moment où nous avons fait dessiner la tumeur).

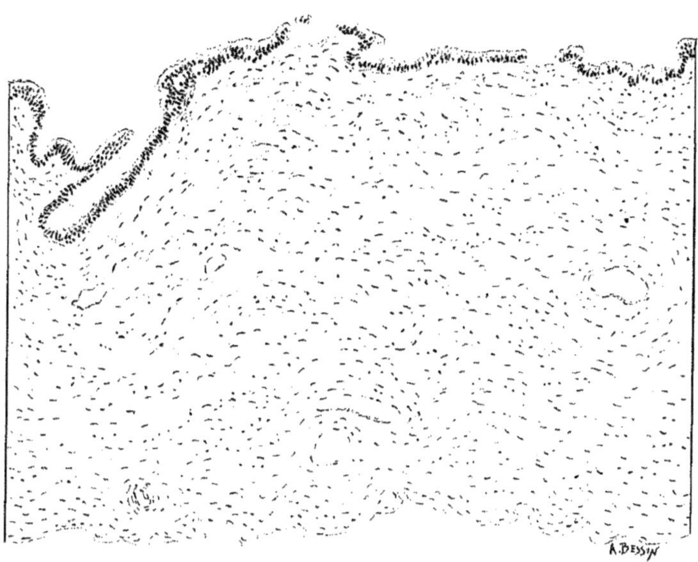

Fig. 31. — *Paroi d'une cavité fibro-kystique.* (Coupe de la paroi de la grande cavité de la figure précédente.)

La paroi est formée de deux couches : *a.* une couche fibro-musculaire formée par des faisceaux conjonctifs à direction parallèle, entremêlée de fibres musculaires lisses et renfermant de nombreux vaisseaux ; *b)* un revêtement épithélial formé d'une seule rangée de cellules cylindriques ou cubiques pourvues d'un gros noyau bien coloré ; en quelques points ce revêtement est détruit, en un autre il forme une profonde invagination qui s'enfonce dans le tissu fibro-myomateux sous-jacent.

de tissu fibro-conjonctif infiltrées de globules blancs et rouges et renfermant un grand nombre de vaisseaux.

3° Examen de la partie solide de la tumeur.

a) La coque périphérique est formée presque exclusivement par des
travées conjonctives à direction parallèle entre lesquelles on trouve un
grand nombre de cellules arrondies ; de loin en loin on voit des amas de
fibres musculaires lisses groupées en lobules autour d'un vaisseau. Les
cavités kystiques creusées dans cette coque ont une structure variable,
la plupart possèdent nettement un revêtement épithélial, quelques-unes
ont des parois formées exclusivement par du tissu fibro-conjonctif.

b) La masse centrale de la tumeur est formée de tissu fibro-myomateux œdématié ; au niveau des travées blanchâtres, on ne voit que des
bandes de tissu conjonctif fibreux et quelques fibres musculaires lisses.

Au niveau des points ramollis, les fibres musculaires infiltrées, déformées, mal colorées, sont à peine reconnaissables, les travées conjonctives
dissociées laissent entre elles de nombreuses fentes infiltrées de liquide.

4° L'examen de la muqueuse utérine au niveau du pédicule montre un
épaississement de cette muqueuse avec lésions d'endométrite glandulaire.

Obs. 42 (1). — Mme X..., âgée de 40 ans, entre à la maison Dubois
(service de M. Potherat) pour un fibrome utérin. L'époque d'apparition
de ce fibrome ne peut être précisée, jamais de douleurs, jamais de
métrorrhagie. Une seule grossesse normale il y a 26 ans. Depuis
quelques mois la malade constate que son ventre grossit plus rapidement et se plaint de troubles urinaires et vésicaux assez marqués.

Opération le 11 mars 1903, par M. Potherat.

On trouve une volumineuse tumeur composée de plusieurs fibromes
sous-péritonéaux et interstitiels : la tumeur adhère à l'épiploon sur une
surface large et s'accompagne d'un épanchement ascitique assez abondant. Enlèvement par hystérectomie subtotale.

Examen macroscopique. — La tumeur, du poids total de 3 kgr. 400, est
essentiellement composée de deux parties : l'une interstitielle, l'autre
sous-péritonéale.

La partie interstitielle présente à considérer deux fibromes : l'un, gros
comme le poing, développé aux dépens de la paroi antérieure de l'utérus ;
l'autre beaucoup plus considérable, gros comme une tête de fœtus, développé aux dépens de la face postérieure, était enclavé dans le cul-de-sac
de Douglas. A la coupe, ces deux fibromes présentent un aspect normal.

(1) La pièce que nous décrivons ici a été présentée à la Société de chirurgie
par M. Potherat, qui a bien voulu nous la remettre pour en faire l'examen
histologique.

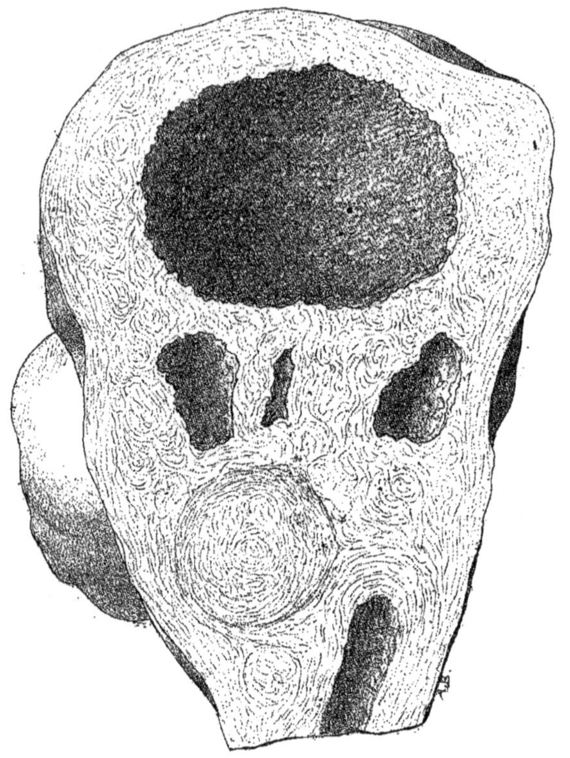

Fig. 32. — Fibrome kystique (obs. 49).

Volumineuse tumeur sous-péritonéale sectionnée suivant le plan vertical.
La partie inférieure est formée par du tissu fibro-myomateux à peu près
normal ; la partie supérieure, très fortement œdématiée, est creusée de
plusieurs cavités kystiques à parois irrégulières.

La portion sous-péritonéale beaucoup plus considérable, grosse comme une petite tête d'adulte, est rattachée au fond de l'utérus par un pédicule assez rétréci long de 3 centimètres environ. Cette tumeur pédiculée sous-péritonéale est régulièrement arrondie, lisse, de coloration blanc jaunâtre avec de nombreuses veines à sa surface.

A la section, la tumeur laisse écouler une certaine quantité de liquide séro-sanguinolent ; on voit que la tumeur est formée d'une coque épaisse circonscrivant une vaste cavité pleine de liquide. Cette cavité centrale, de forme extrèmement irrégulière, rappelle l'aspect que l'on observe dans certaines grandes cavernes tuberculeuses du poumon ; sa paroi est parcourue en tous sens par des brides plus ou moins épaisses, déchiquetées, présentant de multiples et irrégulières perforations circonscrivant des loges secondaires avec des anfractuosités très variées qui communiquent avec la cavité principale.

Examen histologique. — 1° L'examen des fibromes interstitiels montre du tissu fibro-myomateux régulièrement lobulé, à disposition normale ;

2° L'examen de la paroi de la grande cavité kystique sous-péritonéale montre des lésions progressives de dégénérescence œdémateuse.

Sur les coupes portant à la partie périphérique de la paroi, on trouve du tissu fibro-myomateux à peu près normal composé surtout par des fibres musculaires irrégulièrement entre-croisées ; la plupart de ces fibres musculaires sont groupées autour des vaisseaux dont on aperçoit un grand nombre sur les coupes.

A mesure qu'on examine des coupes prises plus près de la cavité, les fibres musculaires deviennent moins nombreuses, et surtout s'altèrent, elles se gonflent, s'infiltrent, deviennent plus volumineuses, moins bien limitées, moins bien colorables par les réactifs. Le tissu conjonctif qui sépare ces fibres s'infiltre également et prend l'aspect d'une sorte de réseau dont les mailles sont remplies par du liquide d'infiltration.

Dans le voisinage immédiat de la cavité, les éléments musculaires et conjonctifs disparaissent complètement ; seules les travées fibreuses, plus résistantes, persistent formant un réseau à larges mailles infiltrées de liquide et d'une substance gélatineuse.

La paroi interne de la cavité présente la même structure avec un aspect extrèmement irrégulier, les travées fibreuses sortant du tissu infiltré pour se continuer avec les brides qui cloisonnent la cavité kystique.

Obs. 43. — Mme X..., âgée de 47 ans, opérée par M. Quénu, maison de santé de la rue Bizet, mars 1904.

Depuis quelques mois la malade se plaint de douleurs et surtout d'hémorragies, les règles très abondantes durent huit à dix jours ; dans l'intervalle des règles, pertes séreuses assez abondantes.

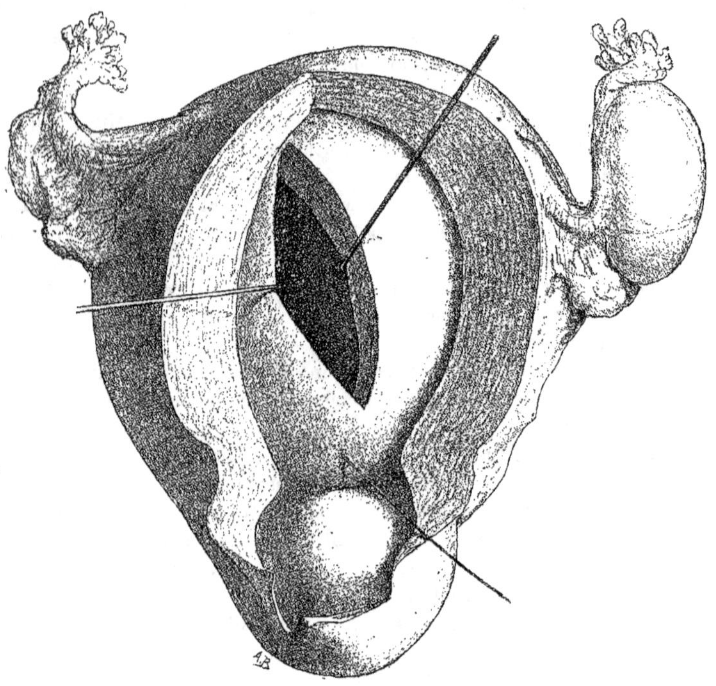

Fig. 32. — Fibrome kystique (obs. 43).

La paroi antérieure de l'utérus est largement incisée et écartée ; on voit que
la cavité utérine très élargie renferme une tumeur ovoïde, implantée par
une large base sur le fond et la paroi postérieure de l'utérus.

Une incision longitudinale montre que la tumeur est creusée d'une cavité
kystique limitée par une paroi épaisse qui va en s'amincissant de haut en
bas.

Un stylet fin a été introduit dans un petit canal qui fait communiquer la
cavité utérine avec la cavité kystique.

L'examen clinique montre un utérus très augmenté de volume remontant à trois travers de doigt au-dessus du pubis ; le col un peu mou entr'ouvert permet d'introduire le doigt et de sentir une volumineuse masse intra-utérine.

Hystérectomie supra-vaginale.

Excellentes suites opératoires, la malade sort guérie au bout d'un mois.

Examen des pièces. — L'utérus, très augmenté de volume, mesure 16 centimètres de haut sur 9 de large ; sa surface est lisse, régulièrement arrondie, sans bosselures.

L'incision de la paroi antérieure montre que la cavité utérine très élargie renferme une tumeur grosse comme les deux poings, régulièrement arrondie, implantée par une large base sur le fond de l'utérus.

Toute la surface extérieure de cette masse est tapissée par la muqueuse épaisse et fortement congestionnée, son extrémité inférieure légèrement affilée présente un petit orifice presque imperceptible par lequel un stylet fin peut être introduit dans l'intérieur de la tumeur.

La tumeur étant incisée longitudinalement, on constate qu'elle est creusée d'une cavité kystique remplie de caillots et d'un liquide épais, sanguinolent et noirâtre. La paroi qui limite cette cavité kystique va en s'amincissant de la partie supérieure où elle mesure environ 3 centimètres d'épaisseur à la partie inférieure où elle ne mesure pas plus de 1 centimètre. La surface interne, régulière, lisse, paraît revêtue par une muqueuse.

Au niveau de son extrémité inférieure le kyste semble communiquer avec la cavité utérine par petit un canal extrêmement étroit dans lequel a pénétré le stylet que nous avions enfoncé avant d'ouvrir la tumeur.

EXAMEN MICROSCOPIQUE. — L'examen d'un fragment pris à la partie supérieure montre que la paroi du kyste est formée par du tissu fibro-musculaire présentant la disposition habituelle des fibromes utérins ; le tissu musculaire, très abondant dans la profondeur, est remplacé à à mesure qu'on se rapproche de la surface par du tissu fibro-conjonctif très richement vascularisé, infiltré par de nombreux leucocytes. La surface interne est tapissée dans toute son étendue par un revêtement formé d'une seule couche de cellules épithéliales cylindriques ou cubiques recouvertes par endroits par une couche de fibrine assez épaisse.

Ce revêtement épithélial présente dans la plus grande partie de son étendue un aspect régulier, cependant en quelques points on voit ce revêtement se déprimer et former des culs-de-sac plus ou moins profonds qui s'enfoncent dans le tissu sous-jacent ; sur quelques coupes, on voit dans la profondeur des petits kystes microscopiques tapissés par un revêtement épithélial complètement isolé de la cavité principale : on peut suivre tous les intermédiaires entre ces kystes et les invaginations du revêtement épithélial. Le tissu sous-épithélial renferme un très grand

nombre de vaisseaux, formés pour la plupart d'un simple endothélium ;
en plusieurs points, on voit des capillaires coupés longitudinalement
s'ouvrir directement dans la cavité kystique : c'est évidemment de ces
vaisseaux rompus dans la cavité que provient le sang contenu dans le
kyste.

Des coupes pratiquées à la partie moyenne et à la partie inférieure
du fibro-kyste montrent un aspect absolument analogue, seulement
sur les coupes intéressant toute l'épaisseur de la paroi on aperçoit
un double revêtement épithélial : sur la surface interne, revêtement
épithélial régulier sans glandes, analogue à celui des coupes précédentes ;
sur la face extérieure, revêtement épithélial avec de nombreux culs-de-
sac glandulaires présentant l'aspect habituel de la muqueuse utérine.

Au niveau de l'extrémité inférieure, des coupes portant sur le trajet
qui fait communiquer la cavité utérine et la cavité kystique montrent un
petit canal extrêmement irrégulier avec des traces de revêtement épithélial.

Obs. 44. — Mme B..., entrée à l'hopital Cochin, pavillon Pasteur, en
mai 1904, pour des hémorragies utérines (1).

Depuis sept à huit mois, la malade se plaint de pertes sanguines abondantes survenant surtout au moment des règles qui durent sept à huit
jours et sont douloureuses. Depuis deux mois, les pertes sont plus abondantes et la malade paraît assez fortement anémiée.

A l'examen, on trouve un utérus augmenté de volume remontant à deux
travers de doigt au-dessus du pubis, le col est mou, entr'ouvert, permettant
l'introduction du doigt.

L'utérus est mobile, de consistance assez molle, un peu douloureux à
l'examen.

Diagnostic. — Fibrome probablement en voie de dégénérescence.

Hystérectomie supra-vaginale.

Bonnes suites opératoires ; la malade sort guérie un mois après l'opération.

EXAMEN DES PIÈCES. — L'utérus augmente de volume, mesure 13 centimètres de hauteur ; sa partie supérieure, fortement élargie, mesure 7 à
8 centimètres dans le sens transversal. La surface extérieure est régulièrement arrondie, sans bosselures.

La section de l'utérus montre une paroi utérine d'épaisseur normale
limitant une cavité utérine très élargie : cette cavité est presque complètement remplie par une tumeur un peu plus grosse que le poing qui
s'implante par une large base sur le fond de l'utérine. Cette tumeur, en

(1) La description histologique de cette observation est faite d'après des
coupes de notre collègue Chevassu que celui-ci a bien voulu nous remettre.

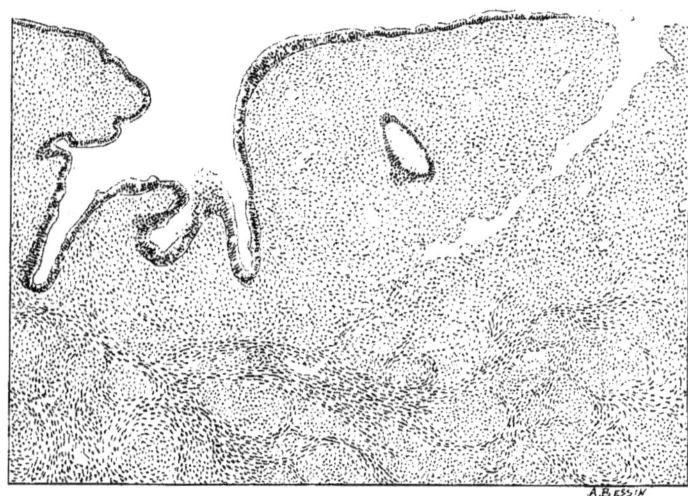

Fig. 34. — *Fibrome kystique.* (Coupe prise à la partie supérieure du polype kystique représenté à la figure précédente. Obs. 43.)

La paroi du kyste est formée par du tissu fibro-myomateux normal tapissé par un revêtement d'épithélium cylindrique. A gauche l'épithélium s'invagine profondément dans le tissu sous-jacent ; de cette invagination se détachent plusieurs culs-de-sac épithéliaux, qui tendent à s'isoler de façon à former de petites cavités kystiques intra-myomateuses analogues à celle représentée au milieu de la figure. A droite le revêtement épithélial est rompu, et un capillaire largement ouvert déverse son contenu dans la cavité kystique.

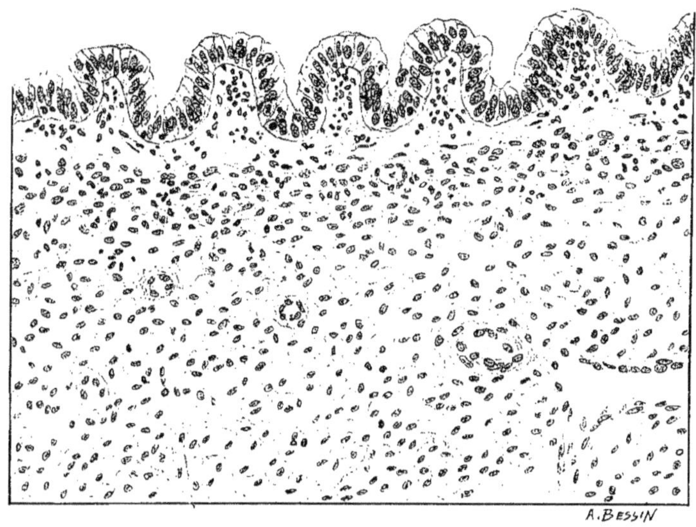

Fig. 35. — *Fibrome kystique.* (Obs. 44.)

La paroi est tapissée par un épithélium formé d'une seule couche de grandes cellules cylindriques à noyau bien coloré. Ce revêtement extrêmement régulier forme un grand nombre de petits replis enfoncés dans le tissu sous-jacent.

forme de poire à grosse extrémité supérieure, est tapissée sur toute sa surface par la muqueuse utérine. Au toucher, elle présente une consistance assez molle.

Après incision, on voit que cette tumeur est creusée à son centre d une cavité kystique, du volume d'un petit œuf, remplie de caillots et d'un liquide sanguinolent épais et noirâtre.

L'EXAMEN MICROSCOPIQUE de la paroi de la cavité kystique montre que cette paroi est formée de tissu fibro-musculaire présentant la structure habituelle des fibro-myomes. Le tissu musculaire est abondant sur les coupes faites à la base de la tumeur ; au contraire, sur les coupes de la partie inférieure, on ne trouve guère que du tissu fibro-conjonctif avec de nombreux vaisseaux.

La surface interne du kyste est tapissée dans toute son étendue par un revêtement de cellules épithéliales cylindriques et surtout cubiques ; ce revêtement extrêmement régulier forme un grand nombre d'invaginations peu profondes qui s'enfoncent dans le tissu sous-jacent.

La couche sous-épithéliale est formée de tissu fibro-conjonctif richement vascularisé renfermant quelques fibres musculaires lisses et de nombreux leucocytes.

La surface extérieure de la paroi kystique est tapissée par une muqueuse utérine à peu près normale ; cependant les culs-de-sac glandulaires sont moins nombreux, moins développés qu'à l'état normal, et toute cette muqueuse est sensiblement moins épaisse que celle qui tapisse les parois de la cavité utérine.

L'anatomie pathologique des tumeurs fibro-kystiques est assez complexe ; rien n'est variable comme le nombre de leurs cavités, leurs dimensions, la quantité relative des éléments solides et liquides.

Souvent ces tumeurs acquièrent un volume considérable, arrivant à remplir presque complètement la cavité abdominale en refoulant les viscères. Laroyenne rapporte 3 cas de fibromes kystiques renfermant respectivement 10, 15 et 18 litres de liquide. Ollier (*Lyon médical*, 1896, p. 541) a enlevé un fibrome kystique du poids de 14 kilogrammes. Le fibro-kyste le plus volumineux a été observé et opéré par Stockard (de Colombie), il pesait plus de 50 kilogrammes.

D'après le nombre des cavités kystiques, on peut distinguer

les deux variétés de *cyto-fibromes monokystiques*, et de *cyto-fibromes polykystiques* :

Les cyto-fibromes monokystiques sont formés par une énorme poche, à la base de laquelle on trouve une tumeur solide plus ou moins régulière et d'origine utérine; quelquefois celle-ci occupe un des côtés, le kyste est latéral.

Les cyto-fibromes polykystiques constituent une masse irrégulière composée de lobes volumineux inégaux qui semblent bourgeonner sur une masse solide; les cavités kystiques les plus considérables sont ordinairement celles qui sont les plus éloignées de la tumeur basilaire. Sur une coupe on reconnaît que les kystes sont rarement indépendants et communiquent entre eux. La cavité est généralement cloisonnée par des séparations incomplètes, remontant plus ou moins haut dans son intérieur, et qui sont formées par des expansions tantôt minces, tantôt épaisses, de la portion charnue de la tumeur.

D'après leur disposition topographique les fibro-kystes de l'utérus peuvent être divisés en sous-péritonéaux, interstitiels et cavitaires.

Dans la *forme sous-péritonéale* le cystome utérin peut être ou sessile ou pédiculé. Dans le premier cas, la base d'implantation est ordinairement très large et semble constituée en quelque sorte par l'utérus lui-même très hypertrophié. Tantôt le néoplasme paraît coiffer le fond de l'organe, et alors le développement est surtout abdominal. Tantôt ce sont les faces latérales qui en sont le point de départ, on voit alors la matrice immobilisée dans le petit bassin complètement rempli. Les productions kystiques peuvent aussi s'inclure dans l'épaisseur des ligaments larges. Dans la suite du développement, ces tumeurs, de pelviennes, deviennent abdominales.

La *forme sous-péritonéale pédiculée* est assez fréquente. Le pédicule s'insère presque toujours sur le fond de l'utérus ou sur la face postérieure, à un niveau fort élevé; il est généralement assez court, fortement vascularisé, et peut atteindre le volume du poignet et même du bras, l'autre extrémité répond à la masse solide de la production. La matrice est très souvent déformée, allongée soit dans sa totalité, soit seulement par l'une de ses cornes qui se trouve comme étirée.

La *forme interstitielle,* intra-pariétale, est rare ou du moins ne reste que peu de temps en cet état ; par suite de leur accroissement rapide et considérable, les tumeurs kystiques arrivent vite à proéminer, soit sous le péritoine et elles rentrent alors dans les variétés précédentes, soit vers la muqueuse et elles deviennent alors intra-utérines.

La *forme cavitaire,* sessile ou polypeuse, est la moins commune; les polypes kystiques distendent l'organe et le remplissent, ils peuvent dilater le col et pénétrer dans le vagin, où ils constituent de gros bourgeons fluctuants. Dans un cas de ce genre, Péan (1) fit une ouverture sur la portion saillante de la poche et après suppuration et rétraction la guérison fut obtenue.

Ces trois modes de situation peuvent se combiner, et l'on a rencontré, par exemple, des néoplasmes kystiques qui sont à la fois sous-péritonéaux, interstitiels et cavitaires ; il faut encore signaler que l'on a vu la néoplasie kystique envahir seulement un ou plusieurs des fibromes d'un utérus fibromateux, laissant les autres intacts.

La couleur du néoplasme kystique n'a rien de caractéristique : le plus souvent grisâtre, elle est fréquemment aussi rougeâtre, surtout quand les parois sont peu épaisses et que le contenu transparaît ; tous les tons intermédiaires ont été rencontrés, parfois sur une même tumeur. En somme l'aspect est assez différent de la teinte blanc nacré que présentent en général les kystes de l'ovaire.

Les parois des cavités présentent une épaisseur des plus

(1) Péan, *Clinique chirurgicale.*

variables : minces en certains endroits jusqu'à laisser voir la couleur du liquide contenu à l'intérieur, elles atteignent en un autre point, parfois très voisin, une dimension de plusieurs centimètres. Leur consistance varie aussi dans les mêmes proportions, et se trouve tantôt friable à l'excès, tantôt molasse et charnue ; elle peut devenir fibreuse et même presque cartilagineuse.

La face interne des cavités kystiques est rarement lisse, le plus souvent elle est irrégulière, mamelonnée, tomenteuse ; dans quelques cas elle était végétante et villeuse; d'autres fois elle semble s'exfolier sous forme de lambeaux membraneux d'épaisseur variable. L'aspect général est donc très irrégulier et rappelle, suivant une heureuse comparaison d'Atlee, celui des cavités du cœur.

Le liquide contenu dans les cavités est parfois du sang presque pur (observations de Breuss, — obs. personnelles 3 et 4). Dans la grande majorité des observations, il était constitué par un sérum sanguinolent plus ou moins foncé ; dans les cas déjà un peu anciens, la coloration, au lieu d'être rouge, est fréquemment jaune-ocre par suite des altérations des pigments sanguins ; souvent aussi le liquide devient alors épais et coule avec une certaine difficulté. Dans des cas beaucoup plus rares, le contenu est un liquide séreux, citrin ; dans une observation de Kœberlé il était limpide, légèrement jaunâtre, analogue à de la lymphe, et se coagulait spontanément au contact de l'air, il conservait au contraire sa fluidité jusqu'au lendemain dans les loges demeurées intactes. Pozzi, dans une cavité kystique située entre la muqueuse et la musculeuse, a trouvé de nombreuses vésicules gélatineuses, ressemblant au corps vitré et renfermant un liquide visqueux, fibrineux, se prenant en masse. Terrier et Quénu ont observé de leur côté un cas analogue. Dans de très rares observations, et à la suite de complications diverses, le liquide était devenu purulent, tantôt le pus était complètement stérile, tantôt il contenait des microbes divers, à virulence plus ou moins accentuée.

Il est remarquable que le plus souvent le liquide a un caractère sanguinolent ; cela s'explique par la présence dans la paroi, au voisinage des cavités, d'un très grand nombre de vaisseaux qui sont d'autre part très friables, par suite de leur organisation incomplète (observation personnelle 3).

Au point de vue chimique, le liquide, quand sa pureté et sa limpidité ont permis une analyse exacte, a les plus grandes analogies avec le sérum sanguin ; au microscope on y trouve un grand nombre de globules rouges, et parfois des éléments musculaires ou fibreux, adultes ou embryonnaires.

Les altérations de voisinage sont presque de règle. Beaucoup plus souvent que dans les autres tumeurs abdominales, on trouve des adhérences du néoplasme kystique, soit avec le péritoine pariétal, soit avec l'épiploon, soit encore avec les différents viscères, principalement l'intestin grêle, le côlon, la vessie. Ces adhérences sont souvent très étendues et très solides ; elles sont constituées, non par des tractus lamelleux que l'on peut facilement détacher, mais par un véritable tissu grisâtre, très vasculaire, qui unit très fortement la néo-formation aux divers organes, comme s'il y avait un envahissement de leurs tuniques par le néoplasme; aussi, dans les tentatives de libération de la tumeur, les parois des viscères se trouvent-elles fréquemment aminciées, déchirées et même ouvertes ; l'acte opératoire se trouve de ce chef singulièrement compliqué, prolongé et aggravé.

A *l'examen histologique*, on trouve habituellement :

1° Un revêtement séreux plus ou moins altéré ;

2° Au-dessous, une couche plus ou moins épaisse, constituée par des éléments musculaires et conjonctifs.

La surface interne présente une structure variable.

Le plus souvent elle est irrégulière, anfractueuse, déchiquetée avec un certain nombre de brides qui viennent flotter dans la cavité kystique ; dans ce cas on ne trouve jamais de revêtement épithélial à la surface interne de la cavité ; suivant l'expression de Cruveilhier, le kyste est dans la tumeur comme si, sous la poussée de la pression intérieure du liquide, il s'était fait une fissure dans le fibrome.

Plus rarement la paroi est lisse, régulière, tapissée par un épithélium plat ou cylindrique.

La structure de la paroi permet donc de distinguer deux variétés de fibromes kystiques :

1° *Cyto-fibromes sans revêtement épithélial*, dont la paroi est formée uniquement par une couche plus ou moins épaisse d'éléments fibro-musculaires rappelant la structure normale des myomes.

Notre observation 42 constitue un exemple-type de cette variété de cyto-fibromes sans revêtement épithélial.

2° *Cyto-fibromes avec revêtement épithélial*. Ils sont plus rares que les précédents ; néanmoins leur existence est indiscutable, ainsi que le montrent nos observations 41, 43 et 44, les observations de Breuss et l'observation de Legueu et Marien que nous citons plus loin. La nature des cellules de revêtement de la paroi, interne des cyto-fibromes paraît d'ailleurs être variable. Dans nos 3 cas de même que dans celui de Legueu et Marien, la paroi était tapissée par un épithélium cylindrique rappelant celui de la muqueuss utérine. Dans d'autres observations de Kœberlé, Le Bec, Doléris, le revêtement était formé de cellules aplaties, présentant l'aspect des cellules endothéliales des vaisseaux lymphatiques.

A côté de ces kystes développés en plein dans le tissu fibro-myomateux, il est intéressant de signaler que dans quelques cas on a vu des cavités kystiques se développer dans le tissu sous-séreux entre le péritoine et la masse du fibrome.

Nous avons pu en observer un cas dans le service de M. Walther (mai 1904). Il s'agissait d'une malade atteinte d'une volumineuse tumeur remontant à trois travers de doigt de l'ombilic et développée depuis deux ans. La tumeur étant presque complètement immobile, il était difficile de déterminer sa connexion exacte avec l'utérus. Comme elle fournissait à sa partie antérieure une sensation de fluctuation très nette, et comme il n'y avait jamais eu d'hémorragie utérine, nous pensâmes à un kyste de l'ovaire, au contraire, M. Walther, se fondant sur le mode d'évolution et sur 'la consistance inégale de la tumeur, pensait plutôt à un fibrome.

A l'opération, on trouve un volumineux fibrome absolument normal, mais présentant à sa partie antérieure une sorte de kyste volumineux contenant de 500 à 600 grammes d'un liquide séreux et développé entre le fibrome et son revêtement séreux décollé. .

DELORE (*Lyon médical*, 1902, p. 714) rapporte un cas absolument analogue d'un kyste développé en avant d'un fibro-myome dans le tissu sous-séreux.

Ces faits sont intéressants en raison des difficultés de diagnostic auxquelles ils peuvent donner lieu.

§ 3. — Pathogénie de la dégénérescence kystique des fibro-myomes.

La pathogénie des tumeurs fibro-kystiques paraît assez embrouillée et a été comprise de façons très diverses par les auteurs qui ont étudié la question : il nous semble que là, comme en plus d'un point de l'étude des dégénérescences des myomes, les contradictions sont plus apparentes que réelles et tiennent en grande partie à ce que les auteurs décrivent sous le même nom des lésions différentes.

Tout d'abord il nous paraît absolument indispensable de séparer complètement les deux variétés de tumeurs que nous venons d'étudier, savoir :

1° *Les fibro-kystes sans revêtement épithélial ;*

2° *Les fibro-kystes dont la paroi interne est tapissée par un revêtement cellulaire.*

Tout au moins, au point devue pathogénique, ces deux variétés de tumeurs n'ont aucun point commun, et leur confusion n'a pas peu contribué à embrouiller la question ; nous les étudierons donc séparément.

1° Pathogénie des kystes a paroi interne tapissée
par un revêtement cellulaire.

Deux théories principales ont été invoquées pour expliquer l'apparition et l'évolution de ces kystes dans les myomes ; ce sont :

La théorie lymphatique.

La théorie épithéliale.

Théorie lymphatique. — D'après cette théorie les formations kystiques dans les tumeurs utérines sont dues à d'énormes dilatations des espaces lymphatiques.

Kœberlé, en 1869, émet le premier cette opinion sur leur origine, à propos d'une observation mémorable, parce que ce fut le premier cas où le diagnostic fut fait avant l'opération, il dit :

« Tout porte à croire que les kystes sont dus à la dilatation progressive des vaisseaux lymphatiques. Le liquide contenu dans leur cavité est, comme la lymphe, limpide, jaunâtre, fibrineux et spontanément coagulable. Les grandes cavités sont sphéroïdales, tandis que les petites sont aplaties en forme de sinus plus ou moins irréguliers ; elles communiquent entre elles par des ouvertures plus ou moins prononcées. Ces kystes sont toujours consécutifs à un obstacle mécanique à la circulation de la lymphe (1) ». Ce n'est pourtant là qu'une hypothèse, car, dans l'examen microscopique qu'il publie, il n'est pas fait mention de

---

(1) Kœberlé, *Bulletins Académie de médecine*, 1869.

cellules endothéliales formant un revêtement à la paroi des kystes.

Billroth (1872), tout en reconnaissant que l'hypertension dans les vaisseaux lymphatiques peut amener la dilatation de leur calibre, propose un autre mécanisme. Il a vu se produire dans certains points d'un fibro-myome une infiltration par des cellules jeunes ; au centre de ces zones apparaît une vacuole, qui n'est peut-être qu'un espace lymphatique dilaté et dont la paroi devient à la fois sécrétante et exsudante. Cette sécrétion se fait par la séparation de la partie muqueuse du protoplasme des cellules constituant la paroi, elle forme le liquide du kyste et explique l'accroissement rapide. Mais l'auteur ne donne aucune indication sur l'aspect et la nature des cellules en cause.

Léopold et Fehling (1) publient, en 1875, l'analyse microscopique d'un fibro-myome lymphangiectasique dont on avait retiré 1.500 grammes de liquide citrin qui se coagula spontanément.

Le Bec (2) a examiné avec André la paroi interne des kystes de plusieurs tumeurs et l'a trouvée uniquement constituée par une membrane endothéliale à cellules aplaties, formant un revêtement mince et fragile, et reposant sur une membrane basale mal accentuée; le noyau de ces cellules est volumineux, surtout dans les éléments jeunes ; il est ovalaire, granuleux et remplit complètement la cellule dans certains points. Dans la cavité il s'accumule du liquide, non par sécrétion de la paroi, mais par suite de difficultés dans la circulation, et le kyste grossit en refoulant le tissu fibro-musculaire.

En 1883, Doléris (3) se rattache fermement à la formation des kystes par la dilatation des espaces lymphatiques ; il aurait réussi à en imprégner l'endothélium par le nitrate d'argent. La

(1) Léopold et Fehling, *Arch. f. Gyn.*, 1875, Bd. VII.
(2) Le Bec, *Étude sur les tumeurs fibro-kystiques et les kystes de l'utérus*. Th. Paris, 1880.
(3) Doléris, *Arch. für Tocologie*, janvier et février 1883.

paroi est constituée par un endothélium à cellules plates, à noyau faiblement saillant ; les contours de ces cellules sont légèrement dentelés, mais généralement d'une façon peu accentuée.

En 1887, Rein et Muller (1) publient chacun deux cas où ils ont trouvé un endothélium très net, soit par le nitrate d'argent sur la pièce fraîche, soit après durcissement dans le bichromate de potasse.

Terrillon (2) fait examiner une tumeur par Malassez et Poupinel : ils découvrent dans la paroi des cavités une couche de cellules plates de nature endothéliale, sans qu'on puisse préciser davantage.

Dans ces derniers temps, la théorie lymphatique ne semble pas avoir rencontré beaucoup d'adeptes, et la littérature médicale n'en a enregistré que de bien rares exemples. Les cas publiés ont d'ailleurs été l'objet de discussions, et certaines observations ont été revendiquées par les partisans de la théorie épithéliale que nous allons expliquer maintenant.

Théorie épithéliale. — La théorie de l'origine lymphatique des kystes intra-myomateux est donc peu en faveur aujourd'hui ; sans nier complètement leur existence, on admet généralement que ces kystes lymphatiques sont extrêmement rares et que la plupart des observations de Kœberlé et de Le Bec ne montrent pas d'une façon bien nette l'existence d'un revêtement endothélial à la surface interne des kystes.

Par contre, un certain nombre d'observations montrent d'une façon indiscutable l'existence de kystes dont la paroi interne est tapissée par un revêtement épithélial à cellules cylindriques. L'origine de ces kystes à revêtement épithélial a donné lieu aux

(1) MULLER, *Arch. f. Gynæk.*, 1887, Bd. XXX.
(2) TERRILLON, *Académie de Médecine*, juin 1886.

mêmes discussions que la pathogénie des épithéliomas développés au milieu d'un myome.

Les auteurs se sont également rattachés à deux thèses principales :

Les uns, avec Recklinghausen, Breuss, Klein, Baraban, rattachent ces cavités kystiques intra-myomateuses au développement de débris épithéliaux embryonnaires, représentant dans la paroi utérine un vestige des canaux de Wolf ou de Muller.

D'autres, avec Babès, Cannitzer, pensent qu'à la suite d'un trouble dans le développement pendant la vie embryonnaire, des rudiments des glandes de la muqueuse se sont égarés dans la couche musculaire de l'utérus et peuvent s'y développer en amenant la formation de kyste.

D'autres enfin, avec Schrœder, Voigt, Scottländer, Legueu et Marien, admettent que les kystes à revêtement épithélial se développent aux dépens d'évaginations glandulaires de la muqueuse adulte ; irrités par la présence du fibro-myome, les culs-de-sac glandulaires prolifèrent et pénètrent dans l'intérieur du fibro-myome en s'insinuant entre ces fibres ; les évaginations glandulaires finissent par se trouver complètement séparées de la muqueuse dont elles ont tiré leur origine ; elles peuvent alors, soit s'atrophier, soit au contraire proliférer et donner naissance à des cavités kystiques où l'on retrouve l'épithélium cylindrique des glandes utérines.

Nous n'insisterons pas sur l'étude de ces diverses théories pathogéniques, renvoyant pour ce point à l'étude que nous en avons déjà faite à propos des transformations épithéliales des fibro-myomes ; nous nous bornerons ici à rappeler nos observations (41, 43, 44) et à citer une observation de Legueu et Marien, qui montrent d'une façon évidente la possibilité du développement de kyste intra-myomateux aux dépens de culs-de-sac glandulaires aberrants.

Obs. 45. Legueu et Marien , *Semaine gynécologique*, 16 mars 1897.—
Dans le centre d'une tumeur fibro-myomateuse développée dans le fond
de l'utérus, au niveau de la corne droite de cet organe, on trouve une
cavité kystique, remplie d'un liquide grisàtre et opaque. Cette cavité
offre les dimensions d'un œuf de pigeon environ. Elle est assez régulièrement sphérique et ne semble pas communiquer avec les deux ou trois
autres petites cavités glandulaires de peu de volume qui existent dans le
voisinage.

Sur des coupes, comprenant à la fois une partie de la tumeur fibro-
myomateuse et la moitié environ de la paroi de la cavité, nous voyons
qu'il s'agit de formations glandulaires développées au milieu d'un fibro-
myome d'ailleurs régulièrement disposé.

Un revêtement épithélial formé de cellules cylindriques tapisse régulièrement la cavité kystique.

Ce revêtement s'enfonce par place dans le tissu sous-jacent pour former des tubes et des culs-de-sac glandulaires ; il repose sur un substra-
tum qui se présente sous l'aspect d'une zone assez large composée d'éléments jeunes ; cette rangée de cellules cylindriques se trouve ainsi séparée des tissus fibro-musculaires par une certaine épaisseur de cellules
fusiformes et de cellules rondes en contact les unes avec les autres.

A mesure qu'on se rapproche des tissus fibro-myomateux, les cellules
jeunes changent d'aspect et deviennent ramifiées. Il est donc évident
qu'il y a là aussi une prolifération cellulaire très active.

Sur des coupes faites au niveau des petites cavités glandulaires, l'on
voit qu'elles offrent les mêmes caractères et qu'elles sont constituées par
les mêmes éléments.

2° PATHOGÉNIE DES KYSTES DÉPOURVUS DE REVÊTEMENT

ÉPITHÉLIAL.

Un grand nombre de théories ont été invoquées pour expliquer le développement de ces kystes, mais certaines d'entre
elles n'offrent plus qu'un intérêt historique : telles sont la théorie
du ramollissement et de la dégénérescence graisseuse, soutenue
par Virchow, Klobs, Paget, ou la théorie de la transformation
myxomateuse, soutenue plus tard par Virchow.

Deux théories seulement restent en présence ; ce sont :

a) La théorie de la nécrose par oblitération vasculaire ;

b) La théorie de l'œdème.

a) Théorie de la nécrose.— La théorie de nécrose par oblitération vasculaire a été soutenue surtout par Pilliet et son élève Costes.

L'endothélium des vaisseaux sanguins est formé normalement de largescellules aplaties, qui, en se segmentant et en se multipliant, arrivent à oblitérer plus ou moins complètement la lumière. Alors la zone irriguée par le vaisseau se nécrose et forme une cavité pseudo-kystique. Si plusieurs vaisseaux sont ainsi oblitérés, il en résulte la production d'un grand kyste ; l'origine du liquide souvent hémorragique contenu dans le kyste se trouve dans les vaisseaux détruits.

b) Théorie de l'œdème. — Elle a été d'abord soutenue par Cruveilhier. Les pseudo-kystes sont la conséquence de l'œdème dont le liquide, infiltré d'abord dans l'épaisseur du corps fibreux, se réunit en masse plus ou moins considérable dans une cavité anfractueuse dont les parois sont constituées par des lobules dissociés du corps fibreux lui-même.

De ces deux théories, la première, c'est-à-dire celle de la nécrose par oblitération vasculaire, nous paraît difficilement admissible. Sur des fibromes œdématiés, nous avons bien vu de petites cavités pseudo-kystiques, creusées au sein d'une masse granuleuse, amorphe, sans éléments anatomiques, et qui paraissaient bien en rapport avec un processus de nécrose, mais il ne nous semble pas possible d'expliquer par ce processus la formation des grands kystes que nous étudions ; en effet, ce processus de nécrose de mortification cadre mal avec ce fait que, au moment où elles subissent la transformation kystique, les tumeurs présentent une brusque augmentation de volume ; de plus, comme le faisait déjà remarquer Péan, la transformation kystique se rencontre fréquemment dans des fibromes jeunes, très richement vascularisés. Enfin, l'examen histologique des parois de la pièce de notre observation nous a montré du tissu œdématié et non du tissu nécrosé.

Il semble donc bien que la formation des cavités kystiques soit en rapport avec un processus d'œdème et non avec un processus de nécrose ; c'est d'ailleurs là l'opinion de la plupart des auteurs ; Köster, Rumler, Ziegler, Pick, en Allemagne ; en France : Lebert, Broca, Cornil et Ranvier, Pozzi, Quénu, Delbet, Paviot et Bérard, admettent l'origine œdémateuse des cavités pseudo-kystiques des myomes, ils discutent seulement sur la nature de cette évolution œdémateuse, les uns la rapportent à un simple trouble de la vascularisation, les autres en font une complication de la transformation sarcomateuse. Nous ne reprendrons pas ici les théories de la nature de l'œdème que nous avons déjà discutées (voir *Dégénérescence œdémateuse et sarcomateuse des fibro-myomes*). Nous avons vu plus haut que la dégénérescence œdémateuse simple est la conséquence de troubles de la circulation et de prolifération vasculaire, amenant la formation de nombreux vaisseaux à paroi embryonnaire dans lesquels la circulation est très ralentie, mais nous avons vu aussi que dans certains cas la dégénérescence sarcomateuse s'accompagne de troubles vasculaires pouvant déterminer l'œdème et la formation de cavités pseudo-kystiques. La nature de la dégénérescence pseudo-kystique est donc variable :

Dans la pluspart des cas, c'est une transformation simple, de nature histologique bénigne, en rapport avec des troubles vasculaires.

Dans quelques cas, elle est l'indice d'une transformation maligne de nature sarcomateuse ; ces cas sont assez rares, mais ils existent indiscutablement. Duret (*Semaine gynécologique*, 1898, n° 17) a publié un cas de fibrome utérin ayant subi la transformation kystique. L'examen histologique, pratiqué par Augier, montre un sarcome de nature endothéliale. Terrier (*Académie de médecine*, 15 mars 1881) a publié un cas de tumeur fibro-sarcomateuse et kystique de l'utérus.

Terrillon (1) rapporte 3 cas de fibro-sarcome kystique. Vitrac (2) a signalé 1 cas de fibrome kystique malin, caractérisé par le développement de cellules sarcomateuses spéciales susceptibles d'arriver à l'état adulte, en formant des cellules fibreuses. Nous avons trouvé, dans les observations que nous avons pu consulter, 14 cas de fibromes en dégénérescence sarcomateuse creusés de cavités kystiques. (Voir p. 156).

§ 4. — **Évolution clinique des fibro-myomes kystiques.**

La dégénérescence kystique atteint le plus souvent les fibromes déjà anciens ayant déjà donné lieu à des troubles plus ou moins marqués : quand on interroge la malade, elle raconte que depui plus ou moins longtemps, souvent depuis plusieurs années, les règles, autrefois normales en durée et en quantité, étaient devenues plus longues et plus abondantes, parfois des hémorragies apparaissaient entre deux périodes menstruelles ; il existait dans le bas-ventre, dans les lombes, dans les cuisses des douleurs qui subissaient au moment des époques une exacerbation notable. Mais tous ces symptômes étaient en somme assez peu accentués pour que la malade ne s'en inquiétât pas outre mesure, ou bien, le médecin consulté, après avoir trouvé l'explication de ces différents troubles dans l'existence d'un fibrome de l'utérus, n'avait pas jugé qu'une intervention opératoire fût nécessaire et avait institué un traitement purement palliatif. Et pendant plusieurs années cet état a persisté avec des alternatives d'aggravation et d'amélioration peu sensibles, mais depuis quelques mois, l'affection a pris une allure toute différente.

La transformation kystique marque habituellement son appa-

(1) TERRILLON, *Bull. et Mém. Société de Chirurgie*, 1890.
(2) VITRAC, *Annales de gynécologie*, janvier 1898.

rition par des métrorrhagies, par le développement du ventre et par des troubles dans la santé générale, que détermine la présence de la néo-formation.

Métrorrhagies. — Les règles reparaissent si elles avaient disparu, deviennent plus abondantes si elles existaient encore. Ces hémorragies ont une marche irrégulière; leur importance et leur répétition peuvent déterminer un état d'affaiblissement extrème. Mais elles n'existent pas dans tous les cas ; elles manquent presque régulièrement quand la tumeur est assez éloignée de la muqueuse, en particulier dans le cas de fibrome pédiculé de l'utérus. Rarement il n'y a qu'un simple écoulement leucorrhéique plus ou moins abondant et odorant.

Développement de la tumeur. — L'accroissement est rapide, c'est en un espace de temps relativement court, en six et huit mois, quelquefois moins, que le néoplasme acquiert un volume considérable. Le développement est lui-même marqué de phases différentes, il peut être continu ou, au contraire, se faire par poussées brusques, par soubresauts, de sorte que le volume de la tumeur, après être un moment resté stationnaire, augmente considérablement en quelques jours. Ces exacerbations s'accompagnent fréquemment de phénomènes péritonéaux plus ou moins graves, qui peuvent se renouveler à plusieurs reprises ; le plus souvent elles sont dues à une hémorragie subite dans une des cavités kystiques.

Cet accroissement rapide est très fréquent; c'est un symptôme très important en faveur d'une tumeur kystique de l'utérus ; nul néoplasme abdominal ne prend, en un même intervalle de temps, un développement aussi considérable ; les kystes ovariens, en particulier, ont une marche sensiblement plus lente et n'atteignent que plus tardivement des dimensions aussi importantes.

Troubles fonctionnels. — Ils acquièrent généralement un haut degré de gravité; dus en grande partie à des phénomènes de compression du même genre que ceux que l'on rencontre dans toute tumeur du ventre, ils sont souvent plus accentués que dans la plupart des tumeurs abdominales, parce que les organes dont les fonctions sont troublées, surpris par la rapidité de développement du néoplasme, n'ont pas le temps de subir l'accoutumance nécessaire.

Appareil digestif.— L'estomac et les intestins sont fréquemment comprimés, déplacés par la tumeur; souvent ils y adhèrent en quelque endroit, leurs parois sont parfois envahies par un processus néoplasique. Il en résulte des troubles dyspeptiques qui vont s'aggravant de jour en jour, les digestions sont extrèmement lentes, les vomissements fréquents; souvent l'appétit diminue. La compression de la partie inférieure du tube digestif amène une constipation tenace et une stase fécale d'où peut résulter une sorte de toxémie stercorale par résorption de principes excrémentitiels. Ces accidents, souvent très accusés, nous l'avons dit, déterminent un état progressif d'amaigrissement, noté dans la grande majorité des observations, et qui peut même déterminer par lui seul une espèce de cachexie. Il faudra se rappeler que cet état n'est pas nécessairement le fait de la malignité de la tumeur, mais provient souvent aussi de la simple action de présence du néoplasme.

Appareil respiratoire. — Les fonctions respiratoires sont également troublées; par suite du refoulement du diaphragme, de l'évasement de la partie inférieure du thorax, la respiration est gênée, surtout pendant la marche et l'effort, d'autant plus qu'à l'âge déjà avancé où les cystomes utérins apparaissent, les poumons ont perdu de leur élasticité et sont fréquemment légèrement atteints d'emphysème.

Appareil circulatoire. — L'augmentation de la masse sanguine, la compression des gros vaisseaux abdominaux et pelviens, l'hypertrophie cardiaque qui en est la conséquence, expliquent les palpitations, les accès de suffocation, qui manquent rarement si on les recherche attentivement. Plus tard, le myocarde surmené est atteint de dégénérescence graisseuse, et l'on observe de l'assourdissement des bruits, de la faiblesse des impulsions cardiaques. Ces lésions, constatées avant une intervention, doivent entrer en ligne de compte dans le pronostic à établir; dans plusieurs observations, la mort est survenue par une syncope cardiaque qui n'avait pas d'autre explication.

L'œdème des membres inférieurs et de la région hypogastrique fréquemment signalé relève tant de la compression sur les veines iliaques et la veine cave que des troubles de la fonction cardiaque.

Appareil urinaire. — La pression du néoplasme sur la vessie, son aplatissement, son étirement en haut, déterminent l'apparition de pollakiurie, de dysurie et parfois de cystite.

Mais, au niveau des uretères, la compression a beaucoup plus d'importance, car elle peut arriver à produire dans le rein des lésions peu appréciables d'abord, qui mettront cet organe en un état d'insuffisance fonctionnelle, dont les conséquences peuvent devenir graves ultérieurement, surtout pendant les suites d'une intervention.

La constatation d'une affection rénale imposera donc un traitement pré-opératoire.

L'hydronéphrose, la pyélite et la néphrite s'observent également, mais ne sont très accentuées que dans les périodes tout à fait terminales.

Douleurs. — C'est encore à la compression que sont dues les douleurs dans l'abdomen, les névralgies réflexes, lombo-abdominales, sciatiques et crurales, qui peuvent acquérir un haut degré d'intensité, surtout au moment des exacerbations brusques que nous avons indiquées à propos du développement.

État général. — On comprend facilement, d'après cet exposé, que l'état général soit profondément modifié, quand se développe une tumeur de l'utérus avec kystes volumineux. Par suite des hémorragies qui épuisent par leur abondance, des troubles divers déterminés par la rapidité du développement, sur laquelle nous attirons toute l'attention, il s'établit un grand affaiblissement et un état de santé précaire, parfois voisin de la cachexie.

Mais, il faut bien le reconnaître, tous ces symptômes subjectifs ont un caractère très variable ; parfois ils sont très peu accentués, plusieurs même peuvent faire défaut, et c'est presque silencieusement que se développe le néoplasme kystique. L'augmentation de volume du ventre et la gêne qui en résulte poussent seules le malade à se présenter au chirurgien.

A l'examen clinique, l'inspection du ventre montre certaines particularités importantes : la peau est tendue, amincie, l'ombilic est déplissé, quelquefois saillant. Fréquemment il existe un œdème sus-pubien assez accentué, et sur toute la surface de l'abdomen on voit un réseau veineux à larges mailles, qui témoigne de la gêne de la circulation sanguine dans la paroi.

Le soulèvement de la peau est quelquefois uniforme, il s'agit alors d'un très gros kyste ; beaucoup plus souvent il se manifeste par de grosses bosselures, qui déforment considérablement la surface abdominale en saillies inégales et irrégulières. La prédominance de la tumeur dans la partie inférieure, son poids produisent très fréquemment la disposition en ventre de polichinelle.

D'autres fois la distension s'étend à toute la cavité péritonéale ; les hypocondres peuvent être soulevés et écartés, et les flancs remplis bombent de chaque côté ; c'est dans ces cas que les troubles amenés par la compression sont surtout accusés et sérieux.

Percussion. — La tumeur est mate dans toute son étendue ; les limites de cette matité indiquent celles du néoplasme ; la ligne de démarcation est toujours convexe vers le haut, mais elle est formée, soit d'une seule courbe à grand rayon dans le cas de gros kyste unique ; soit, et c'est le cas le plus fréquent, d'une série de petites courbes secondaires, qui correspondent à chacune des bosselures d'une tumeur polykystique.

Sur les parties latérales et en haut se trouvent réfugiées les anses intestinales. Dans le cas de tumeur énorme la matité est absolue dans tout le ventre, car la masse intestinale est tout entière refoulée du côté de la colonne vertébrale.

Auscultation. — Dans la plupart des observations, on signale un souffle vasculaire intense dans un point quelconque de la tumeur ; c'est là l'indice d'une grande vascularisation. Nous n'avons rencontré ce symptôme dans aucun des cas que nous avons observés.

Palpation. — C'est le procédé d'investigation qui donne les renseignements les plus précieux, pour la reconnaissance des tumeurs kystiques de l'utérus. Elle permet d'apprécier les dimensions et la forme générale de la néo-formation, sa surface ordinairement rendue irrégulière, tant par les bosselures que l'œil distingue, que par des saillies plus petites que la main seule reconnaît à travers la paroi amincie ; toutes ces proéminences sont séparées par des sillons plus ou moins profonds ; l'un ou plusieurs d'entre eux peuvent être assez nets pour donner à penser qu'ils séparent deux portions absolument distinctes d'une même tumeur. Si l'on fait glisser les couches de la paroi sur la surface du néoplasme, on se rend parfois compte qu'il existe des adhérences, circonstance très fréquente et intéressante à connaître pour l'intervention. Quand il y a de l'ascite, tous ces symptômes sont moins faciles à percevoir, mais en déprimant brusquement la paroi, on arrive sur la tumeur, dont on peut alors apprécier plus ou moins certaines particularités.

Un des traits les plus caractéristiques des tumeurs kystiques est la constatation par la palpation d'une très grande variation de consistance dans différents endroits du néoplasme.

Tandis qu'en certains points la tumeur est dure, résistante comme un fibrome ordinaire, en d'autres elle est molle, puis en d'autres encore on constate une rénitence très nette, devenant même de la fluctuation. En effet, pour peu que les cavités kystiques soient étendues et que les parois n'aient pas trop d'épaisseur, on obtient facilement, par une chiquenaude dans les régions qu'elles occupent, la sensation de flot.

Il est à noter, d'après plusieurs observations, que le néoplasme est d'autant plus ramolli que l'on s'éloigne davantage de l'utérus (Obs. 41).

Les mêmes différences de consistance se retrouvent quand une partie de la tumeur est contenue dans le petit bassin; par le toucher vaginal, on constate, à côté de masses dures, des bosselures plus ou moins fluctuantes.

La palpation combinée au toucher vaginal permet de déterminer les limites exactes de la tumeur, son origine utérine et ses connexions avec les organes voisins. Du côté de l'abdomen, elle montrera que le néoplasme répond bien aux zones de matité indiquées par la percussion. Dans le pelvis, on trouvera l'utérus ordinairement hypertrophié et dans une situation qui n'a rien de fixe, tantôt élevé, tantôt abaissé, il peut être incliné d'un côté ou de l'autre, en rétroversion ou le plus souvent en antéversion, suivant la disposition de la tumeur. Celle-ci peut s'insinuer par une de ses parties entre les feuillets des ligaments larges, faire saillie dans les culs-de-sac vaginaux, spécialement le postérieur, finalement remplir toute la cavité du petit bassin. Ces dispositions pelviennes sont les plus rares, on rencontre plutôt les tumeurs à développement en majeure partie abdominal.

Un bon symptôme de l'origine utérine des tumeurs kystiques est la communication au col des mouvements imprimés à la tumeur située dans le ventre. Il faut signaler cependant que, dans plusieurs cas où celle-ci se trouvait rattachée à l'utérus par un pédicule long et étroit, la communication des mouvements a manqué. Malheureusement aussi, le néoplasme est souvent rendu fixe par ses adhérences ou par son volume excessif, et ce moyen ne peut être toujours employé.

D'autre part, d'autres tumeurs abdominales peuvent, dans certaines circonstances, présenter le même symptôme ; il s'agit alors de tumeurs situées au contact de l'utérus et qui entraînent cet organe indemne pourtant de toute néoplasie ; nous reparlerons de ces cas à propos du diagnostic.

Hystérométrie. — L'examen de la cavité de la matrice est un mode d'exploration des plus importants pour le diagnostic. Il permet de déterminer l'origine utérine du néoplasme.

Ordinairement l'utérus est très développé ; la tige de l'instrument pénètre à une grande profondeur ; il n'est pas rare à la mensuration de trouver 12, 15, 18 centimètres et même plus. Non seulement la hauteur, mais aussi la longueur de l'organe est accrue. La situation de la tige indique dans quel sens est dévié l'utérus.

Cette exploration doit être faite avec douceur; on peut craindre, en effet, de provoquer le retour ou l'aggravation des métrorrhagies ou bien de crever un kyste bombant dans la cavité, et déterminer ainsi une hémorragie importante, mais elle doit toujours être pratiquée : la nature kystique de la tumeur étant reconnue, si l'on trouve une augmentation de la cavité utérine, on peut presque certifier que cette tumeur kystique a pour point de départ l'utérus, car aucune autre formation du même genre ne produit ce symptôme.

Ponction. — Quelques auteurs ont proposé de faire dans la tumeur une ponction, soit pour reconnaître la nature du liquide contenu dans les kystes, soit pour rendre plus facile la palpation de la masse solide. Nous croyons que l'on doit complètement écarter ce moyen de diagnostic, souvent infidèle, toujours très dangereux; il peut en effet déterminer la rupture à l'intérieur du kyste des vaisseaux situés très superficiellement dans les parois ; dans plusieurs cas, cette intervention a été l'occasion de poussées de péritonite, qui ont provoqué la formation d'adhérences rendant ainsi plus difficultueuse l'opération ultérieure, ou bien encore de suppuration ou de rupture du kyste. Des accidents graves et même la mort peuvent en être la conséquence.

§ 5. — **Complications de la dégénérescence kystique**.

Diverses complications peuvent survenir dans le cours de l'évolution d'un néoplasme kystique de l'utérus ; ce sont surtout la suppuration et la rupture de fibro-kystes.

La *suppuration* des kystes est assez peu fréquente (1).

Parfois la suppuration est spontanée, les agents infectieux étant amenés par voie vasculaire ou bien venant de l'intestin à travers des adhérences, comme dans un cas de Reymond que nous rapportons plus loin en étudiant la suppuration des fibromes. D'autres fois, la suppuration succède à une intervention thérapeutique, par exemple à une ponction, comme dans le cas de Péan et de Fraser.

La *rupture du kyste* survient parfois à la suite de suppuration, d'hémorragie considérable à l'intérieur de la poche, ou bien à la suite d'un traumatisme ; d'autres fois, elle survient spontanément, à la suite d'un amincissement extrême de la paroi.

Les accidents consécutifs sont très variables, suivant la nature du contenu du kyste ; lorsque ce contenu n'est pas infecté, la rupture du kyste peut ne donner lieu à aucun symptôme.

Bouilly (in thèse DEMANTKÉ, Paris, 1897, obs. 4) rapporte une

(1) Nous n'en avons trouvé qu'une vingtaine d'observations.

observation de rupture d'une tumeur fibro-kystique, qui n'avait donné lieu à aucun symptôme réactionnel et ne fut reconnue qu'au moment de l'opération.

Au contraire, si le contenu du fibro-kyste est infecté, la rupture provoque une péritonite. Dans le cas de Fraser signalé plus haut, la rupture d'un fibro-kyste infecté par ponction provoqua une péritonite généralisée qui emporta la malade en quatre jours.

<h3 style="text-align:center">§ 6. — Diagnostic.</h3>

Le diagnostic des fibromes utérins à dégénérescence kystique est en général difficile : lorsqu'on a pu assister à l'évolution complète, constater l'existence d'une tumeur d'abord dure, qui peu à peu se ramollit et devient kystique en même temps qu'elle augmente de volume, on reconnaît aisément la nature de l'affection. Mais, et c'est là de beaucoup le cas le plus fréquent, si la malade vient trouver le chirurgien à une période avancée, lorsque la tumeur est déjà fluctuante, le diagnostic est très délicat, et une foule d'affections peuvent être confondues avec les tumeurs fibro-kystiques.

Grossesse. — Comme dans les tumeurs kystiques, il existe dans la grossesse des troubles généraux parfois très importants, un développement rapide d'une tumeur qui siège dans l'utérus et qui présente à côté de parties fluctuantes des portions solides ; mais à un examen plus approfondi, la palpation méthodique, l'auscultation, l'interrogatoire suffisent habituellement à établir le diagnostic de grossesse. Ce n'est que dans certains cas de grossesse anormale et compliquée que les difficultés surgiront. Dans quelques cas, ce diagnostic peut être extrêmement difficile, non seulement lors de l'examen clinique, mais même au cours de l'opération. Dans un cas de M. Quénu (mai 1904), on trouve après ouverture du ventre un utérus régulièrement augmenté de volume avec d'énormes vaisseaux dilatés, et dont la consistance, dure par endroits, molle et fluctuante en d'autres, donnait absolument la sensation de parties fœtales ; ce n'est qu'après une hésitation de quelques minutes et sur l'affirmation absolue de l'entourage que les règles étaient survenues régulièrement, qu'on se décide à continuer l'opération : On trouve un fibrome un peu plus volumineux qu'une tête de fœtus, complètement œdématié et renfermant plusieurs cavités kystiques remplies de liquide ou de substances colloïdes.

Dans le cas d'hydramnios, par exemple, et en particulier dans les formes aiguës, certaines poussées du développement se rapprochent de celles que nous avons signalées dans les symptômes des tumeurs kystiques.

La reconnaissance du fœtus par la palpation est difficile ou impossible, l'auscultation peut ne pas donner de résultat. Mais ici encore certains signes rectifieront le diagnostic : les règles sont suspendues ; il existe des phénomènes connexes tels que ceux observés du côté des seins, qu'on ne rencontre pas dans les cystomes ; dans les cas douteux, où une intervention s'impose, le toucher intra-cervical, permettant de sentir les membranes, lèvera tous les doutes. Duret (*Semaine gynécologique*, 1897) a rapporté un cas dans lequel un kyste fœtal par rétention a été pris pour une tumeur fibro-kystique.

Fibromes. — Certains fibromes, ayant subi la dégénérescence œdémateuse (fibromes à géodes), peuvent en imposer pour des tumeurs kystiques. Mais dans celles-ci la palpation dénote des parties dures et bosselées à côté de points fluctuants, tandis que, dans les fibromes simplement œdématiés, la consistance générale est simplement mollasse. Il y a lieu également de tenir compte de la lenteur de développement d'un corps fibreux comparée à la rapidité de celui des tumeurs kystiques ; toutefois, il y a certains corps fibreux pédiculés qui s'accroissent si rapidement que la confusion est facile.

Certains fibromes télangiectasiques, à vaisseaux volumineux remplis de sang, peuvent donner une véritable sensation de fluctuation. Dans un cas de Rendu (*Lyon médical*, 1896, p. 231) un fibrome télangiectasique fut pris pour un fibro-kyste.

Quelques particularités des fibromes peuvent encore provoquer des erreurs. Meredith a rapporté une observation d'oblitération de l'orifice utérin, déterminée par une élongation du col et une rotation partielle de la tumeur : il en était résulté une hématométrie spéciale, la masse morbide pesait 15 livres et contenait 5 litres de sang, la guérison fut obtenue par l'hystérectomie supra-vaginale (1). Dubreuil (2) a ponctionné et drainé chez une femme de 65 ans une hématométrie simulant un corps fibro-kystique, due à l'oblitération du col d'un utérus contenant des fibromes ; cette opération a été suivie de mort. Tillaux (3) a publié sous le nom d'utérus kystique un fait très analogue, guéri par l'hystérectomie abdominale. Il s'agit généralement dans ces cas-là de femmes âgées, le col ayant une tendance à se rétrécir et même à se fermer sous l'influence de l'atrophie sénile.

Cancer du corps utérin. — Il s'agit ici de dégénérescence épithéliomateuse ou sarcomateuse de la muqueuse, ou bien de sarcome du parenchyme.

L'épithélioma du corps de l'utérus provoque, comme les néoplasmes kystiques, des hémorragies abondantes, de violentes douleurs à caractère paroxystique, des phénomènes de voisinage (miction, défécation), des troubles dans la santé générale (cachexie). Mais la tumeur épithéliomateuse est dure dans toute sa masse, son volume est relativement beaucoup moins important, les écoulements sont plus fétides, la cachexie est plus rapide et plus

---

(1) Meredith, *Trans. of the obstet. Soc. of London*, août 1887.
(2) Dubreuil, Hématométrie. *Revue de Chirurgie*, août 1889.
(3) Tillaux, Utérus kystique. *Annales de Gynécologie*, juillet 1889.

accusée, enfin l'examen histologique du produit de raclage de la
cavité pourra servir à fixer le diagnostic.

Le sarcome de la muqueuse, quand il s'accompagne d'hématométrie, et le fait se présente dans la moitié des cas (Aubry),
peut en imposer pour une tumeur kystique.

Les kystes hydatiques de l'utérus sont très rares. Secheyron
a pu cependant en réunir 15 observations (1). On les distinguerait
à ce qu'ils ne s'accompagnent pas d'une tumeur solide.

Les kystes séreux, ou kystes vrais de l'utérus, indépendants de
tout fibrome, ont été décrits par Demarquay (2), Péan (3), Le Bec.
Mais un très petit nombre d'observations ont été publiées, le plus
souvent sans examens microscopiques, et même plusieurs auteurs
actuels admettent avec Legueu, que tous les cas observés peuvent être considérés comme des fibromes à dégénérescence kystique totale. Nous croyons cependant qu'il y a un certain nombre de cas indiscutables de kystes de l'utérus (kystes glandulaires et kystes wolfiens), mais en tous cas ces kystes très
rares nous paraissent à peu près impossibles à distinguer cliniquement des fibromes en dégénérescence kystique.

Plusieurs affections para-utérines peuvent se confondre avec
les tumeurs fibro-kystiques.

Les kystes de l'ovaire ont été la cause d'un grand nombre
d'erreurs. Dans le cas de Quénu, dans celui de Riche, dans
des cas de Terrillon, de Raffray, Bouilly, Fraser, Pollosson,
des tumeurs fibro-kystiques ont été opérées avec le diagnostic
de kyste de l'ovaire. Le premier cas de tumeur fibro-kystique
(celui de Lizar) (5) a été découvert au cours d'une laparotomie
pratiquée en vue d'enlever un kyste multiloculaire de l'ovaire ;

(1) Secheyron, *Archives de tocologie de* 1887, p. 985.
(2) Demarquay, *Traité des maladies de l'utérus*, p. 285.
(3) Péan, *Tumeurs de l'abdomen et du bassin*, t. III, p. 259.
(4) Labadie et Legueu, *Traité de gynécologie*, p. 837.
(5) Lizar, *Observation on extraction of diseased ovaries*, 1897.

en effet, dans les kystes multiloculaires de l'ovaire on trouve souvent à l'examen une poche nettement fluctuante et sur certains points des gâteaux plus ou moins volumineux et résistants, caractères que l'on rencontre aussi dans les cystomes utérins.

Il faut alors se rappeler que le développement de l'abdomen est plutôt général dans les tumeurs ovariennes, plutôt limité dans les productions utérines ; dans les premières n'existent pas d'aussi grosses bosselures que dans les autres.

La mensuration montrera que l'augmentation de volume se fait asymétriquement, que le ventre est plus distendu d'un côté que de l'autre dans les kystes de l'ovaire, tandis que l'accroissement est généralement médian et sensiblement symétrique dans les néoformations de l'utérus.

La présence du réseau sous-cutané veineux manque le plus souvent dans les kystes de l'ovaire.

La partie liquide l'emporte de beaucoup sur les portions solides dans les tumeurs de l'ovaire ; la masse charnue est considérable dans les cystomes utérins.

Dans la grande majorité des cas, le néoplasme ovarien n'entraîne pas l'utérus dans les mouvements qu'on lui imprime, à la palpation l'utérus n'est pas hypertrophié ; l'hystérométrie n'indique aucune augmentation verticale ou transversale de la cavité. Tous ces signes existent, au contraire, dans les tumeurs utérines.

Laroyenne a insisté sur ce fait que, dans le cas de kyste de l'ovaire, il y a presque toujours rétroversion ou rétroflexion de l'utérus, tandis que cette déviation n'existe habituellement pas en cas de fibro-kyste ; de plus, dans le cas de fibrome kystique la vessie serait habituellement en avant de la tumeur, au-dessous en cas de kyste de l'ovaire : ces deux signes auraient permis le diagnostic de fibro-kyste dans un cas de Vallas (*Société des Sciences médicales de Lyon*, 3 mai 1904). Durand (*ibid.*) rapporte également deux observations prouvant la valeur du signe de

Laroyenne : dans la première, une tumeur présentant tous les signes d'un kyste de l'ovaire, mais ne s'accompagnant pas de rétroversion utérine, fut reconnue à l'opération être un fibrome kystique, et inversement une tumeur accompagnée de métrorrhagies, et diagnostiquée fibrome kystique en dépit de la rétroversion de l'utérus, était en réalité un kyste de l'ovaire.

Les métrorrhagies sont un symptôme de néoplasme de l'utérus ; dans le kyste de l'ovaire, la menstruation reste normale ou bien très fréquemment est diminuée, quelquefois même supprimée ; les hémorragies n'ont été signalées que dans des cas exceptionnels.

L'interrogatoire de la malade fournira aussi quelques présomptions : les tumeurs utérines apparaissent généralement chez des personnes arrivées à la ménopause ou à son approche ; les kystes ovariens surviennent plutôt au cours de la vie génitale.

Un accroissement très rapide, surtout s'il se produit sous forme de poussées brusques, l'existence antérieure d'une production fibreuse sont également des signes en faveur de la tumeur utérine kystique.

Le diagnostic peut être extrêmement difficile, presque impossible dans certains cas de tumeur fibro-kystique à implantation utérine développé exclusivement dans le ligament large ; ces tumeurs donnent absolument la sensation d'un néoplasme parautérin absolument analogue à certains kystes multiloculaires de l'ovaire.

Mangin (*la Gynécologie*, octobre 1897) rapporte un cas de tumeur fibro-kystique, du poids de 14 kilogrammes, développé exclusivement dans le ligament large et rattaché à la corne droite de l'utérus par un pédicule large comme une pièce de cinq francs. Dans ce cas, on avait posé le diagnostic de kyste multiloculaire de l'ovaire, d'autant plus qu'il n'y avait jamais eu d'hémorragies, que la cavité utérine était à peu près normale et que la malade avait eu dans les dernières années deux grossesses normales, fait bien rare dans le cas de tumeurs fibro-kystiques de l'utérus.

La coexistence d'un kyste ovarien et d'un fibrome utérin, sans être fréquente, n'est pas très rare. Dans ce cas, c'est par un examen attentif que l'on pourra arriver au diagnostic ; il pourra être relativement facile si les deux productions sont bien distinctes et pas trop volumineuses, sinon l'intervention seule et la vue directe des lésions permettront d'être fixé.

Rappelons que, dans certains cas, on a trouvé l'utérus envahi par plusieurs corps fibreux, dont quelques-uns ou un seul avaient subi la dégénérescence kystique, tandis que les autres restaient normaux.

Les fibromes et sarcomes de l'ovaire sont des tumeurs rares et qui s'associent souvent sous forme de fibro-sarcomes. Généralement dures, elles se creusent parfois de cavités plus ou moins importantes ; outre qu'il est ordinairement facile de déterminer que l'utérus ne participe pas à la néo-formation, l'âge moins avancé de la malade, la marche encore plus rapide, la cachexie beaucoup plus accentuée, l'abondance et la reproduction de l'ascite à caractère sanglant, permettront de faire le diagnostic de fibro-sarcome de l'ovaire.

Dans des cas exceptionnels, un kyste de la trompe très volumineux pourrait simuler une tumeur fibro-kystique. Les antécédents, les connexions du kyste, l'hystéromètre permettraient le diagnostic.

On a décrit des tumeurs fibro-kystiques du ligament large qui peuvent être aussi une cause d'erreur. Tédenat (de Montpellier) a observé un cas où, l'utérus étant normal, on trouvait dans les ligaments larges une masse fibro-myomateuse pesant 7 kilogrammes, dont l'un des lobes était kystique et renfermait 8 litres de liquide. Gross (2), Jeannin, Pilliet et Thiery (3) ont publié des cas analogues.

(1) Pozzi, *Traité de gynéc.*, 1887.
(2) Gross, *Congrès de Chirurgie*, 1892.
(3) *Soc. Anat.*, Paris, 1894, pp. 351 et 682.

Le diagnostic serait absolument impossible entre ces tumeurs et les fibro-kystes utérins développés dans le ligament large analogues au cas de Mangin que nous avons rapporté plus haut.

Quelquefois, lorsqu'il existe déjà un fibrome utérin, on peut voir apparaître dans le ligament large des kystes séreux qui se développent aux dépens de vestiges du corps de Wolff ; s'ils atteignent de grandes dimensions, ils peuvent donner les mêmes signes que les kystes de l'ovaire coïncidant avec un fibro-myome utérin, et simuler de même une tumeur fibro-kystique.

Lorsqu'on a fait le diagnostic de tumeur fibro-kystique, il resterait encore à rechercher quelle en est la nature histologique, c'est-à-dire à déterminer s'il s'agit simplement d'un fibrome-œdémateux kystique, ou bien d'un cyto-adéno-myome, ou bien d'un fibro-sarcome kystique. C'est là un diagnostic à peu près impossible, qui ne peut guère être fait que par examen histologique ; on peut seulement avoir quelques présomptions d'après l'évolution de la tumeur.

C'est ainsi que, s'il s'agit d'une tumeur sarcomateuse, la marche de la maladie aura été sensiblement plus rapide, l'état général sera beaucoup plus grave, tant à cause de l'intensité des troubles de compression que de la possibilité de métastases sarcomateuses dans les poumons, le foie et d'autres organes ; les réseaux veineux sous-cutanés et l'œdème de la paroi sont plus apparents et plus développés ; l'ascite manque rarement et est généralement abondante ; si l'on se décide à faire la paracentèse ou la ponction des cavités, le liquide obtenu est généralement plus foncé et même sanglant.

Mais tous ces symptômes, sauf les faits certains de généralisation, ne donnent que des présomptions en faveur de la nature embryonnaire de la tumeur ; ils ont été également rencontrés dans des néoplasmes simplement œdémateux ; ce n'est souvent que l'opération, c'est-à-dire la vue directe de la tumeur ou même l'examen histologique qui pourront donner une indication certaine sur la nature de la production kystique.

§ 7. — **Pronostic**.

Le pronostic des tumeurs fibro-kystiques de l'utérus est toujours grave : si on n'intervient pas, les hémorragies et les douleurs qu'ils provoquent épuisent la malade ; leur volume, leur développement rapide, la compression qui en est la conséquence déterminent des troubles fonctionnels dans les différents appareils, des lésions anatomiques dans les différents viscères. Il en résulte ordinairement un état de cachexie, qui va s'accentuant et finalement emporte la malade.

Dans le cours de l'évolution, diverses complications (péritonite, suppuration et rupture des kystes) peuvent survenir, qui souvent amènent un dénouement fatal.

La nature du néoplasme peut encore ajouter à la gravité de ce pronostic; si dans bien des cas les kystes apparaissent dans des fibromes simples, parfois aussi ils sont l'indice de transformation maligne de la tumeur. L'affection ne reste pas toujours alors simplement utérine ; on peut observer sa propagation dans les organes voisins (intestin, vessie, cavité péritonéale, ceinture pelvienne), parfois même sa généralisation dans les viscères éloignés (poumons, foie, rein) ; enfin la récidive après l'ablation est de règle.

L'intervention est souvent beaucoup plus grave que dans les fibromes simples, en raison des adhérences étendues que la tumeur contracte souvent avec l'intestin, la vessie, la paroi abdominale, en raison aussi des troubles cardiaques et rénaux qui sont fréquents dans les tumeurs kystiques volumineuses.

Pour toutes ces raisons, la dégénérescence kystique constitue habituellement une complication grave des fibro-myomes, sa fréquence chez des malades âgées approchant ou même ayant atteint la ménopause est un nouvel argument en faveur de la théorie de l'opération précoce des fibro-myomes de l'utérus.

DEUXIÈME PARTIE

DÉGÉNÉRESCENCES CONSÉCUTIVES A UNE INFECTION DES FIBRO-MYOMES

Les premiers travaux sur les complications consécutives à une infection des myomes sont de date relativement récente :

Levret le premier, dans son excellent livre sur les polypes de la matrice et du vagin (1749), signale la gangrène des fibro-myomes ; ces tumeurs, dit-il, peuvent s'enflammer, s'ulcérer, se gangréner.

Bird (1816) publie, dans la *Revue médico-chirurgicale de Londres*, un cas de polype utérin sphacélé ayant entraîné la mort de la malade.

Pinault (1828), Viardin (1834) citent des observations de fibromes purulents.

En 1833, thèse de Duplay sur le ramollissement de l'utérus et en particulier le ramollissement gangréneux.

En 1835, Malgaigne dans sa thèse d'agrégation, résumant les idées en cours sur ce sujet, décrit le sphacèle des fibromes avec beaucoup de détails.

Dès lors, la question est entrée dans le domaine de la science et devient le point de départ de nombreuses publications.

Loir (1851) décrit un polype sphacélé qui s'élimina à travers la paroi abdominale.

Broca dans son *Traité des tumeurs* (1854), Aran dans son *Traité des maladies de femmes* (1858), Scanzoni dans son *Traité pratique des maladies des organes sexuels de la femme* (1858) décrivent assez longuement le sphacèle et la suppuration des myomes.

Lecorché, Huguier, Duclos, Backer-Brown rapportent de bonnes observations de polypes expulsés partiellement par l'utérus dans le vagin et y subissant la transformation gangréneuse.

Ziemssen (1859), Laugier (1865) étudient la suppuration et le sphacèle des myomes à la suite de calcification de leur coque.

Virchow, dans le troisième volume de la *Pathologie des tumeurs*, étudie assez longuement les fibromes interstitiels calcifiés, éliminés par suppuration de leur capsule, ainsi que les fibromes sous-péritonéaux qui suppurent par inflammation de leurs adhérences péritonéales aux organes voisins.

En 1872, dans le *Bulletin de la Société anatomique de Paris*, Verneuil parle de la transformation purulente des polypes, insiste sur les dangers que présentent dans ce cas les explorations cliniques et cite plusieurs cas de péritonite mortelle survenue dans ces circonstances.

Sevastopoulo dans sa thèse de 1875 cite de nombreux cas de fibromes suppurés chez les femmes enceintes.

La même année, paraissent à Paris deux thèses, l'une de Millot sur les complications des tumeurs fibreuses de l'utérus, l'autre de Balade sur la gangrène des myomes utérins, où l'auteur insiste surtout sur le diagnostic différentiel des polypes sphacélés avec le cancer de l'utérus, la rétention du placenta, les corps étrangers du vagin et le renversement de l'utérus.

Cette même année, Prévost (dans le *Bulletin de la Société médicale de la Suisse Romande*) rapporte un cas de péritonite mortelle causée par la suppuration d'un volumineux fibrome utérin.

En 1879, Gaillard Thomas (dans son *Traité clinique des maladies des femmes*) enseigne que le défaut de nutrition et l'inflammation sont les deux grandes causes du sphacèle des fibromes.

Labat (*Bulletins Société anat.*, 1879, 1880) rapporte plusieurs observations d'accidents septicémiques mortels dus à des myomes gangrénés.

Depuis lors de nombreux travaux ont été publiés sur la question; outre les articles des traités de gynécologie et de chirurgie il faut signaler spécialement :

La thèse de Merner (Paris 1883), celles de Katz (Nancy, 1884), Damas (Lyon, 1895), Lasnier (Bordeaux, 1897), Guyotat (Lyon, 1899) ;

Les articles de Vautrin (*Ann. de gynécologie*, 1898, t. II, p. 89), d'Hartmann et Mignot (*Ann. de gynécologie*, 1896, p. 425) ;

La thèse de Claisse (Paris, 1900), celles de Guéry (Paris, 1901), Bisch (Paris, 1902).

La question a fait dans ces dernières années l'objet de deux discussions importantes à la Société de chirurgie, l'une en avril 1898, l'autre en janvier-février 1902.

Les dégénérescences des fibro-myomes consécutives à une infection peuvent se diviser en deux classes :

1° Suppuration ;

2° Gangrène.

Pour quelques auteurs, ces deux termes sont absolument synonymes et servent à désigner indistinctement toutes les infections des myomes, de sorte qu'on peut voir un grand nombre d'observations rangées, tantôt sous le nom de suppuration, tantôt sous le nom de gangrène, par le même auteur ou par des auteurs différents.

De fait, dans la grande majorité, pour ne pas dire dans la

totalité des cas, la gangrène des myomes s'accompagne de suppuration, mais la réciproque n'est pas vraie, de nombreux myomes peuvent être le siège de suppuration, sans que leur tissu se gangrène et se désagrège. Il est donc essentiel pour les myomes, comme d'ailleurs pour tous les tissus, de maintenir une division entre la suppuration et la gangrène.

CHAPITRE VIII

SUPPURATION DES MYOMES UTÉRINS

Nous étudierons exclusivement ici les cas de suppuration simple, renvoyant au chapitre suivant de ce mémoire pour l'étude des cas dans lesquels, le fibrome étant en même temps sphacélé, la suppuration ne constitue qu'un phénomène secondaire.

La suppuration est une complication rare des myomes utérins.

Sur 205 cas de fibromes, Martin en a trouvé 10 suppurés ou gangrenés.

Sur 100 fibromes, Cullingworth a observé 15 cas de suppuration ou de sphacèle.

Lauwers a vu un seul cas de tumeur infectée et suppurée sur 200 fibromes qu'il a enlevés.

Noble, sur 218 opérations, n'a pas trouvé de fibromes suppurés.

Le Bec, sur 57 cas, n'a pas observé de fibromes suppurés.

En examinant toutes ces statistiques, nous en arrivons à une moyenne de 3 cas de suppuration sur 100 fibromes, mais ce nombre nous paraît très fort, la proportion étant évidemment viciée par la série de Cullingworth, qui donne la proportion énorme de 15 fibromes suppurés sur 100. Depuis trois ans, il nous est passé entre les mains un nombre assez considérable de fibromes (plus de cent) : un seul était suppuré.

La suppuration nous paraît donc une complication rare qui ne doit pas se rencontrer dans plus de 1 à 2 p. 100 des fibromes.

D'après les recherches de Guéry, la suppuration des myomes se rencontre surtout chez les femmes jeunes au moment de l'activité sexuelle, particulièrement de 25 à 35 ans. La lecture des observations que nous avons pu consulter nous conduit à une conclusion assez différente, il nous semble que la suppuration des myomes présente son maximum à deux périodes :

1° Pendant la deuxième période de la vie génitale ;

2° Aux environs de la ménopause, les cas appartenant à cette dernière période étant sensiblement plus nombreux.

Nous nous expliquons facilement la plus grande fréquence de la suppuration à ces deux époques ; en effet, chez les femmes jeunes, en activité génitale, les causes d'infection (grossesse, avortement, métrite, salpyngite, etc.) sont plus fréquentes. Chez les vieilles femmes, aux environs de la ménopause, les myomes sont le siège de troubles vasculaires sur lesquels nous avons déjà insisté qui favorisent la suppuration.

L'ancienneté du fibrome au moment où il suppure est très variable ; le plus souvent, il s'agit de fibromes déjà anciens datant souvent de quatre à cinq ans. Dans un cas de Carter, le fibrome était apparu quarante ans avant l'époque de la suppuration, dans un cas de Morestin, le fibrome évolua pendant dix ans, et dans un cas d'Hartmann et Mignot, vingt ans avant de suppurer.

§ 1. — **Étiologie**.

Les causes de la suppuration des myomes peuvent se diviser en deux groupes :

1° Causes prédisposantes ;

2° Causes déterminantes.

Causes prédisposantes. — Les causes prédisposantes sont nombreuses et extrêmement variées ; ce sont toutes les conditions qui peuvent amener un trouble de la nutrition du fibromyome ; lorsque la vascularisation d'un myome est gênée, le tissu de la tumeur mal nourri s'altère et constitue un terrain tout préparé sur lequel les agents infectieux peuvent facilement se développer et déterminer la suppuration.

Dans la première partie de ce mémoire nous avons vu que les diverses dégénérescences étudiées étaient étroitement liées aux troubles de la nutrition et de la vascularisation, il en résulte que toutes les dégénérescences (quelle qu'en soit la nature) favorisent la suppuration. Les troubles de nutrition les plus marqués s'observent dans les dégénérescences fibreuses, calcaires et œdémateuses ; ce sont aussi ces dégénérescences qui s'accompagnent le plus souvent de suppuration.

La constatation des dégénérescences antérieures des fibromes suppurés est souvent difficile, car dans un grand nombre d'observations, il s'agit de tumeurs anciennes, ayant suppuré longtemps, dont le tissu a été notablement modifié ; cependant, dans un certain nombre de cas, on a pu constater une dégénérescence antérieure, surtout une dégénérescence calcaire, les tissus calcifiés, très résistants, restant très longtemps reconnaissables. Chadwick, Frederik, Lebert, Salius, ont publié des cas où la suppuration avait succédé à la dégénérescence calcaire. Dans un cas de Terrillon, il s'agissait de fibromes œdématiés. Enfin, dans quelques cas il s'agit de tumeurs fibro-kystiques dont le contenu est infecté : en étudiant ces tumeurs, nous avons déjà signalé les cas de Péan, de Fraser, de Bouilly, de Reymond, de Penard dans lesquels le contenu de tumeurs fibro-kystiques s'est infecté, soit spontanément, soit à la suite de ponctions.

De même que les dégénérescences, toutes les causes qui peuvent gêner la nutrition d'un myome favorisent la suppuration ; ainsi dans les cas de polypes sous-muqueux ou sous-péritonéaux,

l'allongement, la torsion du pédiculé produisent des troubles de
la nutrition qui favorisent la suppuration.

La grossesse paraît avoir une importance considérable sur la
suppuration des myomes. Dans un grand nombre de cas, la suppuration s'établit à la suite de grossesse ou même survient au
moment de l'accouchement.

GATTI (*Policlinico*, Roma, 1895, II, p. 324) rapporte l'observation d'une
malade entrée à l'hôpital de Turin à la suite d'un avortement ; malgré
un curettage qui ramène des débris placentaires, la température reste
entre 38°,5 et 39°. Au bout de trente-deux jours, on se décide à intervenir, on pratique une hystérectomie abdominale totale, et on trouve un
fibrome suppuré, développé aux dépens de la partie antéro-latérale gauche
de l'utérus.

La grossesse favorise la suppuration des fibromes de plusieurs
façons :

Dans la grande majorité des cas, les fibromes se ramollissent
pendant la grossesse et présentent des altérations, des troubles
vasculaires. Cornil (1) a décrit dans les myomes d'utérus gra-
vides des îlots mortifiés, ayant subi par places un ramollissement accentué et siégeant au milieu de tissus fibromateux. Ces
zones mortifiées sont dues à la compression exercée par les faisceaux hypertrophiés du myome.

L'accouchement peut également être considéré comme une
cause prédisposant à la suppuration et à la gangrène ; en effet,
tout d'abord, par les contractions violentes qu'il détermine du
côté de la matrice, il entraîne forcément des troubles de circulation du côté des myomes et entrave plus ou moins leur nutrition.
Surtout l'accouchement, s'il n'est pas pratiqué avec des précautions minutieuses d'asepsie, peut être l'occasion d'infection de la
cavité utérine, d'autant mieux que la présence du fibrome néces-

---

(1) CORNIL, *Bull. Acad. Méd.*, 1893.

site assez fréquemment des manœuvres intra-utérines (version, forceps, etc.). L'avortement parfois provoqué par le fibrome peut également être une cause d'infection de la tumeur.

Guéry (dans sa thèse) a réuni 21 observations de fibromes suppurés à la suite de grossesse, d'accouchement, d'avortement ou d'infection puerpérale.

Causes déterminantes. — La cause déterminante de la suppuration d'un myome est toujours une infection, mais le mode d'infection peut être assez complexe et très variable.

D'après quelques auteurs, les agents préexistent dans le fibrome, et la suppuration est simplement due à un réveil de leur violence sans qu'il y ait besoin d'une infection antérieure.

Cette théorie a été surtout soutenue par André Claisse. D'après Claisse, le développement du fibrome est en rapport avec une inflammation péri-vasculaire déterminée par la présence d'agents infectieux à virulence atténuée dans les vaisseaux de la paroi utérine. Ces agents infectieux restent ordinairement à l'état latent, mais si, sous une influence quelconque, le tissu de la tumeur devient moins résistant, ces agents infectieux se multiplient rapidement, leur virulence s'exalte et ils déterminent la suppuration. La tumeur porte donc en elle-même une cause de suppuration, et il est probable que dans beaucoup de cas de suppuration l'agent pathogène est celui qui a provoqué l'inflammation périvasculaire, origine de la tumeur.

Pour soutenir cette théorie, Claisse s'appuie sur l'examen histologique d'un grand nombre de tumeurs fibreuses, et sur la présence constatée par lui et par divers auteurs de microorganismes dans des fibromes normaux.

Dans 3 cas, Claisse a trouvé des cocci prenant le Gram, isolés ou en chaînettes, dans des fibromes en dehors de toute suppuration.

Galippe et Landouzy (1), ensemençant de l'extrait de deux tumeurs fibreuses sur des milieux divers, ont vu cultiver, au bout de quarante-huit heures à trois jours, des microorganismes variés : les uns, micrococci sphériques en amas ou en chapelets ; les autres, bâtonnets isolés, réunis deux à deux ou formant des filaments.

Kollmann (2) a trouvé dans un fibrome deux espèces microbiennes, un micrococcus et un bacille.

Vodeles a constaté la présence d'amibes.

Wheaton (3), dans une tumeur fibreuse atteinte de dégénérescence œdémateuse et graisseuse, a trouvé de grandes quantités de microcoques du genre zooglé, les uns au niveau des espaces lymphatiques, les autres au milieu des cellules de la tumeur, en groupes ou isolés.

Mermet (4) a trouvé du staphylocoque blanc dans un myome pseudo-kystique.

Damas (5) a trouvé dans des myomes normaux divers microorganismes rappelant les formes décrites par Galippe et Landouzy.

En dépit de ces travaux, la théorie de l'infection des myomes par des agents infectieux restés, depuis le début du développement de la tumeur à l'état de microbisme latent, n'est guère admise aujourd'hui : en effet, si les fibromes ont une origine infectieuse, s'ils sont pour ainsi dire toujours en état de microbisme latent, on ne s'explique guère que ces tumeurs puissent subir de nombreuses dégénérescences, ou même se nécroser complètement sans suppurer. D'autre part, on ne pourrait guère s'expliquer non plus que les fibromes interstitiels peu exposés à l'infection extérieure suppurent exceptionnellement,

(1) Galippe et Landouzy, *Société de Biologie*, 19 février 1897.
(2) Kollmann, *Münch. med. Woch.*, février 1898, p. 140.
(3) Wheaton, *Obst. trans.*, 1892, p. 187.
(4) Mermet, *Société Anat.*, 1898.
(5) Damas, Thèse de Lyon, 1895.

tandis que les fibromes sous-muqueux, plus exposés à l'infection extérieure, suppurent beaucoup plus souvent. Enfin, la lecture des observations permet presque toujours de trouver à la suppuration une cause d'infection extérieure sans qu'il soit besoin de faire appel à un réveil de la virulence des microbes contenus dans la tumeur.

La suppuration semble donc être toujours due à un envahissement du tissu fibromateux par des agents infectieux venus de l'extérieur.

. Ces agents infectieux peuvent provenir d'une infection générale, d'une septicémie à point de départ extra-utérin ; toutefois, c'est là un mode d'infection absolument exceptionnel, et nous n'en avons pas trouvé un seul exemple certain dans les observations que nous avons pu parcourir.

Dans tous les cas dont nous avons pu prendre connaissance, il s'agissait d'une infection locale de voisinage, celle-ci pouvant se faire par deux voies :

a) Par voie extra-utérine ;

b) Par voie ascendante vagino-utérine.

La voie descendante extra-utérine paraît beaucoup moins importante que la voie ascendante vagino-utérine, ces deux modes d'infection ne s'appliquent pas indifféremment à toutes les variétés de fibromes : les fibromes bas situés, interstitiels et surtout sous-muqueux, s'infectent principalement par voie ascendante. Les fibromes sous-péritonéaux, haut situés, éloignés de la cavité utérine, s'infectent surtout par voie extra-utérine.

a) *Infection des myomes par voie extra-utérine.* — L'infection des myomes par voie extra-utérine peut se faire de plusieurs façons différentes :

L'agent infectieux peut venir du dehors et être amené dans l'intérieur du myome par une intervention septique (ponction, injection, électro-puncture).

Parmi ces causes, l'électro-puncture est sans contredit la plus importante et la plus néfaste, nous avons retrouvé 9 cas dans lesquels la suppuration paraît avoir succédé à l'électrisation du fibrome ; dans 2 cas (Apostoli et Agostini), on avait fait l'électro-puncture (1) ; dans les 7 autres cas, on avait simplement électrisé sans ponctionner la tumeur.

Les ponctions, les injections modificatrices dans l'intérieur de la tumeur peuvent aussi être cause d'infection.

La ponction devait être incriminée dans les cas déjà signalés de Péan et de Fraser.

Une série d'injections d'ergotine a déterminé la suppuration dans un cas de Gérard (thèse de Paris, 1877) ; dans le cas d'Agostini cité plus haut, les injections d'ergotine avaient été associées à l'électro-puncture.

D'autres fois, l'agent infectieux peut provenir d'organes voisins du fibrome, de la vessie, de l'intestin, d'une collection purulente du voisinage unie au fibrome par des adhérences séreuses.

Bernutz (2) rapporte l'observation d'un fibrome suppuré adhérent à une collection purulente de la fosse iliaque droite. D'après les symptômes relatés dans l'observation clinique, il semble que la suppuration du fibrome soit consécutive à une appendicite suppurée.

Dans plusieurs observations, on a constaté la suppuration de fibromes adhérents à une collection suppurée des annexes ; nous rapporterons quelques-unes de ces observations en étudiant l'infection des myomes par voie ascendante utéro-vaginale.

Quant à l'infection provenant de la vessie ou de l'intestin, elle s'explique facilement par les connexions complexes qui existent entre ces organes et l'utérus.

A l'état normal, le milieu vésical est aseptique et les microbes

(1) Lasnier, Thèse, obs. 18 ; Apostoli, *Union médicale*, 16 octobre 1866.
(2) Bernutz, *Traité des maladies des femmes*, t. II, p. 495.

du rectum sont inoffensifs, mais, sous des influences diverses, ces réservoirs peuvent s'infecter et devenir l'origine de suppuration pour les tumeurs utérines. Le fibrome lui-même, par les phénomènes de compression et les traumatismes répétés qu'il exerce sur les organes voisins, par le degré plus ou moins marqué de congestion qu'il entretient, crée un lieu de moindre résistance et favorise l'arrivée et le développement des microorganismes dans la vessie et le rectum. Pour la vessie, ces agents peuvent venir par plusieurs voies : voie circulatoire, rénale et surtout uréthrale ; pour le rectum, les agents qui y habitent normalement n'ont qu'à se développer et à devenir virulents.

La cystite et la rectite sont la conséquence du développement de ces parasites, et de là à l'infection du fibrome il n'y a qu'un pas.

En effet, cette infection se fait très facilement par la voie circulatoire et surtout par la voie transpariétale, soit après perforation de la paroi, soit sans aucune perforation, comme l'ont établi Wreden (1) et Reymond (2). Ces auteurs ont en effet démontré par leurs expériences que, dans certaines conditions, les microorganismes traversent les parois de la vessie et du rectum et peuvent aller infecter les myomes du voisinage.

Cette cause d'infection des fibromes est peut-être plus fréquente qu'on ne pense.

Boissard (Th. inaugurale) insistait déjà sur la possibilité d'infections vésicales transmises à l'utérus.

Nous avons trouvé plusieurs observations dans lesquelles il semble évident que l'infection s'est faite directement par l'intermédiaire d'adhérences unissant le fibrome au rectum.

Reymond (*Société anatomique*, 1894, p. 81) rapporte l'observation d'un fibrome kystique creusé de nombreuses cavités ; quelques-unes con-

---

(1) Wreden, *Centralbl. f. Chirurgie*, 1893.
(2) Reymond, *Soc. Anat.*, Paris, 1894.

tiennent un liquide ressemblant à du blanc d'œuf ; le plus grand nombre, placées en arrière et en bas, adhèrent intimement au rectum et contiennent un liquide purulent à odeur infecte. Il semble bien probable que l'infection soit venue de l'intestin, car les cavités purulentes sont loin de la muqueuse utérine et près du rectum, les lésions inflammatoires de la muqueuse rectale sont plus accentuées que celles de la muqueuse utérine ; enfin, l'examen du pus montre uniquement la présence de colibacille.

Dans une observation de Muzelier (*Société anatomique*, décembre 1874), dans une autre de Rotureau, où il y avait à la fois suppuration et gangrène du fibrome, il semble bien qu'il y ait eu infection d'origine intestinale, par l'intermédiaire d'adhérences unissant la tumeur dans le premier cas au rectum, dans le second à l'intestin grêle et au côlon transverse.

b) *Infection des myomes par voie ascendante vagino-utérine.* — L'infection par voie ascendante vagino-utérine paraît constituer le mode d'infection des myomes le plus fréquent et le plus important.

Les recherches de Menge (1) et celles de Halle (2) sur la bactériologie du canal utéro-vaginal montrent la présence presque constante d'agents infectieux, les uns aérobies, surtout le streptocoque et le gonocoque, les autres anaérobies. Ces microorganismes sont normalement en état de virulence atténuée mais ils sont susceptibles de devenir pathogènes en cas de lésions utérines (métrite ou plaie placentaire).

Le tissu des fibromes ischémié, mal nourri, ayant subi diverses dégénérescences, constitue un terrain favorable au développement de ces agents infectieux ; il en est séparé, soit simplement par la muqueuse utérine, soit par cette muqueuse doublée d'une couche de tissu utérin d'épaisseur variable, suivant qu'il s'agit de fibrome sous-muqueux interstitiel ou sous-péritonéal. La muqueuse utérine saine constitue une barrière infranchissable

(1) MENGE, *Bords des genitals Kanals*, Leipsig, 1897.
(2) HALLÉ, *Recherches sur la bactériologie du canal génital de la femme*, Th. de Paris, 1896, G. Steinheil, éditeur.

aux micro-organismes, mais la muqueuse utérine altérée, atteinte
de métrite, se laisse facilement traverser et ne constitue pas un
obstacle sérieux à l'infection. Or, dans les cas de fibromes sous-
séreux, les altérations de la muqueuse utérine sont presque
constantes ; nous avons examiné un certain nombre de muqueuses
utérines dans les cas de fibrome interstitiel et de fibromesous-
muqueux, nous avons presque toujours trouvé des altérations,
soit des altérations inflammatoires, soit un aplatissement, un
amincissement du revêtement épithélial allant jusqu'à une disparition complète en certains points.

Widor (1) a étudié la muqueuse utérine dans 20 cas de
fibromes et a toujours trouvé des lésions de métrite interstitielle.
Campe (2), sur toutes les pièces qu'il a examinées, a trouvé des
lésions d'endométrite glandulaire chronique. Borissow(3) a étudié
les muqueuses utérines dans 20 cas de fibrome, il a toujours
trouvé des altérations ; dans 11 cas, la muqueuse était atrophiée
et les glandes avaient disparu en totalité ou en partie ; dans
3 cas, il y avait de l'endométrite glandulaire ; dans 5 cas, enfin,
il y avait de l'endométrite interstitielle.

Dans les fibromes suppurés, les altérations de la muqueuse
sont plus importantes que dans les fibromes normaux, puisque
dans un grand nombre de cas la suppuration succède à des
causes susceptibles de déterminer une infection et une inflammation de la muqueuse utérine (accouchement septique, avorte-
tement, hémorragie, etc.).

L'examen de la muqueuse a été rarement fait dans les cas de
myomes suppurés, mais dans tous les cas où il a été pratiqué il
a montré des lésions de la muqueuse.

Dans le cas de Hartmann et Mignot (*Annales de Gynécologie*, juin 1896), où il y avait suppuration et gangrène de plusieurs

(1) Widor, *Arch. f. Gyn.*, vol. XXIX, 1896, p. 38.
(2) Campe, *Zeils. f. Geb. und Gyn.*, 1870, p. 35.
(3) Borissow, *Monalssch. f. Geburls. u. Gynäk.*, novembre 1895.

fibromes interstitiels, la muqueuse paraissait saine à l'œil nu ;
cependant l'examen histologique y montra des lésions inflammatoires très accentuées, l'épithélium de la muqueuse était très
aplati, complètement détruit par endroits, la couche sous-épithéliale était infiltrée d'un grand nombre de leucocytes embryonnaires formant par endroits de véritables lacs de pus.

Dans 3 cas de myomes suppurés (Doyen, Broca et Pozzi), il y
avait une dégénérescence maligne très nette de la muqueuse du
corps utérin (1).

La muqueuse utérine ainsi altérée n'oppose pas un obstacle
sérieux à l'infection des myomes, les agents infectieux de la
cavité utérine la traversent facilement puis diffusent dans les
lagunes sanguines et lymphatiques qui sillonnent le muscle
utérin et gagnent le fibrome qu'ils envahissent.

De ce que nous venons de dire, il résulte que les fibromes
sont d'autant plus exposés à l'infection ascendante et la suppuration, qu'ils sont plus rapprochés de la muqueuse utérine : les
tumeurs sous-muqueuses sont les plus exposées à l'infection
car, à mesure qu'elles se développent et tentent à devenir pro-
cidentes, elles refoulent devant elles la muqueuse qui s'amincit
et finit par disparaître complètement de sorte que la tumeur est
en contact immédiat avec le contenu septique de la cavité utérine. Nous avons vu plus haut que les polypes mal nourris par
un pédicule souvent grêle et exposé à la torsion présentent
fréquemment des troubles de nutrition favorisant le développement des agents infectieux. Les deux conditions essentielles :
facilité d'infection et mauvaise nutrition du tissu néoplasique,
sont donc réunies pour favoriser la suppuration des polypes
vaginaux, aussi, c'est de tous les fibromes la variété atteinte le
plus souvent de suppuration et de sphacèle.

(1) Ces trois cas sont rapportés ci-dessus à propos de la dégénérescence
épithéliale des myomes. (Voir observations des myomes avec cancer du corps
de l'utérus.)

A côté de ce mode d'infection directe par voie muqueuse, l'infection ascendante vagino-utérine peut atteindre les fibromes par l'intermédiaire des annexes : en effet, les trompes enflammées et suppurées peuvent s'accoler à la tumeur et l'infecter par l'intermédiaire d'adhérences séreuses.

Claisse (dans sa thèse) rapporte une observation où ce mode d'infection paraît évident, il s'agit d'une volumineuse tumeur développée dans la paroi postérieure de la cavité utérine, et creusée d'une cavité renfermant un pus jaunâtre, contre cette cavité sont accolées les deux trompes converties en deux grosses poches pleines de pus.

Dans un cas de Greco qui se termina par mort par péritonite, l'infection paraît s'être faite par la trompe gauche atteinte de salpingite purulente. De même dans un cas de Cockle (*Medical Times*, 1863, p. 647). Labat (*Soc. anat.*, 1880, p. 343), Lorey (*Soc. anat.*, 1874), rapportent de même, des observations dans lesquelles l'infection de la tumeur paraît due à son accolement à des poches de salpingite suppurée.

Cette question de l'état des annexes dans les myomes infectés (suppurés ou gangrenés) est d'ailleurs assez complexe :

Dans un certain nombre de cas, il est certain que l'infection atteint d'abord le fibro-myome et que secondairement elle s'étend aux trompes soit par voie vasculaire, soit surtout par voie muqueuse ;

Dans un cas de Delestre (*Bull. Soc. anat.*, Paris, 1898), il y avait un polype intra-utérin sphacélé et une trompe remplie de pus, il est probable que l'infection s'était étendue par voie muqueuse ascendante de la tumeur aux trompes. De même dans les cas analogues de Jeannel, Richelot, Reclus.

Au contraire lorsqu'on trouve un fibrome sous-péritonéal sphacélé ou suppuré accolé à une poche annexielle pleine de pus, il y a toutes probabilités pour que l'infection ait débuté par les annexes, et de là se soit étendue au fibrome.

Quant à cette fréquence (1) des suppurations annexielles dans le cas de fibrome, elle semble facile à expliquer. En effet la présence des fibromes détermine des troubles circulatoires du côté de l'utérus et des annexes, et des troubles mécaniques : déplacement des annexes, irritation du péritoine voisin, compression de la trompe qui s'oblitère et dont la sécrétion s'accumule en formant un hydrosalpinx. De plus, les fibromes s'accompagnent très souvent de lésions de la muqueuse utérine et favorisent ainsi l'infection ascendante des annexes, ils réalisent donc toutes les conditions (troubles mécaniques et apport d'agents infectieux) susceptibles de déterminer les suppurations annexielles.

Les rapports des fibromes et des lésions annexielles peuvent donc se résumer de la façon suivante :

Les fibromes par les troubles mécaniques et circulatoires et par les lésions de la muqueuse qu'ils déterminent favorisent l'inflammation, puis la suppuration des annexes. Ensuite les annexes suppurées peuvent adhérer au fibrome voisin, l'infecter et en déterminer la suppuration ou la gangrène.

Agents infectieux de la suppuration des myomes. — Les agents infectieux qui causent la suppuration des myomes utérins sont assez mal connus ; dans la plupart des cas les examens bactériologiques n'ont pas été faits, quant aux examens qui ont été pratiqués ils ont presque tous été incomplets, faits sur des myomes suppurants depuis déjà longtemps, ouverts dans le canal utéro-vaginal et exposés à toutes les infections secondaires, de sorte qu'il est difficile de dire quel est habituellement l'agent de l'infection primitive.

L'agent de l'infection paraît d'ailleurs être assez variable selon les cas et selon la voie suivie par l'infection.

Les deux grandes causes d'infection de la muqueuse utérine

(1) Daniel (*Rev. de Gyn.*, janvier-février 1903) admet que les annexes sont altérées dans 59 °/₀ des cas de fibromes.

étant le streptocoque dans la fièvre puerpérale et le gonocoque dans la plupart des métrites banales, il est probable que ces deux agents infectieux jouent le rôle principal dans les suppurations des fibromes consécutives à une infection ascendante par voie vagino-utérine.

Dans les cas où l'examen bactériologique a été pratiqué, on a trouvé deux fois du streptocoque (cas de Veyssière, *Société anat.*, 1893, et de Chadwick, *Boston med. and surg. Journal*, 1897, p. 407), dans ces cas il s'agissait de fibromes sphacélés et suppurés. Dans un cas inédit de kyste du col de l'utérus de M. Quénu, l'examen bactériologique fait par M. Landel a montré également du streptocoque. Dans 2 cas, il y avait du staphylocoque pyogène (Gatti). Nous n'avons retrouvé aucun examen relatant la présence du gonocoque.

Dans 3 examens, on a trouvé la présence du colli-bacille, cas de Depla (1), de Reymond (2), de Lauwers (3). Dans ces 3 cas, il semble que l'agent infectieux soit venu du gros intestin.

Enfin, Hartmann et Mignot ont signalé la présence d'un microbe anaérobie dans le pus de fibromes interstitiels atteints de suppuration et de gangrène, mais la présence de cet agent nous semble en rapport avec les phénomènes de sphacèle plutôt qu'avec ceux de suppuration.

Si on peut tirer une conclusion du petit nombre de faits que nous venons de signaler, nous arriverions à celle-ci, c'est que la suppuration des myomes est en rapport avec la présence des éléments pyogènes de la suppuration banale : streptocoque et staphylocoque dans le cas d'infection ascendante utéro-vaginale, coli-bacille dans les infections à point de départ intestinal. Les agents anaérobies essentiels dans le sphacèle ne paraissent pas jouer un rôle important dans ces suppurations

(1) Depla, *Presse médicale belge*, février 1896.
(2) Reymond, *Soc. anat.*, 1894, p. 81.
(3) Lauwers, *Bull. de la Soc. belge de gynécol. et d'obstét.*, 1897.

§ 2. — **Anatomie pathologique.**

L'anatomie pathologique des fibromes suppurés est relativement simple, ne différant pas dans ses grandes lignes de l'évolution générale des suppurations.

On peut distinguer deux variétés anatomiques, suivant que la suppuration débute par le centre ou par la périphérie de la tumeur.

Suppuration débutant par le centre du fibrome. — Dans les cas où la suppuration débute par le centre du fibrome, elle est précédée d'une façon presque constante par des troubles vasculaires entraînant des dégénérescences importantes, surtout la dégénérescence œdémateuse ; il en résulte que, si on examine la tumeur à une période peu avancée, avant que la suppuration ne soit compliquée de sphacèle et de destruction plus ou moins complète du tissu myomateux, on observe deux sortes de lésions :

1° Des lésions de dégénérescence, atteignant soit une partie, soit toute l'étendue de la tumeur ;

2° Un ou plusieurs foyers de suppuration d'abord peu étendus, bien limités, situés au milieu des zones dégénérées.

Obs. 45. — Pièce provenant du service de M. Faure à Cochin (août 1903).

Tumeur assez régulièrement arrondie, développée aux dépens du fond de l'utérus et faisant une légère saillie sous la muqueuse de la cavité utérine ; poids 1.700 grammes. La consistance est irrégulière, molle, pseudo-fluctuante dans l'ensemble de la tumeur. A la coupe, on trouve à la partie moyenne de la tumeur une cavité du volume d'un petit œuf, remplie par un pus verdâtre, sans odeur. Dans le reste de la tumeur, on trouve trois autres cavités beaucoup plus petites, renfermant un liquide louche non purulent. Par places, le tissu néoplasique est fortement ramolli, présentant un aspect gélatineux.

L'EXAMEN HISTOLOGIQUE d'un fragment prélevé sur la paroi de l'abcès central montre que cette paroi est constituée par un tissu profondément altéré, elle est constituée par des travées fibreuses plus ou moins épaissies séparées par des intervalles remplis de leucocytes, sans aucun élément anatomique distinct. Les coupes portant à environ 1 centimètre de la cavité purulente, montrent des travées fibro-conjonctives et quelques fibres musculaires lisses à peine colorables, formant une sorte de réseau dont les mailles sont remplies par un liquide gélatineux renfermant de nombreux leucocytes.

L'examen d'un fragment prélevé assez loin du foyer de suppuration, dans le voisinage d'une géode, montre les lésions habituelles de la dégénérescence œdémateuse, infiltration, gonflement, dissociation des éléments fibro-musculaires, aboutissant à la formation d'une sorte de réseau fibrillaire, dont les mailles remplies d'un liquide épais et muqueux s'élargissent de plus en plus et finissent par former des géodes plus ou moins grandes.

L'examen de la muqueuse utérine montre des lésions inflammatoires la muqueuse n'est pas épaissie, les culs-de-sac sont normaux, sans prolifération épithéliale, mais le tissu sous-épithélial présente une infiltration abondante de cellules rondes, donnant l'aspect d'une métrite interstitielle ; en certains points, ces leucocytes forment des petits amas arrondis ou allongés ; au voisinage de ces amas, on voit de nombreux vaisseaux remplis de globules rouges et de globules blancs.

Les lésions anatomiques de ces suppurations, débutant par le centre du fibrome, sont en somme très simples ; à part les lésions résultant d'une dégénérescence antérieure, nous ne constatons que des lésions d'inflammation et d'infection banales, aboutissant à la formation d'une collection purulente parfois diffuse, plus souvent limitée par une sorte de membrane pyogénique.

Une fois constitué, l'abcès intra-myomateux peut rester stationnaire, le plus souvent il s'accroît, s'accompagne de sphacèle et de destruction d'une partie du myome et tend à aller s'ouvrir à l'extérieur.

Suppuration débutant par la périphérie du fibrome. — Lorsque la suppuration débute par la périphérie, elle atteint d'abord non pas le myome lui-même, mais le tissu fibro-musculaire qui entoure la tumeur et lui forme une capsule ; c'est le mode de suppuration le plus fréquent des fibromes interstitiels.

Cette suppuration périphérique se rencontre de préférence dans les myomes ayant subi la transformation fibreuse et surtout la transformation calcaire. En étudiant la dégénérescence calcaire, nous avons signalé la diminution, puis la disparition presque complète des vaisseaux au sein de la tumeur, et la présence autour des noyaux calcifiés d'une sorte de gangue celluleuse, souvent mal nourrie, irritée continuellement par la présence de la tumeur calcifiée qui constitue une sorte de corps étranger.

Cette couche celluleuse péri-néoplasique s'infecte facilement et suppure ; parfois la suppuration reste localisée à une partie de la capsule, plus souvent elle gagne toute la périphérie du fibrome et aboutit à la formation d'une nappe de pus qui peut entourer complètement la tumeur.

L'évolution ultérieure est assez variable suivant l'état du myome.

Si le myome avait déjà subi une calcification complète, la suppuration périphérique ne détermine aucune altération nouvelle de l'intérieur du myome et détruit seulement le tissu cellulaire qui l'entoure, de sorte qu'à l'examen anatomique, on trouve à la section de l'utérus une paroi d'épaisseur variable, limitant une cavité purulente plus ou moins régulière, qui renferme un fibrome calcifié tantôt complètement libre, tantôt rattaché au tissu utérin par un ou plusieurs pédicules ; les lésions ainsi constituées rappellent assez bien ce que l'on observe dans l'ostéo-myélite avec un séquestre central, logé dans une cavité purulente limitée de toutes parts par du tissu osseux.

Roussi (*Soc. anat.*, 1877) présente un fibrome complètement calcifié, logé dans une cavité remplie de pus, séparé de la muqueuse utérine par une lame de tissu épais de plusieurs millimètres.

Gosselin (*Soc. anat.*, 1863) présente l'utérus d'une femme de 48 ans, atteinte de métrorrhagie depuis quatre ans et morte de pelvi-péritonite. A la section de l'utérus, on trouve une cavité anfractueuse irrégulière, remplie de pus sanieux et contenant un corps fibreux calcifié gros comme une noisette.

La zone de suppuration formée tout autour du fibrome peut rester circonscrite et enkystée, comme dans les observations précédentes ; le plus souvent, elle tend à augmenter, à amener la destruction des tissus voisins et à s'ouvrir soit dans le rectum, soit dans le vagin, soit dans un autre organe voisin (vessie, intestin, paroi abdominale).

Le fibrome calcifié peut être expulsé avec le pus, absolument comme un séquestre. Nous avons rapporté, en étudiant la dégénérescence calcaire, quelques cas de ce mode d'expulsion des myomes calcifiés.

La suppuration périphérique d'un myome non calcifié détermine des lésions plus intéressantes, aboutissant souvent au sphacèle et à la destruction plus ou moins complète de la tumeur.

Un beau type de cette variété de suppuration nous est fourni par une observation d'Hartman, et Mignot, dont nous rapportons son résumé plus loin à propos de la gangrène des fibromes interstitiels ; dans ce cas on trouve à peu près réunie toute la série des lésions, depuis la simple suppuration périphérique jusqu'au sphacèle complet.

En effet, l'utérus enlevé contient plusieurs fibromes interstitiels, avec des lésions plus ou moins avancées : les uns ont un aspect normal blanc, et sont fermes à la coupe, entourés simplement d'une atmosphère analogue au tissu cellulaire des cadavres en décomposition ; d'autres, présentant des lésions plus avancées, sont entourés par une nappe de pus granuleux qui les sépare du tissu utérin, d'autres sont en partie putréfiés, verdâtres et baignent dans une nappe purulente. Un, enfin, est presque complètement détruit et transformé en une cavité putrilagineuse renfermant une sorte de bouillie sphacélée.

L'étude de ces fibromes à divers stades de dégénérescence

nous renseigne bien sur les altérations des myomes à la suite de suppuration périphérique ; les lésions peuvent évoluer de la façon suivante : au début, il y a inflammation du tissu celluleux qui entoure le myome ; sous l'influence de la suppuration, ce tissu se détruit progressivement, de sorte que la tumeur est à peu près isolée des tissus voisins et des vaisseaux nourriciers ; privée de ses moyens de nutrition, la tumeur se nécrose ; la nécrose débute par le centre de la tumeur dont la nutrition est le plus mal assuré, et s'étend peu à peu à tout le fibrome. Le tissu ainsi nécrosé s'infecte au contact de la zone purulente qui entoure la tumeur et se sphacèle, de sorte qu'à la fin, toute la masse fibreuse finit par se transformer en un magma putride suppuré et sphacélé.

Dans ces cas de suppuration à début périphérique, il semble qu'il se produise d'abord une nécrose en bloc, puis secondairement le sphacèle de la tumeur ; dans un cas comme dans l'autre, la gangrène n'apparaît que secondairement et constitue une complication de la suppuration.

Quelle que soit l'évolution des lésions, lorsqu'une collection purulente s'est formée dans un myome, cette collection évolue comme un abcès banal et tend à s'évacuer au dehors ; tantôt l'ouverture se fait dans la cavité utéro-vaginale, tantôt le pus se dirige vers la cavité péritonéale ; le plus souvent, il se forme des adhérences qui unissent le foyer purulent aux organes voisins et lui permettent de s'évacuer à travers la paroi abdominale, dans la vessie ou dans l'intestin. Nous étudierons ces divers modes d'évolution après avoir exposé les symptômes cliniques qui accompagnent la suppuration d'un fibrome.

§ 3. — **Évolution clinique.**

Dans quelques cas, la suppuration d'un fibro-myome ne se traduit par aucun symptôme net, c'est par surprise que l'on trouve la tumeur suppurée à l'autopsie d'une malade morte de toute autre affection.

Fenerly (1), Carter (2) ont rapporté deux cas dans lesquels des fibromes suppurés avaient passé complètement inaperçus et avaient été trouvés, l'un à l'autopsie d'une femme morte d'un cancer de l'œil, l'autre à l'autopsie d'une femme morte de bronchite.

Dans la grande majorité des cas, la suppuration d'un myome s'accompagne de symptômes plus bruyants ; ce sont des symptômes généraux analogues à ceux de toute suppuration interne, qui viennent s'ajouter aux symptômes fonctionnels et aux symptômes physiques habituels des tumeurs utérines.

Les symptômes généraux consistent surtout en fièvre, en amaigrissement, en altération de l'état général.

La fièvre paraît être le symptôme le plus fréquent, néanmoins, elle n'est pas absolument constante. Ses caractères sont d'ailleurs variables, le plus souvent au début, la fièvre est modérée, à allure régulière : la température, à peu près normale le matin, monte le soir à 38° ou 38°,5 ; ensuite la fièvre augmente progressivement et revêt peu à peu une allure septicémique, avec de grandes oscillations irrégulières. Plus souvent la fièvre apparaît brusquement, à la suite d'un grand frisson, comme la fièvre de la pneumonie.

CHADWICK (*Boston med. and surg. Journal*, 94, avril 1897) rapporte une observation de fibrome suppuré dans lequel le premier symptôme fut un grand frisson suivi d'une brusque élévation de la température qui monta du premier coup à 39° ; les jours suivants, la température oscilla entre 36°,5 et 40°, jusqu'au moment de l'opération qui fut faite une semaine après.

Les symptômes généraux qui accompagnent la fièvre consistent en troubles digestifs, amaigrissement, affaiblissement

(1) FENERLY, *Soc. anal.*, 1857, p. 336.
(2) CARTER, *Trans. of the Obst. Soc.*, 1871.

progressif; l'intensité de ces symptômes est d'ailleurs variable : habituellement, ils suivent une marche progressive, peu marqués au début de la suppuration, ils s'aggravent progressivement, la malade perd l'appétit, elle ne dort plus, s'amaigrit, s'affaiblit progressivement et finit par arriver à un état de cachexie rappelant celui des cancéreux à la dernière période.

La durée de l'évolution des myomes suppurés est d'ailleurs très variable.

Le plus souvent, l'évolution est assez lente ; la fièvre, les troubles généraux s'accompagnent de douleurs, d'augmentation de volume de la tumeur, souvent d'écoulement de pus par le vagin. Peu à peu, les symptômes augmentent d'intensité, la malade s'affaiblit et finit par mourir de cachexie.

Plus rarement l'évolution est très rapide, les symptômes généraux s'installant brusquement au point de simuler une péritonite.

MORESTIN (*Soc. anat.*, octobre 1900) rapporte l'observation d'une malade atteinte depuis longtemps d'un fibrome, chez laquelle la suppuration s'annonça brusquement par un frisson intense accompagné d'élévation de la température à 40°, de vomissements répétés, de brusque affaiblissement de l'état général au point de simuler une péritonite.

Dans l'observation de Reymond déjà signalée plus haut, les accidents avaient évolué d'une façon encore plus rapide, presque foudroyante ; à son entrée à l'hôpital, la malade avait 38° de température, 120 de pouls, avec vomissements, diarrhée, affaiblissement complet de l'état général, et elle mourait avant d'avoir été opérée.

Les cas d'évolutions aussi rapides sont rares ; dans la grande majorité des cas, la suppuration d'un myome s'annonce par des phénomènes généraux, fièvre, douleurs, troubles digestifs, mauvais état général ; ces symptômes persistent pendant quelques jours ou même quelques semaines, puis la collection s'ouvre au dehors, il se produit alors une sorte de débâcle amenant un abaissement de la température et une diminution des troubles généraux, ensuite la suppuration continue à évoluer d'une façon presque interminable, déterminant un affaiblissement progressif et finissant par la mort après une évolution souvent très longue.

Le mode d'ouverture des collections des fibromes suppurés est d'ailleurs très variable ; le pus peut se porter soit vers le vagin, soit vers la cavité abdomino-pelvienne : la première évolution étant plus fréquente dans le cas de fibrome sous-muqueux, la seconde dans le cas de fibrome sous-péritonéal.

1° *L'ouverture par le vagin* constitue la terminaison spontanée la plus fréquente et la plus favorable.

Dans quelques cas l'ouverture suffisante permet un écoulement complet du pus, et si la cavité purulente est suffisamment désinfectée au moyen d'injections antiseptiques, on peut observer la guérison le plus souvent après une longue suppuration.

Cruveilhier (1), Haynes (2), Bates (3) ont signalé des observations de fibromes suppurés guéris par ouverture spontanée du pus dans le vagin. Même dans le cas d'Haynes, à la suite de l'ouverture, le fibrome s'étant gangrené, fut éliminé totalement, sous forme de débris sphacélés.

De même nous avons vu plus haut que, dans un certain nombre de cas de fibromes calcifiés, on avait pu observer l'élimination spontanée par le vagin du fibrome et de la nappe de pus qui l'entourait.

Le plus souvent, l'ouverture de l'abcès fibromateux se fait par une sorte de fistule longue, étroite, qui fait communiquer la cavité vaginale avec un foyer purulent et sphacélé qui ne peut

---

(1) Cruveilhier, *loc. cit.*, p. 560.
(2) Haynes, *Amer. Journal of Obst.*, New-York, 1887.
(3) Bates, *Journal of Am. med. Associat.*, 1898.

être désinfecté, la suppuration persiste indéfiniment et finit par
amener la mort de la malade par cachexie.

Dans quelques cas, l'évolution est extrêmement lente, la suppuration et l'écoulement vaginal persistant presque indéfiniment.

LEBERT (*Anat. path.*, t. I, p. 166) cite le cas d'une femme du service
de Velpeau ayant en apparence deux orifices utérins : en avant de
l'orifice réel, il y avait une ouverture par laquelle s'écoulait du pus et
qui communiquait avec une cavité remplie d'une masse calcifiée. A
l'autopsie, qui eut lieu au bout de plusieurs années, on trouva que cette
cavité était creusée dans un fibrome calcifié et suppuré.

Dans quelques cas, on peut observer la guérison apparente
avec fermeture de la fistule vaginale, puis, au bout d'un temps
plus ou moins long, la malade souffre, et il se fait une nouvelle
ouverture livrant passage à une débâcle de pus.

MENIÈRE (*Gazette de Gynécologie*, Paris 1888) rapporte un exemple de
fibrome calcifié ayant déterminé l'ouverture d'une série d'abcès dans le
vagin.

Ces divers modes d'évolution lente se rencontrent surtout dans
les cas de vieux fibromes calcifiés ayant déterminé tardivement
la suppuration.

2° *Ouverture dans la cavité abdomino-pelvienne*. — Au lieu de
s'ouvrir dans le vagin, un myome suppuré peut s'ouvrir dans la
cavité péritonéale, c'est même là l'évolution la plus fréquente
des fibromes sous-péritonéaux suppurés. L'évolution est d'ailleurs très variable, suivant que le foyer purulent s'ouvre dans
un péritoine sain ou dans un péritoine enflammé cloisonné par
un processus de péritonite adhésive.

Dans le premier cas, l'ouverture de l'abcès dans la cavité péritonéale se manifeste par tous les signes d'une péritonite aiguë
et se termine rapidement par la mort ; c'est là une complication
relativement fréquente des fibromes supppurés interstitiels et

sous-péritonéaux. Nous avons pu en observer 14 observations, toutes terminées par la mort :

Viardin (1), Larcher (2), Boscheron (3), Duncan (4), Huguier (5), Vogel (6), Rokitansky (7), Terrillon (8), Labat (9), Orthmann (10), Martin (11), Nicholson et Evans (12), Lauwers (13) Treub (14).

Plus souvent, l'ouverture du foyer suppuré est précédée par une inflammation séreuse amenant la formation d'adhérences qui cloisonnent la cavité péritonéale et limitent la suppuration; il se forme ainsi des abcès péritonéaux, des foyers de pelvi-péritonite qui, au bout d'un temps plus ou moins long, finissent par s'ouvrir, soit au niveau de la paroi abdominale, soit dans un organe de voisinage, vessie ou intestin.

L'ouverture au niveau de la paroi abdominale a été signalée dans les cas de Pinault (15), Huguier (16), Kœberlé (17).

L'ouverture dans le rectum a été signalée dans les observations de Rotureau (18), de Muzelier (19), de Rokitansky (20).

(1) VIARDIN, *Soc. anat.*, 1836, p. 47.
(2) LARCHER, *Arch. de Médecine*, 1867, t. II.
(3) BOSCHERON, in Thèse de Bordeaux, 1857.
(4) DUNCAN, *Med. Times, and Gazette*, 1885, t. I, p. 38.
(5) HUGUIER, *Gaz. des hôpitaux*, 1857.
(6) VOGEL, *Icones histol. path.*, p. 14.
(7) ROKITANSKY, *Lehrb. der path. Anat.*, 1861, t. III, p. 483.
(8) TERRILLON, *Soc. anat.*, 1872.
(9) LABAT, *Soc. anat.*, 1880, p. 345.
(10) ORTHMANN, *Centralblatt für Gyn.*, 1886, n° 45.
(11) MARTIN, *Centralblatt für Gynæc.*, 1886, p. 419.
(12) NICHOLSON et EVANS, *British Med. Journal*, 2 février 1875.
(13) LAUWERS, *Gazette gynécologique*, 8 juin 1897.
(14) TREUB, *Bull. Soc. de chirurgie de Paris*, 29 mars 1904, p. 347
(15) PINAULT, *Soc. anat.*, 1828, p. 15.
(16) HUGUIER, *Hystérotomie*, 1850, p. 80.
(17) KOEBERLÉ, *Gaz. méd. de Strasbourg*, 1864, p. 19.
(18) ROTUREAU, *Soc. anat.*, 1842, p. 135.
(19) MUZELIER, *Soc. anat.*, décembre 1874.
(20) ROKITANSKY, *Lehrbuch der pathologischen Anatomie*, t. III, 1891, p. 483.

L'ouverture dans la vessie a été signalée dans les cas de Demarquay et Saint-Vel (1).

Ces divers modes d'ouverture sont plus graves que l'ouverture par voie vaginale, l'ouverture se fait toujours par un trajet fistuleux, étroit, impuissant à drainer le foyer purulent ; il se fait bientôt des infections secondaires, et la mort est de règle, soit lentement par cachexie progressive, soit brusquement à la suite de péritonite.

§ 4. — **Pronostic**.

Le pronostic de la suppuration des myomes est toujours grave.

Abandonné à lui-même, le myome suppuré amène la mort dans la proportion de 9 cas sur 10, la guérison absolument exceptionnelle est toujours précédée d'une période de suppuration souvent interminable.

Le pronostic opératoire est beaucoup plus grave que dans les fibromes simples, en raison des dangers d'infection, en raison aussi des adhérences que la tumeur suppurée présente fréquemment avec les organes voisins. D'après les observations que nous avons pu recueillir, en éliminant les cas antérieurs à 1890, la mortalité est d'un peu plus de 50 p. 100. Mais il faut faire remarquer que, parmi les opérations tentées, il en est un assez grand nombre qui ont été faites tardivement, sur des malades déjà extrêmement affaiblies et cachectisées, et de plus que la plupart des morts sont survenues dans les cas de fibromes à la fois suppurés et gangrenés. Il n'en reste pas moins établi que la suppuration est une complication extrêmement grave des fibromes de l'utérus.

(1) Demarquay et Saint-Vel, *Bull. Soc. chir.*, 1858-59, p. 596.

CHAPITRE IX

GANGRÈNE DES MYOMES

Dans le premier chapitre de cette partie de notre mémoire, consacré à l'étude des dégénérescences infectieuses des myomes utérins, nous avons décrit la suppuration de ces tumeurs ; il nous reste à étudier les cas dans lesquels les troubles de nutrition et les infections combinés aboutissent à une destruction, à une gangrène totale ou partielle des myomes.

Cette question de la gangrène des myomes est encore mal connue et très embrouillée, malgré les travaux assez nombreux qui lui ont été consacrés dans ces dernières années. Les auteurs sont encore bien loin de s'entendre au sujet de la fréquence et de la gravité de la gangrène des myomes utérins. Cette diversité d'opinions s'explique facilement ; il suffit, en effet, de relire les discussions qui ont eu lieu à la Société de Chirurgie en avril 1898, et en janvier-février 1902, pour constater que les divers auteurs ne désignent pas tous sous le nom de gangrène des lésions identiques. Les uns, désignant sous le nom de gangrène toutes les dégénérescences qui déterminent des changements de coloration et de consistance du tissu myomateux, arrivent à cette conclusion que la gangrène est une complication fréquente dont le pronostic n'est pas très grave.

D'autres désignent sous le nom de gangrène tous les cas de mortification du tissu utérin, qu'il s'agisse de nécrose aseptique, de nécrobiose ou bien de décomposition septique.

D'autres, enfin, séparant complètement la nécrose aseptique, la nécrobiose, ne désignent sous le nom de gangrène que les cas de décomposition putride du tissu myomateux mortifié et envahi par les agents de la putréfaction.

Il y a évidemment une grande différence entre ces diverses conceptions de la gangrène ; il est indiscutable que désigner sous le nom de gangrène toutes les dégénérescences des myomes, c'est singulièrement embrouiller la question et la ramener à peu près au point où elle en était avant Cruveilhier.

D'autre part, il est non moins certain qu'il y a une différence capitale, aussi bien au point de vue histologique qu'au point de vue clinique et thérapeutique, entre la nécrobiose simple et la putréfaction septique, il est essentiel de maintenir entre ces deux altérations une distinction fondamentale ; nous distinguerons donc :

1° La mortification simple, la nécrobiose consécutive à des troubles de la vascularisation et de la nutrition des tumeurs ;

2° La gangrène proprement dite consécutive à une infection par les agents de la putréfaction d'une tumeur mal nourrie et plus ou moins nécrosée.

Ces deux dégénérescences, bien que complètement distinctes, doivent être étudiées dans un même chapitre, en raison des rapports qu'elles présentent. Le sphacèle, en effet, constitue habituellement une complication infectieuse qui vient atteindre un fibrome déjà mortifié et plus ou moins complètement nécrobiosé, les lésions évoluant dans la grande majorité des cas de la façon suivante : sous l'influence de gêne apportée à sa circulation, un fibrome se mortifie et constitue un terrain tout préparé pour l'infection, puis secondairement il s'infecte et se sphacèle.

La pathogénie de la gangrène est en somme très analogue à celle que nous avons indiquée pour la suppuration des myomes ; dans les deux cas, il faut distinguer deux sortes de causes : D'abord des causes prédisposantes, qui sont essentiellement toutes les causes susceptibles de troubler la nutrition du myome et d'altérer sa structure. Ensuite, une cause déterminante, qui est l'infection de la tumeur ainsi mortifiée et altérée.

Les troubles de la nutrition, puis l'infection du myome, aboutissent soit à la suppuration, soit à la gangrène, suivant que la mortification, la nécrobiose primitive a été plus ou moins complète, et surtout suivant que l'infection est causée par des agents simplement pyogéniques ou par les microbes de la putréfaction.

La bactériologie de la gangrène des fibro-myomes est fort peu avancée, et toutes nos connaissances se réduisent à quelques examens le plus souvent très incomplets.

Dans deux cas, Gatti a trouvé du staphylocoque, blanc ; dans un cas de Chadwick il y avait du streptocoque et dans celui de Depla du coli-bacille.

Ces examens, surtout les trois premiers, ne nous semblent pas fournir de renseignements bien intéressants ; en effet, il s'agissait de fibro-myomes atteints à la fois de gangrène et de suppuration collectée, et on peut se demander si les microbes pyogènes trouvés à l'examen étaient bien la cause du sphacèle, ou bien s'ils ne résultaient pas d'une infection secondaire ayant déterminé la suppuration.

Étant donné les propriétés saprogènes habituelles des anaérobies et le rôle qu'ils paraissent jouer dans la plupart des processus de sphacèle, il est naturel de penser que ces agents doivent avoir une part prépondérante dans l'infection des myomes ; cette supposition est d'autant plus admissible que le canal utéro-vaginal est comme pour donner asile à des quantités de micro-organismes, parmi lesquels figurent de nombreux anaérobies. D'ailleurs, dans les cas où la recherche des anaérobies a été faite, le résultat a été positif.

Dans, les détritus de fibromes gangrenés au milieu de leucocytes nombreux, Hartmann et Mignot ont pu isoler : une grande abondance de bacilles courts, volumineux, souvent réunis deux à deux par leurs extrémités. Ce bacille se colore bien par toutes les couleurs d'aniline, mais se décolore avec la plus grande facilité ; en culture aérobie, il ne pousse rien ; en culture anaérobie, il donne dans la gélatine, tout le long de la piqûre, une strie blanche, de laquelle se détachent de petites arborescences. Le bouillon se trouble rapidement et exhale la même odeur fétide que la tumeur. Hartmann (1) et Mignot ont retrouvé ce micro-organisme dans un kyste putride d'origine annexielle. Dujon l'a retrouvé annexé au streptocoque dans une bartholinite à pus d'odeur infecte.

Dans un cas de Délore (2) où un polype sphacélé avait amené la mort avec formation d'abcès pyohémiques au niveau des avant-bras, Dor a examiné le pus de ces abcès, et dans les cultures il n'a trouvé que des anaérobies et pas d'agents habituels de la suppuration.

Legros a inoculé à des cobayes et cultivé de la sérosité putride prélevée au centre d'un polype-utérin sphacélé. Il a pu isoler un bacille se présentant sous forme de bâtonnets à bouts arrondis mesurant 3 à 4 μ sur 1 isolés ou disposés en chaînettes courtes. Ce bacille nettement aérobie prend le Gram et pousse bien sur gélose, bouillon, gélatine ; au bout de quarante-huit heures, on trouve dans les cultures des éléments sporulés ; au bout d'une semaine un petit nombre de spores libres. Inoculé à des cobayes, il amena des accidents nets de gangrène gazeuse (3).

Nous avons fait des examens bactériologiques ou des cultures dans 3 cas de fibromes sphacélés.

Dans l'un de ces cas (obs. 46, polype avec sphacèle au début) l'examen direct n'a fourni aucun résultat, les cultures sur milieu ordinaire ont présenté des colonies de streptocoques. Les cul-

(1) HARTMANN et MIGNOT, *loc. cil.*
(2) DÉLORE, *Société de Chirurgie de Lyon*, 1903.
(3) LEGROS, Thèse de Paris, 1902, p. 66.

tures anaérobies faites d'ailleurs un peu tardivement (plus de six heures après l'opération) n'ont donné aucun résultat.

Dans notre deuxième cas (obs. 47), nous avons trouvé un

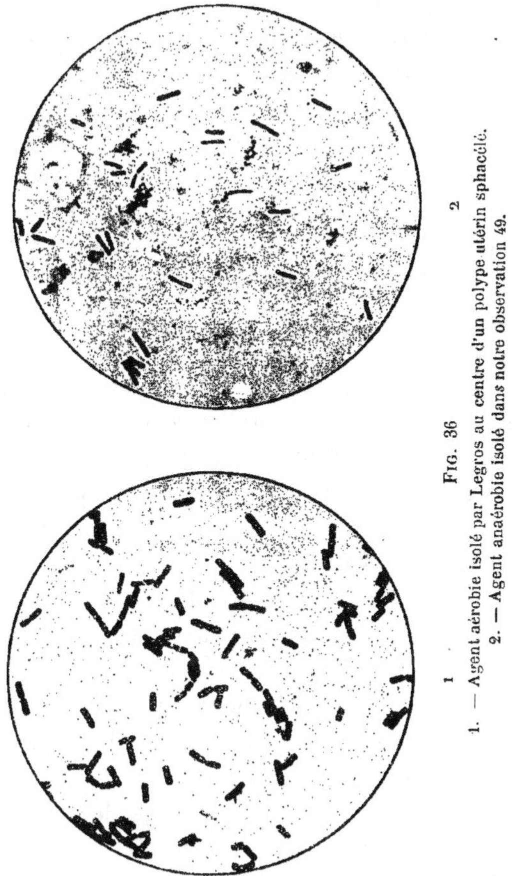

FIG. 36

1. — Agent aérobie isolé par Legros au centre d'un polype utérin sphacélé.
2. — Agent anaérobie isolé dans notre observation 49.

grand nombre d'agents infectieux de formes variées (coccus, bâtonnet, filaments, etc.) dans lesquels nous n'avons pu isoler aucun agent prépondérant.

Notre troisième cas (obs. 48) nous a fourni des résultats plus intéressants ; il s'agissait d'un volumineux myome sous-muqueux complètement sphacélé et transformé en une sorte de magma putrilagineux infiltré de sérosité. Immédiatement après l'opération nous avons inoculé dans la cuisse d'un cobaye de la sérosité fétide prélevée au centre de la masse putrilagineuse. Le cobaye est mort au bout de trois jours avec un phlegmon gangreneux de la cuisse inoculée.

Dans la sérosité putride de ce phlegmon, nous avons trouvé un bacille allongé mesurant de 4 à 5 μ de longueur sur 1 μ de largeur, soit isolé, soit groupé par deux éléments. Ce bacille se colore bien par le liquide de Ziehl ; il paraît strictement anaérobie ; nous l'avons cultivé dans des tubes de gélose sucrée et nous avons pu constater que rien ne poussait à la surface libre, tandis que la culture commençait un peu au-dessous et présentait son maximum d'abondance à la partie inférieure du tube.

L'étiologie de la gangrène et celle de la suppuration des fibro-myomes présentent de nombreux points communs ; nous pourrions répéter ici tout ce que nous avons dit, en étudiant la suppuration des myomes, sur l'influence des troubles nutritifs, des dégénérescences, ainsi que sur le mode d'infection des myomes dégénérés. Pour ne pas tomber dans des répétitions inutiles, nous renverrons sur ce point au chapitre précédent, nous bornant ici à exposer les points pour lesquels la pathogénie de la gangrène se différencie de celle de la suppuration.

En raison des grandes différences qu'il y a dans la pathogénie, l'évolution et le pronostic de la gangrène dans les diverses variétés de myomes utérins, il nous semble absolument essentiel de diviser cette étude en trois parties, et d'étudier successivement :

1° La gangrène des fibromes pédiculés sous-muqueux des polypes de l'utérus ;

2° La gangrène des fibromes pédicules sous-séreux ;

3° La gangrène des fibromes non-pédiculés.

I. — GANGRÈNE DES POLYPES SOUS-MUQUEUX

§ 1. — Étiologie.

Les fibromes pédiculés sous-muqueux des polypes sont de tous les fibromes ceux qui sont atteints le plus souvent de gangrène, et ceux dont l'observation est le plus facile, aussi leur histoire a été connue de bonne heure et a donné lieu à de nombreux travaux. Dès 1779, Levret (dans un mémoire à l'Académie royale de chirurgie) signale la gangrène des polypes de la matrice et du vagin. Depuis lors, presque tous les chirurgiens ont eu l'occasion de voir et d'opérer des polypes sphacélés. Cette fréquence relative de la gangrène des polypes est à mettre en opposition avec la rareté de la gangrène dans les autres variétés de fibromes ; elle s'explique d'ailleurs facilement, car, dans les tumeurs pédiculées sous-muqueuses, tout se trouve réuni pour favoriser d'abord les troubles nutritifs, l'ischémie, et ensuite l'infection de la tumeur.

La fréquence des troubles nutritifs, de l'ischémie des polypes s'explique facilement par le mode de vascularisation de ces tumeurs : lorsqu'un fibrome sous-muqueux s'est pédiculé, il est nourri seulement par son pédicule formé d'un repli muqueux, renfermant des fibres musculaires et des vaisseaux : le plus souvent ces vaisseaux sont peu volumineux quand on enlève un polype, la simple torsion du pédicule suffit souvent à prévenir toute hémorragie, la section du pédicule ne donne habituellement lieu qu'à une perte de sang insignifiante. A mesure que le polype descend et tend à devenir vaginal sous l'influence des contractions utérines, le pédicule s'allonge, devient plus grêle et renferme des vaisseaux moins volumineux. La vascularisation du polype peut encore être gênée par constriction ou par torsion de son pédicule.

Potherat (1) fait jouer un grand rôle dans ces troubles de la vascularisation des polypes aux contractions des fibres de l'utérus : « L'utérus dont les fibres ont subi l'hyperplasie et l'hypertrophie, comme dans la grossesse, se contracte pour se délivrer du fibrome : cette contraction peut arrêter la circulation dans l'intérieur du polype, alors même qu'il a été accouché ; car elle continue à s'exercer sur le pédicule plus ou moins distendu ; l'ischémie qui en résulte est parfois intermittente, passagère, parfois aussi définitive. »

M. Quénu (2) ne croit guère à ce rôle de la contraction utérine dans l'ischémie des fibromes ; par contre il attribue une grande importance à la torsion du pédicule et aussi à la thrombose des vaisseaux du pédicule ; cette dernière constitue une des causes les plus importantes de la nécrose et de l'ischémie des polypes, mais elle n'intervient qu'à une période assez avancée, alors que le polype a déjà subi des altérations notables ; les lésions paraissent évoluer de la façon suivante : au début, il y a simplement trouble mécanique de la nutrition, sous l'influence de l'élongation, de la torsion du pédicule et des contractions des fibres utérines ; mal nourri, le fibrome s'altère dans sa structure et s'infecte, les agents infectieux pénètrent dans les vaisseaux déjà altérés et y déterminent les lésions habituelles, (artérite et surtout phlébite), il se forme ainsi des caillots, des thrombus qui oblitèrent plus ou moins complètement les vaisseaux veineux, gênent, et même suppriment totalement la

<hr>

(1) POTHERAT, *Bull. et Mém. de la Soc. de chir.*, 1898.
(2) QUÉNU, *Ibid.*

circulation veineuse. Il y a ainsi un véritable enchaînement des troubles mécaniques et des troubles infectieux dans la pathogénie de la gangrène des polypes ; les troubles mécaniques surviennent les premiers et altèrent le myome de façon à permettre son invasion par les agents infectieux, ceux-ci déterminent des troubles vasculaires septiques, des accidents de phlébite qui augmentent considérablement les troubles de vascularisation du fibrome et déterminent une nécrobiose plus ou moins complète, à son tour cet arrêt de la nutrition favorise le développement des agents d'infection et le sphacèle de la tumeur.

Quant au mode d'infection, il est facile à comprendre : le polype mal nourri et plus ou moins altéré est facilement infecté par les agents contenus normalement dans le vagin, dont la virulence est exaltée par les troubles nutritifs et l'inflammation déterminée par le polype. Les recherches histologiques de Quénu ont montré que cette infection se fait facilement par voie directe en raison des altérations de la muqueuse.

En effet, au début de leur évolution les polypes ont un revêtement épithélial qui n'est autre que celui de la surface utérine, puis, à mesure que le polype évolue, le revêtement épithélial se mortifie, s'aplatit et finit par disparaître. Sur les coupes on né trouve plus à la surface qu'une sorte de vernis amorphe avec de petites ulcérations ouvrant la porte aux germes pathogènes qui fourmillent dans le vagin.

L'infection des polypes est souvent en quelque sorte spontanée sans qu'on puisse incriminer aucune cause étrangère, souvent aussi l'infection survient à la suite d'une intervention incomplète, d'un curettage, d'un tamponnement prolongé, d'une séance d'électrolyse. Nous insistons sur ces faits, car il nous semble important de bien montrer la gravité, dans le cas de polypes déjà altérés, prêts pour le sphacèle, de toutes les petites interventions considérées comme inoffensives, et la nécessité absolue de suivre aussi rigoureusement que possible les règles de l'antisepsie pour pratiquer ces opérations. Les interventions partielles, enlevant seulement une partie d'un polype exposent spécialement au sphacèle ; dans les cas où un polype, utérin prolabé partiellement dans le vagin est étranglé au niveau du col de l'utérus, il arrive parfois que le médecin excise la partie directement accessible de la tumeur et attende que l'utérus par ses contractions accouche du reste, il crée ainsi une large surface saignante, une large voie d'absorption pour les agents infectieux et leurs produits septiques, dans ces conditions le reste de la tumeur peut se sphacéler rapidement et déterminer des accidents de septicémie.

Balade (Th. de Paris, 1895) rapporte deux observations de sphacèle avec accidents de septicémie consécutifs à l'extirpation incomplète d'un polype.

Merner (Th. de Paris, 1883) insiste sur les dangers de l'extirpation partielle des polypes ; il rapporte plusieurs observations de corps fibreux prolabés dans le vagin, indemnes de toute gangrène jusqu'au jour où l'on excise la partie que l'on peut atteindre, comptant sur les contractions utérines pour expulser le reste. Malgré des injections et des pansements antiseptiques, le sphacèle apparaît après l'opération et du fait de l'opération et a souvent comme conséquence la mort par septicémie.

Potherat (*Société de chirurgie*, 1898) rapporte l'observation d'une malade présentant un gros polype prolabé dans le vagin chez laquelle l'application d'un forceps avec mouvements de rotation pour rompre le pédicule avait déterminé rapidement le sphacèle de la tumeur et nécessita une intervention d'urgence, trois jours après les essais d'arrachement.

De même l'infection massive du polype et la gangrène consécutive peuvent s'observer dans certains cas où l'on a pratiqué un curettage par erreur de diagnostic, croyant avoir affaire à une métrite fongueuse, alors que l'on se trouve en présence d'un fibrome sous-muqueux, s'annonçant par des hémorragies ;

le curettage crée une large plaie par laquelle le fibrome s'infecte facilement.

Une application de spéculum, un cathétérisme de la cavité utérine, une dilatation du col, peuvent de même déterminer une ulcération de la muqueuse et une infection consécutive.

Le tamponnement que l'on fait si souvent en cas de métrorrhagies persistantes peut aussi être une cause d'infection; au moment de l'accouchement d'un polype, survient une hémorragie menaçante, on tamponne d'urgence ; et si le tamponnement reste en place trop longtemps, les caillots peuvent s'infecter, le polype se sphacèle et on voit apparaître des phénomènes de résorption putride qui peuvent enlever la malade.

RICHET (*Gazette des hôpitaux*, 1865) rapporte une observation dans laquelle un tamponnement prolongé pour un polype donnant lieu à une hémorragie grave avait déterminé le sphacèle de la tumeur et des phénomènes de péritonite.

Le simple toucher vaginal un peu brutal et sans précautions antiseptiques peut être l'occasion de gangrène et de suppuration mortelle ; dans une de ses leçons, Verneuil insiste sur les dangers du toucher vaginal dans ces conditions, et montre avec quelle prudence on doit aborder ces vieux foyers pathologiques qui deviennent facilement le point de départ d'accidents inflammatoires, il rapporte une observation de polype utérin; il pratiqua seul le toucher le 22 ; le lendemain 23, la malade est prise de péritonite et succombe le 24.

PONCET (*Gazette médicale de Paris*, 16 mars 1878) rapporte également une observation de polype, dans laquelle le toucher vaginal fut suivi de péritonite suraiguë, qui entraîna la mort en quarante-huit heures.

L'exploration des organes génitaux, si inoffensive à l'état normal, revêt donc un certain caractère de gravité chez une malade en train d'accoucher d'un polype ; en effet, chez cette malade, la matrice et ses annexes sont le siège d'une fluxion

sanguine abondante, d'une hyperhémie considérable qui constituent des conditions favorables au développement d'accidents
inflammatoires. Si le vagin n'est pas rigoureusement désinfecté, si l'exploration ou le toucher ne sont pas faits avec une
asepsie aussi rigoureuse que possible, la moindre blessure
ouvre une large porte à l'infection qui pourra rapidement envahir tout l'organisme.

Toutes les cautérisations de la muqueuse utérine, l'introduction dans la cavité utérine de crayons de chlorure de zinc ou
d'autres caustiques, pourront également être des causes d'infection et de gangrène en provoquant une nécrose de la muqueuse.

Le traitement électrique appliqué suivant la méthode d'Apostoli ou suivant celle de Lucas-Championnière et Danion peut
être une cause importante de gangrène aussi bien, d'ailleurs,
pour les fibromes sous-muqueux que pour les simples polypes.

Tout d'abord, l'électricité détermine des contractions utérines
susceptibles d'amener des troubles graves dans la nutrition
des fibromes, surtout la compression du pédicule d'un polype.
D'autre part et surtout, l'électrode que l'on place dans le vagin
est bien difficile à entretenir dans un état parfait d'asepsie et
détermine facilement une infection. Enfin, quand l'intensité du
courant est forte (250.000 ampères comme le demande Apostoli), une lésion de la muqueuse, une altération est vite produite,
constituant une porte ouverte à l'infection.

La suppuration ou la gangrène se produisent encore bien
plus facilement quand, au lieu de placer simplement une des
électrodes dans la cavité utérine, on l'introduit par ponction au
milieu de la tumeur. Cette méthode est réellement extrêmement
dangereuse, aussi tous les auteurs sont d'avis qu'il vaut mieux y
renoncer.

GUYOTAT (dans sa thèse, p. 42) rapporte l'observation d'une malade de

43 ans, atteinte d'un volumineux fibrome remontant à deux travers de doigt au-dessus de l'ombilic et occasionnant des hémorragies abondantes. Électrisation suivant la méthode d'Apostoli (une séance par jour, du 25 septembre 1895 au 28 octobre 1895). A ce moment, on constate sur le col utérin une ulcération circulaire qui se creuse et s'agrandit de plus en plus.

L'état général devient mauvais, il se fait par la vulve un écoulement fétide, puis expulsion d'une grande abondance de tissu sphacélé. On fait de grands lavages ; les signes de septicémie augmentent et la malade meurt le 20 décembre.

POTHERAT (*Société de chirurgie*, avril 1878) rapporte l'observation d'une malade atteinte d'un volumineux polype intra-utérin. A la suite d'électrisations répétées, le polype se sphacèle. La malade ne veut pas consentir à l'opération et ne tarde pas à succomber.

CUTTER (*Am. J. of Obstet.*, 1887) signale 4 cas mortels de suppurations ou de gangrène, sur 50 myomes traités par galvano-puncture.

SEMELEDER (*Amer. J. of med. Sc.*, 1878) signale également 4 cas de mort par suppuration sur 50 myomes traités par galvano-puncture.

ZWEIFEL (*Leçons de gynécologie clinique*, Berlin, 1892) a observé dans un cas la suppuration d'un myome à la suite d'électro-puncture, dans un autre cas le sphacèle d'un myome sous-muquenx à la suite de traitement électrolytique.

Dans un cas d'ARENDT (*Deutsche medicinische Wochenschrift*, 10 décembre 1891), la galvano-puncture a été suivie de suppuration et de gangrène de la tumeur, puis de péritonite mortelle.

FRITSCH (*Traité des maladies des femmes*) rapporte également plusieurs observations de myomes suppurés ou gangrénés à la suite de galvano-puncture.

STUART NAIRNE (*Provinc. med. Journal*, 1891, p. 110) rapporte une observation de fibrome sous-muqueux gangréné, à la suite d'électrisation sans ponction. La malade mourut par septicémie.

SCHAEFFER (*Société de gyn.*, Berlin, 11 décembre 1891) a vu un fibrome sous-muqueux sphacélé à la suite d'électrothérapie. L'extirpation incomplète de la tumeur sphacélée fut suivie de mort par septicémie.

HOMANS (*Boston med. Journal*, 1891) rapporte un cas de suppuration avec septicémie mortelle.

KJAERGAAD a observé la gangrène de deux polypes utéro-vaginaux à la suite du traitement électrique.

MACKENRODT (*Société de gynéc.*, Berlin, 1891) a traité 36 myomes par la méthode d'Apostoli ; dans 2 cas il y a eu suppuration de la tumeur avec mort par septicémie ; de plus, il a vu 16 fibromes envoyés à la clinique de Martin pour être opérés après un long traitement électrique ; sur ces 16 fibromes 5 étaient suppurés dont 3 entraînèrent la mort par septicémie malgré une intervention radicale.

L'ergot de seigle, l'ergotine prise en potion ou administrée en injections sous-cutanées, peuvent également jouer un rôle important dans la pathogénie de la gangrène des polypes (ainsi d'ailleurs que dans celle des fibromes interstitiels ou sous-muqueux). En effet, si dans certains cas l'ergotine peut diminuer les hémorragies, ou même amener l'expulsion d'un myome par les contractions utérines qu'elle détermine, ces contractions ont également pour effet de troubler profondément la vascularisation du fibrome, soit en comprimant son pédicule, s'il s'agit d'un polype, soit en comprimant les vaisseaux périphériques et la masse même de la tumeur s'il s'agit d'un myome interstitiel ou sous-muqueux. Ces troubles vasculaires, l'ischémie consécutive, peuvent déterminer la gangrène en favorisant l'infection.

BROCA (*Traité des tumeurs*, 1869) rapporte l'observation d'une femme épuisée par des pertes sanguines incessantes, à laquelle on donne de l'ergot de seigle pour éviter les hémorragies. Le premier effet des contractions utérines est de supprimer l'écoulement sanguin, et de le remplacer au bout de quelques jours par un suintement de sérosité très fétide, puis apparaissent des phénomènes généraux qui entraînent la mort par septicémie après expulsion d'une tumeur gangrénée.

GOSSELIN (MARTIN, *Soc. Anat.* 1863). — Tumeur fibreuse de l'utérus occasionnant des hémorragies abondantes. On donne de l'ergotine ; au bout de deux à trois jours, coliques utérines violentes, et brusquement symptômes de septicémie. Expulsion spontanée au prix de vives douleurs d'un fibrome gangréné d'odeur repoussante, du volume d'une tête de fœtus de six mois. Le lendemain, nouveaux frissons, nouvelle expulsion du fibrome du volume d'un œuf de poule.

Les jours suivants, les signes de péritonite s'accusent, et la mort survient trois jours après.

Des résultats encore plus déplorables s'observent après les injections d'ergot, faites directement dans la tumeur comme le proposaient Heurtaux, Schucking, Joines, car dans ce cas, aux inconvénients de l'ergot s'ajoutent toutes les chances d'infection directe par ponction.

§ 2. — Anatomie pathologique.

Le volume des polypes sphacélés est extrêmement variable, depuis un petit polype du volume d'une noix ou d'un œuf, jusqu'aux tumeurs volumineuses qui remplissent complètement la cavité utérine dilatée et remontent jusqu'au niveau ou même au-dessus de l'ombilic.

D'une façon générale, les polypes volumineux sont plus exposés au sphacèle que les petits polypes en raison de la plus grande difficulté de leur nutrition et aussi de la plus grande facilité d'infection d'une volumineuse masse néoplasique qui frotte continuellement, s'use, s'ulcère contre les parois de l'utérus et du vagin.

La situation des polypes sphacélés est également variable ; tantôt ce sont des polypes intra-utérins, tantôt ce sont des polypes prolabés dans le vagin, ou même au niveau de la vulve ; assez souvent on trouve un fibrome en forme de tablier avec deux masses, une masse inférieure vaginale souvent peu volumineuse, une masse intra-utérine souvent très développée, les deux masses étant unies par une sorte de pédicule qui répond au col utérin. C'est là une disposition importante à reconnaître, car elle expose à une extirpation incomplète, grave dans les cas de polypes sphacélés, en raison des accidents de septicémie qu'elle peut déterminer.

Le mode d'implantation du polype est peu important au point de vue de l'évolution de la gangrène ; le plus souvent, il s'agit de polype implanté par un pédicule au fond de l'utérus ; plus rarement, le pédicule s'implante sur une des lèvres du col.

L'aspect du polype sphacélé varie suivant son état de décomposition.

Au début, le polype est peu déformé, un peu augmenté de volume, de consistance molle, de coloration brun violacé. Bientôt, les parties sphacélées prennent une coloration noirâtre, se distinguant facilement de la coloration gris rosé des parties encore saines ; ces plaques noirâtres sont tantôt disséminées, laissant entre elles des intervalles de parties saines, tantôt, au contraire, elles sont confluentes et agglomérées.

Le volume de la tumeur est également modifié. Au début, le tissu malade augmente de volume et est infiltré d'une sérosité infecte et brunâtre, au milieu de laquelle on voit des bulles de gaz qui crépitent sous le doigt, pénétrant au loin dans le tissu de la tumeur. Plus tard, la tumeur diminue de volume quand les progrès de la gangrène lui ont fait éliminer une partie plus ou moins grande de sa substance.

En même temps, le fibrome se mortifie ; au lieu d'une tumeur assez régulièrement arrondie, piriforme ou ovale, on trouve une masse de forme extrêmement irrégulière plus ou moins profondément déchiquetée et ulcérée. La consistance est toujours beaucoup moins ferme que celle des myomes sains ; si la gangrène est partielle, la consistance est inégale, on trouve à côté de parties dures, fibreuses, des points ramollis qui s'effritent et se désagrègent assez facilement. Si la gangrène est totale, on trouve une véritable bouillie extrêmement molle semblable à une éponge imbibée de pus et de débris sphacélés.

A l'examen microscopique, on constate au début des lésions qui rappellent celles de la simple dégénérescence œdémateuse, l'apport sanguin continuant à se faire par les artères, tandis que les veines sont oblitérées de bonne heure, soit par torsion, soit surtout par thrombose, suivant le processus que nous avons indiqué. Plus rarement, on constate des lésions de transformation fibreuse ou de nécrose totale, résultant d'une suppression à peu près complète de l'apport sanguin.

A une période plus avancée, on aperçoit les éléments de la dégénérescence graisseuse. Les fibres musculaires disparaissent presque complètement, celles qui subsistent sont mal limitées, difficilement colorables par les réactifs, ne présentant plus de noyaux appréciables, les fibres conjonctives sont dissociées, séparées par de nombreux éléments cellulaires, et subissent la dégénérescence granulo-graisseuse ; au milieu de ces éléments cellulaires en voie de destruction, on voit des globules sanguins altérés et des globules graisseux ; on n'aperçoit aucune trace de vaisseaux.

A un dernier stade, l'organisation cellulaire disparaît presque complètement, on se trouve en face d'une masse grisâtre, putrilagineuse, presque impossible à durcir et à couper. Étalé sur une lamelle, ce tissu donne l'impression d'une matière amorphe sur laquelle les réactifs histologiques n'ont aucune action ; par endroits, on peut encore distinguer des traces de tissu fibrillaire, des cellules à demi détruites, des débris de noyaux irréguliers à peine colorables par les réactifs.

D'après le mode de répartition des lésions, la gangrène des polypes utérins peut revêtir deux types anatomiques :

a) Sphacèle superficiel limité à la coque utérine et à la partie la plus superficielle du polype.

b) Sphacèle total en masse, atteignant tout le polype.

a) Le sphacèle superficiel atteint habituellement des polypes encore vascularisés par des vaisseaux presque suffisants et dont la nutrition est simplement ralentie, la partie superficielle du polype, moins bien nourrie, se laisse infecter et se sphacèle, mais la partie centrale, en rapport direct avec les vaisseaux du pédicule, continue à vivre, ne se laisse pas envahir par les agents infectieux et ne se sphacèle pas ; il en résulte qu'à la coupe le polype présente un aspect particulier : à la périphérie, une coque plus ou moins épaissie, constituée par du tissu noirâtre, putrilagineux, complètement sphacélé ; au milieu, un noyau central plus ou moins volumineux, qui conserve son aspect nacré, sa consistance normale, et dans lequel l'examen histologique permet de reconnaître la présence d'éléments fibreux et musculaires normaux et de vaisseaux perméables. Entre ces deux régions, une zone de transition au niveau de laquelle les coupes en séries montrent la disparition progressive des vaisseaux, la dégénérescence, puis la disparition des fibres musculaires, l'infiltration des travées conjonctives par des cellules et des globules graisseux, finalement la dégénérescence graisseuse de tous les éléments.

Obs. 46. — Mme G..., âgée de 40 ans, entre à l'hôpital Cochin service de M. Quénu (octobre 1904).

Depuis deux ans la malade se plaint de ménorrhagies, et s'est aperçue que son ventre augmentait de volume. Depuis quelques semaines les pertes sont plus abondantes et ont été accompagnées d'écoulement à odeur un peu fétide. A l'examen, on sent une tumeur régulière, bien mobile, faisant corps avec l'utérus.

Hystérectomie subtotale le 27 octobre 1904.

Bonnes suites opératoires.

L'utérus présente un fibrome interstitiel et sous-muqueux. Le poids est de 850 grammes.

La cavité utérine renferme un petit polype gros comme une noix rattahé au fond de l'utérus par un pédicule volumineux. La partie inférieure de ce polype irrégulier, noirâtre, à odeur fétide, paraît complètement sphacélée

Sur une coupe transversale, on voit que toute la partie centrale de la tumeur est formée par du tissu fibreux d'aspect et de consistance normale. Seule la partie superficielle est constituée par du tissu sphacélé formant autour de la partie saine une sorte de coque noirâtre plus épaisse en bas.

A l'examen histologique, les coupes de la partie centrale montrent un tissu fibro-myomateux normal, mais renfermant peu de fibres musculaires. A mesure qu'on se rapproche de la périphérie, les éléments histologiques deviennent moins nets, à contours mal limités, à noyaux peu colorables par les réactifs. La partie la plus superficielle est formée par un tissu brunâtre dans lequel on ne distingue que des tissus fibrillaires séparés par une substance presque amorphe, avec quelques cellules ou quelques noyaux à peine colorés par les réactifs.

Une coupe faite au niveau du pédicule montre du tissu fibro-myomateux normal avec de gros vaisseaux, surtout abondants à la partie centrale. Ce pédicule est entouré par un revêtement muqueux à peu près normal, mais à épithélium très aplati.

LEJARS (*Société de chirurgie*, 30 mars 1898) rapporte une observation de polype sphacélé seulement dans sa partie phériphérique ; il s'agissait d'une malade présentant des accidents graves de septicémie chronique, à laquelle il enleva un énorme polype fibreux sphacélé, qui remontait très haut dans l'utérus dilaté et agrandi ; l'examen montra que la tumeur était constituée par une coque noirâtre et putrilagineuse, complètement sphacélée, renfermant une masse centrale fibreuse d'aspect et de consistance normale.

BUFFET (*Société de chirurgie*, 30 mars 1898) rapporte l'observation d'une tumeur pédiculée de la lèvre postérieure du col de l'utérus, du poids de plus de 3 kilogrammes, et prolabée hors du vagin. L'examen montre qu'il s'agissait d'un polype fibreux dont la couche superficielle était sphacélée.

REBOUL (*Société de chirurgie*, 30 mars 1898) publie de même l'observation d'une tumeur pédiculée du poids de 1 kilogramme, d'une circonférence de 35 centimètres, constituée par du tissu fibro-myomateux, à peu près normal, entouré par une coque entièrement sphacélée.

Le sphacèle total atteint des polypes dont la nutrition a été presque complètement supprimée par torsion du pédicule ou par thrombose veineuse. Complètement ischémié, le fibrome se nécrose en totalité, puis s'infecte, se sphacèle et se transforme tout entier en une masse putrilagineuse, en une sorte de bouillie fétide, dans laquelle l'examen histologique ne montre plus la présence d'aucun élément anatomique. Cette forme de sphacèle en masse se rencontre surtout dans les énormes polypes inclus en partie dans la cavité utérine, en partie dans le vagin, la partie la plus gangrenée étant habituellement celle qui fait saillie dans le vagin, plus mal nourrie et plus exposée aux infections de toutes sortes.

Lejars (*Société de chirurgie*) rapporte une observation de sphacèle total de polype. Il s'agit d'une malade présentant des signes généraux de péritonite, accompagnés de pertes vaginales entièrement fétides, chez laquelle on avait porté le diagnostic de rétention placentaire ; au toucher, dès l'entrée du vagin, on tombe sur une masse molle extrêmement fétide, qui remplit le vagin tout entier, et se continue dans l'utérus à travers le col dilaté, dont on sent à peine le rebord, sous forme d'une mince collerette. Cette masse présente toutes les nuances des tissus putréfiés, elle s'effrite à la moindre traction et laisse sourdre un liquide épais et noirâtre ; l'extirpation en bloc étant complètement impossible, en raison de l'extrême mollesse de la tumeur, on dut enlever débris par débris la masse sphacélée dont le volume total égalait à peu près celui de deux poings. La malade mourut au bout de quelques jours, de septicémie.

§ 3. — **Évolution clinique**.

La gangrène des polypes utéro-vaginaux se traduit cliniquement par des symptômes fonctionnels et des signes physiques.

Les symptômes fonctionnels ne diffèrent pas de ceux qu'on observe dans les autres variétés de fibromes gangrenés, ils consistent surtout en douleurs, troubles digestifs, altération de l'état général.

La douleur ne fait presque jamais défaut, mais son intensité est très variable, le plus souvent au début, la malade éprouve simplement une sensation de gêne, de pesanteur abdomino-pelvienne, plus tard, les douleurs deviennent plus vives, elles s'irradient dans l'épigastre, les lombes, les aines, par moment elles revêtent la forme de douleurs expulsives extrêmement violentes.

Les troubles digestifs sont presque constants, à une certaine période, l'appétit est perdu, les malades s'alimentent difficilement, les digestions sont pénibles déterminant souvent des vomissements.

La fièvre est de règle, en rapport avec la résorption des produits putrides formés au niveau du foyer sphacélé. C'est une fièvre intense, irrégulière, à grandes oscillations, annoncée souvent par des frissons répétés et suivie de sueurs profuses.

Sous l'influence des résorptions toxiques, la malade s'affaiblit plus ou moins rapidement, maigrit, se cachectise : la gravité et le mode d'évolution de ces symptômes généraux étant très variables, suivant la situation, le volume du polype, surtout suivant la virulence des agents infectieux et la forme du sphacèle. En même temps que ces symptômes fonctionnels, des pertes à caractères spéciaux viennent annoncer la gangrène de la tumeur, ce sont des écoulements continuels d'un liquide ichoreux, sanieux, extrêmement fétide, renfermant du pus et des débris de membranes sphacélées.

Les signes physiques sont variables, suivant que le polype est vaginal ou encore intra-utérin.

Dans le cas de polype utéro-vaginal, par le toucher le doigt rencontre une masse ramollie, pâteuse, qui remplit plus ou moins la cavité vaginale ; on peut généralement circonscrire cette masse et arriver jusqu'au col utérin qui forme une sorte de collerette autour du pédicule. L'examen à la vue ou au spéculum montre une masse plus ou moins volumineuse, de forme irrégulière et bosselée, de coloration noirâtre ou brun noirâtre.

Le polype cavitaire intra-utérin donne des signes beaucoup moins nets ; par palper abdominal, on peut habituellement circonscrire l'utérus, constater qu'il est plus volumineux que normalement ; en pressant sur l'abdomen, on provoque souvent un écoulement de pus par le vagin.

Le toucher, l'examen au spéculum montrent un col entr'ouvert laissant souvent échapper du pus et des débris sphacélés.

Le toucher intra-utérin, après dilatatation si le col n'est pas suffisamment dilaté, permettra de sentir directement la tumeur sphacélée.

§4. — **Diagnostic**.

Le diagnostic des polypes sphacélés est en général assez facile ; cependant, il y a quelques causes d'erreur difficiles à éviter dans certains cas, surtout s'il s'agit d'un polype intra-utérin.

Le cancer utérin est l'affection qui simule le mieux un polype sphacélé ; le cancer du col simule le polype utéro-vaginal ; le cancer du corps le polype intra-utérin.

Dans le cas de cancer du col, comme dans le cas de polype sphacélé, le doigt introduit dans le vagin sent une masse irrégulière, molle, fétide ; les signes fonctionnels sont les mêmes : amaigrissement, teinte jaune paille des téguments, fièvre hectique, œdème cachectique ; l'abondance, l'odeur, la nature de l'écoulement présentent des caractères analogues.

Au toucher, la sensation n'est cependant pas absolument la même ; dans le cas de polype, la tumeur est plus régulière, plus arrondie, plus molle et surtout on peut avec le doigt remonter jusqu'au col, constater que ce col est sain, et que la tumeur par son extrémité supérieure s'enfonce dans sa cavité. Cette exploration est impossible dans certains polypes volumineux et adhérents, elle ne fournit pas de résultats, dans les cas assez rares d'ailleurs, de polypes sphacélés implantés sur l'une des lèvres du col ; dans ce cas le diagnostic est délicat, et en l'absence de renseignements sur l'apparition et le mode d'évolution de la tumeur, on en sera souvent réduit à exciser un fragment pour en faire l'examen histologique.

Dans le cas de polype intra-utérin, le diagnostic avec le cancer du corps de l'utérus est souvent très dificile, et ne pourra guère être fait que par toucher intra-utérin ; même après cette exploration, le diagnostic peut rester hésitant jusqu'à l'examen histologique.

La rétention placentaire est, avec le cancer, l'affection qui simule le mieux un polype intra-utérin sphacélé. Le diagnostic peut être extrêmement difficile s'il s'agit d'une nouvelle accouchée chez laquelle un fibrome sous-muqueux, ramolli pendant la grossesse, s'est gangrené après l'accouchement. La mollesse spéciale du placenta, l'odeur de l'écoulement permettraient habituellement le diagnostic d'après Depaul.

L'inversion utérine peut s'enflammer et se sphacéler, le tissu utérin mal nourri se laissant infecter par les agents de la cavité vaginale : elle peut alors être difficile à distinguer d'un polype gangrené, les symptômes fonctionnels, les signes fournis par le toucher étant les mêmes. Le toucher rectal combiné à la palpation abdominale permettra habituellement de sentir si l'utérus occupe sa place habituelle. Le diagnostic sera particulièrement difficile, lorsque, comme dans un cas de M. Routier (*Soc. de chirurgie*, 5 avril 1898), on trouve un polype sphacélé rattaché par un pédicule au fond de l'utérus en inversion.

L'évolution et le pronostic de la gangrène des fibromes pédiculés sous-muqueux sont assez variables suivant les dimensions, la situation du polype et suivant la forme du sphacèle. La gangrène des petits polypes vaginaux ne présente pas un pronostic très grave : la simple excision suivie de lavages amène le plus souvent la guérison : abandonnée à elle-même, la tumeur est habituellement expulsée spontanément après avoir déterminé des accidents de résorption putride plus ou moins marqués.

La gangrène des polypes utéro-vaginaux, surtout la gangrène des volumineux polypes remplissant tout l'utérus fortement dilaté, est toujours d'un pronostic très grave. Ce pronostic dépend d'ailleurs beaucoup de la forme du sphacèle.

Dans la forme de sphacèle superficiel portant uniquement sur la partie périphérique de la tumeur, le pronostic est moins grave ; ces tumeurs peuvent donner lieu à des symptômes graves par obstruction du canal utéro-vaginal et résorption putride, mais leur évolution est toujours assez lente, l'intervention est relativement facile et, après enlèvement complet de la tumeur, on voit, le plus souvent, tous les accidents disparaître rapidement.

Autrement grave est le pronostic des cas de gangrène en masse, rapide, qui transforme la tumeur en une bouillie fétide et s'accompagne d'accidents suraigus graves ; si on n'intervient pas immédiatement, la malade peut succomber en quelques heures.

L'intervention est toujours d'un pronostic grave en raison de la profonde intoxication putride de la malade, en raison aussi de la difficulté d'enlever toute la tumeur et de désinfecter suffisamment l'utérus par voie vaginale.

Le pronostic est tout particulièrement grave dans le cas où il y a à la fois une masse fibromateuse intra-utérine, remontant à l'ombilic ou même dépassant ce niveau, et une portion du fibrome engagée à travers le col, étalée et sphacélée dans le vagin. L'intervention par voie vaginale est forcément très incomplète, l'intervention par voie abdominale fait courir de grands dangers, exposant le péritoine au contact des tissus gangrenés.

Dans quelques cas, la tumeur sphacélée peut être éliminée dans sa totalité par voie vaginale et la guérison peut survenir.

DECORNIÈRE, *Bull. de la Société de chirurgie*, 1893. — Femme de 46 ans, atteinte depuis trois ans d'un fibrome utérin du volume d'une tête de fœtus. Des hémorragies très abondantes s'étant produites, on donne de l'ergot de seigle. Les hémorragies diminuent, mais sont remplacées par l'écoulement d'un liquide sanguinolent à odeur infecte ; en même temps la malade s'affaiblit et maigrit, présente de la fièvre et des troubles digestifs intenses.

Le 12 octobre 1889, coliques expulsives très violentes, une masse sphacélée fait son apparition à la vulve ; on fait des tractions et on entraîne une masse informe qui n'était autre que la tumeur. Cette tumeur, d'odeur très fétide, était formée par du tissu fibreux limitant des cavités pleines de liquide putrilagineux à odeur infecte. Suites simples, lavages phéniqués. Guérison.

BLANC. *Lyon médical*, 1887. — Femme de 29 ans, atteinte d'un fibrome du volume du poing : à la suite d'un avortement au cinquième mois, hémorragies avec écoulement séro-purulent à odeur fétide, douleurs vives ; température oscillant entre 38°,5 le matin et 39°,5 le soir. A la suite d'administration d'ergotine au cours d'un lavage intra-utérin, la malade expulsa un fibrome sphacélé du volume du poing dont l'extraction fut suivie de l'issue d'un flot de liquide purulent à odeur infecte.

Lavages intra-utérins ; au bout de quelques jours, la malade est guérie.

Les cas d'expulsion en masse de polypes gangrenés sont extrêmement rares, dans la grande majorité des cas, l'expulsion est progressive : pendant que les parties mortifiées s'engagent dans le col et sont chassées au dehors, les nouvelles parties se mortifient et sont expulsées et ainsi de suite, jusqu'à ce que la totalité de la tumeur mortifiée et fragmentée soit complètement éliminée. Cette expulsion est d'ordinaire fort longue, les produits toxiques élaborés au niveau de la tumeur s'accumulent dans la cavité utérine, y sont résorbés et entraînent des accidents septicémiques ou septico-pyohémiques extrêmement graves.

ZIEMSSEN (*Virchow's Arch.*) a vu une tumeur sphacélée, qui remontait jusqu'à un pouce au-dessus de l'ombilic, être expulsée totalement par élimination gangrenée accompagnée d'accidents septico-pyohémiques mettant en danger la vie de la malade.

BAKER-BROWN (*Obst. Transact.*, t. I) rapporte l'aventure d'un fibrome sphacélé qui mit deux ans à s'expulser progressivement par voie vaginale. La malade finit par guérir après des accidents septicémiques qui mirent à plusieurs reprises sa vie en danger.

Cette longue durée est d'ailleurs exceptionnelle, et plus souvent, avant que l'élimination des parties sphacélées soit complète, la malade est emportée par des accidents septicémiques.

LEBRET, *Bull. de la Soc. anat.* Paris, 1880. — Fibrome utérin, gangrène de la tumeur. Élimination lente pendant laquelle des produits septiques s'accumulent dans la cavité utérine. Résorption de ces produits. Septicémie. Mort.

Demarquay, *Gaz. des hôpitaux*, Paris, 1870. — Polype intra-utérin sphacélé avec myomes multiples de l'utérus. Elimination lente. Résorption putride. Mort par septicémie.

D'autres fois la mort survient avec des phénomènes de pyohémie, et à l'autopsie on trouve des abcès dans la plupart des organes. Ces suppurations sont dues à des embolies et se rencontrent surtout dans les poumons, le foie, le rein.

Delestre, *Presse médicale*, 19 mars 1898. — Fibrome utérin sphacélé. Ablation par morcellement. Mort. A l'autopsie, suppuration des ligaments longs. Abcès miliaires du foie, du rein et du poumon.

Les polypes sphacélés intra-utérins peuvent également entraîner la mort par péritonite, le mode d'infection du péritoine est d'ailleurs assez variable.

a) Le plus souvent, l'infection se fait par voie vasculaire surtout par les vaisseaux lymphatiques.

b) D'autres fois, l'infection se fait indirectement soit par l'intermédiaire d'une salpingite purulente ou d'un abcès de la paroi utérine, qui s'ouvre dans la cavité péritonéale, soit par suppuration secondaire d'un myome sous-péritonéal.

Labat, *Bull. de la Soc. anat.*, Paris, 1879. — Femme de 47 ans atteinte depuis quelques mois de pertes presque continuelles ; à la suite de douleurs très vives, elle expulse dans le vagin une masse volumineuse qui fait saillie à la vulve et répand une odeur gangreneuse infecte.

On ressèque la plus grande partie de cette tumeur. Le lendemain, apparition à la vulve d'une nouvelle masse sphacélée.

Pendant 8 jours (du 10 au 19 novembre), élimination progressive avec fièvre (38 à 40°), frissons, douleurs vives dans le ventre, vomissements.

Mort le 19 novembre. A l'autopsie, péritonite purulente. Tout le petit bassin est rempli d'un pus blanc jaunâtre, au milieu duquel on voit l'utérus adhérent au paquet intestinal ; au niveau du point où la trompe droite pénètre dans l'utérus, on voit un abcès du volume d'une noix creusé dans la paroi de l'utérus et ouvert dans le péritoine, la trompe est pleine de pus ; la cavité utérine, très dilatée (14 centimètres de hauteur sur 13 de largeur), est remplie d'une masse putrilagineuse fétide ressemblant aux produits expulsés.

Lelong, *Bull. de la Soc. anat.*, Paris, 1897. — Corps fibreux utérins sous-péritonéaux et polype gangrené faisant saillie dans le vagin. Ablation du polype. Mort par péritonite. A l'autopsie : pus dans le péritoine, suppurations des fibromes sous-péritonéaux.

Enfin dans quelques cas le péritoine peut être infecté directement par les produits sphacélés à la suite de perforations de la paroi utérine. Le muscle utérin aminci, affaibli par la suppuration, comprimé et mortifié par la pression de la tumeur, se sphacèle en un point et se perfore, établissant ainsi une communication directe entre la cavité utérine et la cavité péritonéale : suivant la virulence de l'infection et l'état du péritoine, la perforation est suivie, soit d'une péritonite généralisée rapidement mortelle, soit d'une péritonite localisée à laquelle succède une fistule utéro-péritonéale persistant habituellement très longtemps.

Fourcade, *Bull. de la Soc. anat. de Paris*, 1834. — Polype volumineux atteint de gangrène, par suite de laquelle l'utérus sphacélé est devenu le siège d'une perforation du côté de la cavité péritonéale. Péritonite. Mort.

Jacobs, *Société belge de gynécologie et d'obstétrique.* — Femme âgée de 43 ans présentant une tumeur sphacélée et putréfiée, faisant saillie dans la cavité utérine. Extraction partielle de la tumeur par voie vaginale à quatre reprises successives, l'état général ne permettant pas la laparotomie. Brusquement, à la suite de vomissements, rupture du muscle utérin, et pénétration du reste de la tumeur dans la cavité péritonéale. Péritonite localisée dans la fosse iliaque droite. Fistule utéro-péritonéale par où se fait un écoulement purulent avec élimination lente des restes de la tumeur sphacélée. Un an après, la fistule n'était pas encore refermée.

Au lieu de se faire du côté du péritoine, la perforation de la paroi utérine peut se faire du côté de la vessie ou du rectum, établissant ainsi une fistule soit vésico ou recto-utérine, soit vésico ou recto-vaginale qui aggrave souvent le pronostic.

Poncet, in thèse Guyotat, Lyon, 1899. — Femme de 43 ans, présentant un polype utéro-vaginal sphacélé. Mauvais état général, fièvre, vomissements, constipation opiniâtre.

Enlèvement par morcellement de la portion utéro-vaginale de la tumeur.

Mort par septicémie au bout de trois jours.

Autopsie. — Utérus volumineux dont la cavité est remplie par un fibrome du volume du poing dont le moignon sphacélé occupe l'orifice du col. On trouve deux perforations, l'une sur la cloison recto-vaginale, l'autre sur la vésico-vaginale ; les lèvres de ces perforations étaient amincies, déchiquetées, gangrenées, et, sans aucun doute, ces déchirures étaient dues à la compression des cloisons par la tumeur.

Rien du côté du péritoine.

II. — GANGRÈNE DES FIBROMES PÉDICULÉS SOUS-PÉRITONÉAUX

La gangrène des fibromes pédiculés sous-péritonéaux est beaucoup plus rare que la gangrène des polypes sous-muqueux, nous n'avons pu en retrouver qu'un petit nombre d'observations. Cependant la pathogénie de la gangrène dans ces deux variétés de fibromes présente plusieurs points communs. En effet, de par la présence d'un pédicule renfermant des vaisseaux peu volumineux, susceptibles de se rompre ou de se tordre, les fibromes pédiculés sous-séreux se trouvent dans des conditions analogues à celles des polypes utéro-vaginaux et les dégénérescences qui les atteignent reconnaissent des causes de même ordre. Toutes les causes susceptibles de diminuer l'apport vasculaire, en particulier la torsion du pédicule, favoriseront l'apparition de la gangrène : M. Tuffier (*Soc. de chirurgie,* 12 avril 1898) a opéré un fibrome inséré à la corne droite de l'utérus et sphacélé après torsion de son pédicule.

La gangrène des fibromes pédiculés sous-séreux est beaucoup plus rare que celle des polypes sous-muqueux, d'abord parce les fibromes pédiculés sous-péritonéaux sont beaucoup moins fréquents que les polypes sous-muqueux, ensuite parce que les conditions d'infection ne sont pas les mêmes. Nous avons vu que les polypes sont placés dans un milieu essentiellement infecte, rempli de microorganismes dont la virulence est exaltée par la présence d'un corps étranger, et que l'infection se fait d'autant plus facilement que le revêtement muqueux de la tumeur est presque toujours altéré.

Les fibromes pédiculés sous-péritonéaux sont dans des conditions complètement différentes ; ils font saillie dans la cavité péritonéale qui ne renferme normalement aucun agent infectieux et sont tapissés dans toute leur étendue par un revêtement séreux.

L'infection peut se faire par voie vasculaire (sanguine ou lymphatique) à la suite d'infection généralisée, de suppuration à distance, surtout à la suite d'infection ascendante d'origine utéro-vaginale.

Plus souvent, l'infection se fait directement par suite d'adhérences séreuses de la tumeur aux organes voisins : adhérence avec l'intestin, surtout avec le rectum, avec la vessie, avec l'appendicite enflammé, avec les trompes enflammées et pleines de pus.

Dans quelques cas la gangrène est précédée et déterminée par la rupture du pédicule qui unit la tumeur à l'utérus. Dans ce cas la tumeur, privée de tous moyens de nutrition, peut se nécroser brusquement, mais le plus souvent il existe des adhérences séreuses qui conservent une certaine vitalité à la tumeur ; celle-ci, à peine nourrie, se nécrose progressivement et constitue une masse mal nourrie, complètement dégénérée, qui à la première occasion s'infecte et se gangrène. On trouve alors à l'ouverture du ventre une masse sphacélée plus ou moins volumineuse qui n'adhère à aucun organe et paraît complètement libre dans la cavité péritonéale. Jacobs (1) rapporte un cas de tumeur fibromateuse sphacélée ayant rompu son pédicule utérin, et complètement libre dans la cavité abdominale. Verneuil (2) rapporte une observation analogue, une autre est rapportée par Hermann (3).

Les lésions anatomiques des fibromes pédiculés sous-périto-

(1) Jacobs, *Semaine gynécologique*, 26 octobre 1897.
(2) Verneuil, *Gazette des hôpitaux*, 1864, n° 6.
(3) Hermann, *The Lancet*, 8 décembre 1894.

néaux ne présentent rien de particulier, nous renvoyons pour leur étude à l'anatomie pathologique de la gangrène des fibromes non pédiculés. Nous nous bornerons ici à signaler quelques modes d'évolution particuliers, spéciaux aux fibromes sous-séreux et qui tiennent à leur situation en rapport immédiat sur le péritoine avec les viscères et la paroi de l'abdomen, il en résulte que les foyers gangreneux n'ont aucune tendance à aller s'ouvrir dans la cavité utérine et à s'éliminer par le conduit utéro-vaginal, mais que, par contre, ils s'ouvrent facilement dans la cavité péritonéale.

L'ouverture dans le péritoine peut se produire brusquement avant que des adhérences protectrices aient eu le temps de se créer, les débris sphacélés se déversant directement dans la cavité péritonéale et déterminant une péritonite suraiguë.

D'autres fois, l'ouverture se produit lentement, précédée d'adhérences protectrices, de sorte qu'il ne se produit qu'une péritonite localisée.

Tison (*Philadelph. Med. Times*, 14 mars 1874, p. 371) rapporte l'observation d'une femme morte de pelvi-péritonite causée par un fibrome sphacélé, attaché par un court pédicule au côté droit du corps utérin et ouvert dans un abcès enkysté du péritoine pelvien.

Heliodore Swiecicki (*Nowiny Lekarskie*, Posen, février, 1901, p. 77) rapporte les observations de deux fibromes sous-séreux gangrenés, éliminés par voie intestinale.

Dans le premier cas, le fibrome gangrené et en partie calcifié s'ouvrit dans le rectum et s'élimina lentement par cette voie. Dans le deuxième cas, il s'agissait d'une femme enceinte au cinquième mois de la grossesse, présentant des symptômes de typhlite, un fibrome gangrené s'élimina par voie rectale après s'être ouvert probablement dans le cæcum. L'examen des débris éliminés par le rectum permit de reconnaître la structure d'un fibro-myome utérin.

Plus souvent le fibrome gangrené peut venir déverser ses tissus putrilagineux dans une cavité voisine (vessie, intestin, surtout rectum). Dans un certain nombre de cas, les parties sphacélées peuvent venir s'ouvrir au dehors à travers une perforation de la paroi abdominale.

JACOBS (*Sem. Gyn.*, 26 octobre 1897) rapporte l'observation d'un fibrome sphacélé à la suite de rupture de son pédicule vasculaire : la présence de la tumeur détermina une perforation de la paroi abdominale de la grandeur d'une pièce de 5 francs par laquelle la masse sphacélée faisait saillie et s'éliminait peu à peu au dehors.

Dans un cas analogue de FRÉDÉRIK (*Annals of Surgery*, 1886, p. 318), la tumeur sphacélée s'élimina complètement par l'ulcération de la paroi abdominale et la guérison survint spontanément.

Dans un autre cas de NEUGEBAUER (*Monatsschrilf für Gebur8ts*, 1866, p. 401), on put enlever par la plaie abdominale toute la tumeur sphacélée par morcellements successifs et la guérison survint après une très longue période de suppuration.

La guérison succède également à l'élimination spontanée d'un fibrome pédiculé sphacélé, à travers la paroi abdominale, dans un cas de DUMESNIL (*Gazette des hôpitaux*, 1869, p. 22).

SCHMIDT (*Wiener medic. Presse*, 1882) relate également une élimination spontanée d'un fibrome utérin sphacélé par la paroi abdominale.

RICHELOT et TOUCHE (*Journal médical de Paris*, 1896) ont publié un cas de fibrome ramolli ayant perforé le fond de l'utérus et ayant déterminé des adhérences à la paroi abdominale.

Dans les divers cas que nous venons de rapporter, le processus d'élimination de la tumeur sphacélée est extrêmement simple : le fibrome gangrené détermine un certain degré d'inflammation du péritoine qui le recouvre, des adhérences se forment entre la tumeur et la paroi abdominale et, secondairement, cette paroi s'enflamme et se sphacèle. A côté de ces cas, il en est d'autres plus rares, dans lesquels les choses se passent d'une façon exactement inverse : le fibrome pédiculé vient presser contre la paroi abdominale qu'il comprime, la paroi comprimée se gangrène, s'infecte secondairement au contact de l'air, et cette infection ne tarde pas à envahir par propagation le fibrome et à déterminer l'élimination par sphacèle.

Dull (Thèse d'Erlangen, 1892) rapporte deux observations où on peut bien suivre les différentes étapes de ce processus :

Dans le premier cas, il s'agit d'une tumeur constituée par treize myomes interstitiels et sous-séreux plus ou moins volumineux. Le plus gros de ces fibromes attaché au fond de l'utérus par un pédicule pénètre par un anneau de 40 centimètres de circonférence dans une hernie énorme de la ligne blanche, des adhérences intimes unissent complètement la tumeur au bord de l'anneau.

Dans le deuxième cas de Dull, les lésions sont plus avancées, la disparition anatomique est absolument analogue à celle de la pièce précédente, mais la peau qui recouvre le sac herniaire est devenue gangreneuse, déterminant le sphacèle de la tumeur avec des phénomènes de septicémie qui emportent rapidement le malade.

Neuschler (cité par Dull) rapporte un cas analogue ; il s'agit d'un myome énorme qui pesait 35 kilogrammes et occasionnait un ventre en besace pendant presque au bas des genoux. Au pôle inférieur de cette poche, il se développa un ulcère gangreneux qui amena rapidement le sphacèle de la tumeur et la mort par septicémie.

Hofmokl (*Wiener med. Presse*, 1882) rapporte de même l'observation d'un fibrome pédiculé de l'utérus sortant de l'abdomen à côté d'une hernie volumineuse et se gangrenant à la suite d'ulcération de la paroi.

III. — GANGRÈNE DES FIBROMES NON PÉDICULÉS

§ 1. — **Étiologie**.

La gangrène des fibromes utérins non pédiculés est une complication beaucoup plus rare que la gangrène des polypes, ce qui s'explique aisément d'après ce que nous avons dit plus haut, sur la vascularisation et sur le mode d'infection des polypes.

La fréquence de la gangrène paraît d'ailleurs très variable suivant les statistiques des divers auteurs.

Sur 205 fibromes, Martin a observé 10 cas de suppuration ou de gangrène.

Sur 200 fibromes, Lauwers a observé 2 cas de nécrobiose et 1 cas de gangrène d'un polype et 1 cas de sphacèle d'un fibrome sous-muqueux.

Sur 218 fibromes, Noble a observé 12 cas de nécrose ou de sphacèle.

Les statistiques précédentes n'ont que peu de valeur ; en effet, les uns, comme Martin, confondent tous les cas de suppuration et de gangrène ; d'autres, comme Noble, ne distinguent pas la simple nécrobiose de la gangrène vraie. Aucun ne précise la proportion des polypes ni celle des fibromes non pédiculés compris dans la statistique.

Dans le service de M. Quénu à Cochin, sur les 94 cas opérés, nous trouvons 4 cas de gangrène, 2 en juin et juillet 1901, 2 en septembre 1903 ; d'après cela, nous trouverions que 4 p. 100 environ des fibromes sont atteints de gangrène, mais c'est là une proportion beaucoup trop élevée, croyons-nous, tenant à ce que nous sommes tombés sur une série exceptionnelle. Bisch dans sa thèse n'a pu réunir que 37 cas de gangrène de fibromes non pédiculés, et encore il compte dans ce nombre une observation de Vautrin, dans laquelle il s'agit de nécrobiose simple sans sphacèle. A ces 36 cas de Bisch, nous avons pu ajouter un certain nombre d'observations, dont 2 personnelles recueillies dans le service de M. Quénu ; nous arrivons à un total de 63 observations (1), ce qui représente encore une proportion peu considérable, étant donné le très grand nombre d'opérations pour fibromes ; on doit donc considérer la gangrène des fibromes non pédiculés comme très rare.

Un certain nombre de causes paraissent favoriser le développement de la gangrène ; nous n'insisterons pas sur l'influence de tous les troubles de vascularisation et des dégénérescences antérieures. Renvoyant pour ces points à ce que nous avons dit en étudiant l'étiologie de la suppuration des myomes et de la gangrène des polypes, nous nous bornerons à étudier ici l'influence de l'âge, des dégénérescences antérieures et surtout de la situation du myome.

L'âge de la malade paraît avoir aussi une influence incontestable sur la gangrène des myomes ; presque tous les cas observés se rencontrent chez les femmes ayant dépassé 40 ans, souvent chez des femmes très vieilles (70 ans dans un cas). Il est évident que c'est à la ménopause et aux troubles vasculaires et nutritifs qui l'accompagnent qu'il faut attribuer cette fréquence de la gangrène après 40 ans.

L'ancienneté du fibrome est moins importante ; dans quelques

(1) Nous avons trouvé signalés dans les diverses statistiques que nous avons consultées, Jacobs, Lauwers, Kelly, Martin, Cullingworth, Noble, etc., un certain nombre de cas de gangrène que nous n'avons pas voulu faire figurer ici, parce qu'ils n'étaient accompagnés d'aucune observation détaillée. Noble en particulier avait observé 6 cas de fibromes sphacélés, dont 4 terminés par mort.

cas on a vu des fibromes se sphacéler dès leur apparition, mais il est probable qu'il s'agissait de tumeurs existant depuis déjà un certain temps et ayant passé inaperçues. Le plus souvent, lorsqu'ils se gangrènent, les fibro-myomes existent depuis plusieurs années, parfois depuis très longtemps. Noble, de Philadelphie, a observé un cas de gangrène chez une femme de 70 ans atteinte d'un fibrome depuis l'âge de 35 ans.

Les dégénérescences des myomes favorisent la gangrène comme la suppuration en raison des troubles nutritifs et vasculaires qui les accompagnent ou les déterminent. Ces dégénérescences sont, comme nous l'avons déjà fait remarquer, difficiles à constater, lorsque le sphacèle de la tumeur est avancé ; cependant, dans les cas de Martin et de Gatti, on a pu constater qu'il s'agissait de tumeurs œdématiées ; dans les cas de Giraudeau et Chadwick de fibromes calcifiés.

L'électrisation et surtout l'électropuncture des fibro-myomes paraît être une des causes les plus fréquentes de la gangrène ; nous avons pu retrouver 9 cas dans lesquels il semble bien que la gangrène se soit présentée soit à la suite d'électropuncture : cas de Agostini (21) (1), Chadwick (28), Chadwick (29), Édebohls (5), Édebohls (6), Apostoli (7) ; soit à la suite de simple électrisation sans ponction, cas de Lawson-Tait (20), Chadwick (4), Boursier (15).

De toutes les conditions qui peuvent influer sur la gangrène, la plus importante est certainement la situation des fibromes, les conditions de la nutrition et les dangers d'infection étant complètement différents suivant qu'il s'agit de fibromes sous-muqueux, de fibromes interstitiels ou de fibromes sous-péritonéaux. Les conditions sont même tellement différentes dans

(1) Les numéros renvoient à la liste des fibromes non pédiculés gangrenés placée à la fin de ce chapitre où nous donnons les indications bibliographiques.

chacune de ces variétés, qu'il nous paraît nécessaire de les étudier séparément.

A. Les *fibromes sous-muqueux* sont de tous les fibromes non pédiculés ceux qui sont le plus souvent atteints de gangrène. Sur nos observations de gangrène, nous en trouvons 46, c'est-à-dire plus des deux tiers, qui concernent des fibromes sous-muqueux. Cette plus grande fréquence s'explique d'ailleurs facilement, les fibromes sous-muqueux sont très rapprochés de la cavité utérine, dont ils ne sont séparés que par la muqueuse souvent altérée; de ce fait, ils sont exposés comme les polypes à une infection immédiate par les nombreux agents infectieux de la cavité utéro-vaginale. Si leur gangrène est moins fréquente que celle des polypes, cela tient uniquement à ce que leur vascularisation est mieux assurée. De même que dans le cas de polype, toutes les altérations de la muqueuse favorisent la gangrène et permettent le passage des agents infectieux contenus dans la cavité utéro-vaginale.

Parmi les altérations de la muqueuse susceptibles de favoriser la gangrène, il faut particulièrement signaler le développement d'un épithélioma; dans les deux observations personnelles recueillies par Bisch dans sa thèse, les lésions épithéliomateuses avaient complètement détruit la muqueuse recouvrant le fibrome, et même avaient poussé de nombreux prolongements dans l'intérieur de la tumeur.

Cette coexistence de dégénérescence épithéliale de la muqueuse interne et de gangrène d'un fibrome sous-muqueux est encore signalée dans une observation de Lauwers. De même dans un cas de Broca, il y avait épithélioma de la muqueuse du corps utérin et suppuration d'un myome sous-jacent. Dans un cas de Doyen (1) il y avait également dégénérescence maligne de la

(1) DOYEN, *Archives provinciales de chirurgie*, 1899.

muqueuse du corps de l'utérus avec un fibrome irrégulier creusé
d'une vaste loge remplie de pus.

Le développement d'un épithélioma favorise l'apparition de
la gangrène :

1° En détruisant la muqueuse qui protège le fibrome contre
les infections qui peuvent exister dans la cavité utérine ;

2° En dissociant les éléments de la tumeur par les prolongements qu'il envoie dans son intérieur ;

3° En constituant lui-même un milieu essentiellement favorable au développement des divers agents infectieux, et particulièrement des microbes saprogènes. Les épithéliomas ont, en
effet, une tendance remarquable à la gangrène et à la putréfaction des tissus, ainsi que le montrent les écoulements putrilagineux, horriblement fétides, qui accompagnent toujours leur
développement.

Toutes les causes qui peuvent amener une altération de
la muqueuse ou du tissu myomateux sous-jacent favorisent
également l'apparition de la gangrène ; parmi ces causes, il faut
spécialement signaler la galvano-puncture qui paraît devoir être
directement incriminée dans les cas d'Agostini, Lawson-Tait,
Édebohls, Chadwick, etc.

L'infection puerpérale à la suite d'accouchement paraît avoir
déterminé le sphacèle en quelques jours dans le cas de Moreau.

B. Les *fibromes interstitiels* sont très rarement atteints de
gangrène. Bouilly (*Soc. de chirurgie*, 28 janvier 1902) pensait même qu'il n'y a pas de cas authentiques de gangrène
d'un fibrome réellement inclus dans l'épaisseur de la paroi de
l'utérus. Cette opinion est trop absolue, la gangrène des
fibromes interstitiels existe, mais elle est extrêmement rare, nous
n'avons pu en recueillir que 6 cas bien authentiques : cas de
Doleris (1), de Lewers (2), d'Hirigoyen (3), Chadwick (4), Edebohls (5), Hartmann et Mignot (6).

Dans la thèse de Bisch, nous avons trouvé un nombre beaucoup plus grand de fibromes interstitiels (18), mais en relisant les observations originales, nous avons pu constater que dans tous les cas, excepté les 6 que nous signalons ci-dessus, il s'agit de fibromes sous-muqueux ou de fibromes sous-péritonéaux, et non de fibromes interstitiels vrais, c'est-à-dire de fibromes compris complètement dans l'épaisseur de la paroi utérine, et ne présentant aucun rapport immédiat avec la muqueuse utérine.

La plupart des cas ainsi décrits se rapportent en réalité à des fibromes sous-muqueux.

Dans 2 cas de Chadwick (28 et 29) publiés sous le nom de fibromes interstitiels sphacélés, il n'y eut aucune constatation directe et l'évolution semble indiquer bien plutôt un fibrome sous-muqueux, ou même un polype. Dans le cas de Lauwers (45), il s'agit évidemment d'un fibrome sous-muqueux, faisant saillie dans l'utérus et même le vagin, en effet, on lit dans l'observation que l'on sentait la partie supérieure du vagin remplie par une grosse masse irrégulière et très friable. Dans le cas de Depla (37), il s'agit également d'un fibrome sous-muqueux intracavitaire. Un autre cas de Chadwick est plus douteux ; cependant on lit dans l'observation que la tumeur située dans la paroi antérieure de l'utérus arrive au contact de la cavité utérine dans laquelle elle s'ouvre par une perforation de la muqueuse, ce qui semble plutôt en rapport avec un fibrome sous-muqueux qu'avec un fibrome vraiment interstitiel. Des 2 cas de Edebohls (5 et 37), il y en a un qui concerne évidemment un fibrome sous-muqueux, l'auteur dit, en effet, que la muqueuse utérine qui recouvre la tumeur présente à son contact un aspect diphtéroïde. Le deuxième cas de Gatti (41) concerne également un fibrome sous-muqueux ; à l'autopsie on trouve une masse œdémateuse et sphacélée contre laquelle est située la cavité utérine. Enfin, dans le cas de Jacobs étiqueté fibrome interstitiel, il s'agissait d'une masse sphacélée grosse comme une tête d'enfant qui remplissait la cavité utérine dilatée. Dans les deux cas de Quénu, il s'agissait encore de fibrome sous-muqueux, puisque au contact de la tumeur, la muqueuse était atteinte d'épithélioma et on voyait de nombreux prolongements épithéliaux dans l'épaisseur de la tumeur sphacélée.

Un certain nombre de cas publiés sous le nom de fibromes interstitiels se rapportent réellement à des tumeurs sous-péritonéales ; pour en être convaincu, il suffit de relire les observations de Nicholson (13), de Giraudeau (10), de Boursier (15).

Nous croyons donc que tous les cas non absolument authentiques, étant écartés, la gangrène des fibromes interstitiels est extrêmement rare. Cela n'a rien de surprenant : d'une part, en raison de sa situation profonde au milieu du tissu utérin, la tumeur interstitielle est moins exposée aux causes d'infection que les autres tumeurs utérines. D'autre part, présentant de larges connexions sur toute son étendue avec le tissu utérin, elle est mieux nourrie qu'une tumeur sous-muqueuse ou sous-séreuse, et surtout qu'une tumeur pédiculée.

Toutefois, à ce point de vue de la vascularisation et de la nutrition, toutes les tumeurs interstitielles ne présentent pas les mêmes caractères et il faut distinguer deux variétés distinctes.

Dans une première variété, le fibrome est en quelque sorte diffus, se continuant insensiblement avec le tissu utérin, de sorte qu'on ne peut dire exactement où commence le tissu utérin et où finit la tumeur ; cette variété de fibrome interstitiel est toujours très bien vascularisé, la gangrène en est pour ainsi dire impossible.

Dans une deuxième variété plus fréquente que la précédente, la tumeur interstitielle est enveloppée d'une coque fibreuse et séparée du tissu utérin par de larges travées de tissu conjonctif lâche, revêtant parfois l'aspect d'une véritable séreuse et renfermant un très petit nombre de vaisseaux peu volumineux. La tumeur est donc assez mal vascularisée et beaucoup plus exposée que la précédente à la nécrobiose. La gangrène est rare, non à cause de la bonne nutrition de la tumeur, mais à cause de la difficulté de l'infection.

Sur les six cas que nous signalons, nous avons pu retrouver dans cinq, la cause de l'infection. Dans le cas de Doléris, le sphacèle avait succédé à l'extraction incomplète d'un petit polype du fond de l'utérus. Dans les deux cas de Lewers et Hirygoyen, une infection puerpérale suivie de septicémie a précédé la gangrène, Dans les deux cas de Chadwick et de Edebohls, il faut incriminer l'électrisation et la ponction des tumeurs.

Dans le dernier cas (Hartmann et Mignot) l'infection paraît être venue de la cavité utérine et s'être propagée à la tumeur par voie veineuse ou lymphatique malgré l'intégrité apparente de la muqueuse ; en effet, une série d'examens ont permis à M. Mignot de retrouver le même agent anaérobie dans une cavité du fibrome sphacélé et dans la cavité utérine.

C. *Les fibromes sous-péritonéaux* sont plus fréquemment atteints de gangrène que les fibromes interstitiels, moins fréquemment que les fibromes sous-muqueux: sur nos soixante-trois cas de gangrène des fibromes non pédiculés, il y en a onze qui se rapportent à des fibromes sous-péritonéaux (Duncan, Rotureau, Giraudeau, Veyssière, Pinault, Nicholson, Martin, Boursier, Orthmann, Gatti).

Les fibromes sous-péritonéaux sont moins exposés à l'infection que les fibromes sous-muqueux en raison de leur éloignement de la cavité utéro-vaginale, mais ils sont plus exposés que les fibromes interstitiels à diverses causes d'infection qui résultent de leur situation : d'une part, ils sont plus exposés aux ponctions, particulièrement à l'électropuncture, d'autre part ils peuvent s'infecter par l'intermédiaire d'adhérences les unissant à des organes à contenu septique, tels que l'intestin, l'appendice enflammé, les trompes renfermant une collection purulente.

§ 2. — **Anatomie pathologique.**

Avant d'étudier l'anatomie pathologique de la gangrène des fibromes non pédiculés nous reproduirons trois observations que nous avons pu recueillir à l'hôpital Cochin. Dans la première, il s'agit d'un fibrome nécrobiosé en grande partie. Dans les deux autres de fibromes sphacélés, l'un en partie, l'autre presque totalement. Dans les trois cas, il s'agit de tumeurs sous-muqueuses.

Obs. 47. — Mme Cl..., sans profession, âgée de 50 ans, entre à Cochin, service de M. Quénu, le 26 octobre 1903, pour des métrorrhagies.]

Réglée régulièrement à 14 ans. Deux accouchements normaux. Ménopause il y a deux ans.

Au mois de juillet dernier, la malade s'est plaint de douleurs abdominales vives, suivies de métrorrhagies abondantes qui ont duré quatre jours.

A la fin de septembre, nouvelles crises de douleurs suivies de métrorrhagies et d'expulsion de caillots.

Au moment de son entrée à l'hôpital, la malade se plaint encore de coliques ,accompagnées de pertes blanches très abondantes, deux jours après son entrée, les métrorrhagies recommencent.

Pas de fièvre. Etat général bon.

Examen très difficile en raison de l'embonpoint extraordinaire de la malade. Après dilatation, on sent par le toucher intra-utérin une masse assez volumineuse qui fait saillie dans la cavité.

Hystérectomie vaginale le 9 novembre 1903 par M. Launay. ¡Suites opératoires bonnes.

A l'examen de l'utérus, on trouve un fibrome du volume d'une petite orange dans l'épaisseur de la paroi postéro-supérieure de l'utérus; ce fibrome fait fortement saillie dans l'intérieur de la cavité en soulevant la muqueuse qui à son niveau est amincie et légèrement ulcérée.

La tumeur assez dure présente à la coupe une ,coloration brun feuille morte à la périphérie, brun très foncé, presque noir dans le centre qui ressemble à un morceau de caoutchouc. Elle exhale une odeur fade assez désagréable.

EXAMEN HISTOLOGIQUE. — Les coupes prises à la périphérie montrent un aspect rappelant celui des myomes en dégénérescence fibreuse totale, elles montrent des bandes de tissu fibro-conjonctif ondulé avec quelques noyaux allongés mal colorables par les réactifs. On ne peut distinguer aucune fibre musculaire ; par contre, on voit quelques vaisseaux à lumière très réduite dont les parois sont peu distinctes, mais présentant encore un endothélium reconnaissable. Dans la zone centrale présentant l'aspect d'un morceau de caoutchouc brun noirâtre, la structure est extrêmement simple, formée exclusivement par des faisceaux ondulés réunis les uns aux autres et groupés en lobules d'une façon plus ou moins nette. Dans ce tissu, aucun élément ne se colore par les réactifs, de sorte que sur les coupes, on voit un tissu uniformément grisâtre, plus ou moins foncé dans lequel on ne peut distinguer aucun élément vivant.

La muqueuse qui recouvre la tumeur paraît normale mais très amincie ; en plusieurs points, elle a disparu.

Il s'agit donc d'une tumeur en nécrobiose complète au centre, incomplète à la périphérie.

Obs. 48. — V. Marie, âgée de 50 ans, mécanicienne, entre à l'hôpital Cochin, le 13 août 1903, pour un fibrome utérin.

Réglée à 16 ans. Deux accouchements normaux.

Depuis plusieurs années, les règles sont très abondantes et très longues, chaque fois huit à dix jours.

Au commencement d'août, les métrorrhagies deviennent très abondantes, la malade entre à l'hôpital. An moment de son entrée, la malade a encore des pertes très abondantes, elle paraît très affaiblie et très anémiée ; tous les soirs, la température monte à 40°.

Pendant quelques jours on s'efforce de remonter la malade par des injections de sérum artificiel.

Opération le 16 septembre 1903. Hystérectomie sus-vaginale par M. Launay.

Suites opératoires simples. Guérison.

L'examen des pièces montre un fibrome sous-muqueux du volume d'une orange, faisant légèrement saillie à la partie supérieure de la cavité utérine. Cette tumeur présente une coloration brun rougeâtre, assez ferme à la périphérie, elle présente au centre une zone complètement ramollie, putrilagineuse avec une cavité irrégulière, pleine de détritus semi-liquides à odeur infecte extrêmement pénétrante. Au niveau de la tumeur, la muqueuse utérine paraît normale, sans trace d'ulcérations

EXAMEN HISTOLOGIQUE. — La périphérie de la tumeur présente un aspect absolument analogue à celui de la pièce de l'observation précédente ; elle est formée presque exclusivement par du tissu fibro-conjonctif renfermant quelques noyaux et quelques fibres musculaires à peine colorables par les réactifs.

Sur les coupes pratiquées au niveau de la zone centrale ramollie, l'aspect est extrêmement confus, on voit seulement des travées fibreuses séparées les unes des autres par des amas de leucocytes graisseux, et surtout par une matière molle, putrilagineuse, presque complètement amorphe, dans laquelle on ne peut distinguer aucun élément. A mesure qu'on se rapproche de la cavité centrale, les travées fibreuses disparaissent complètement, et le tissu gangrené se résout insensiblement en une bouillie putrilagineuse qui remplit la cavité.

L'examen de la muqueuse ne montre aucune lésion au niveau de la tumeur.

En somme, fibrome nécrobiosé à sa périphérie, sphacélé au centre.

Obs. 49. — R..., Jeanne, institutrice, âgée de 38 ans, entre à Cochin, service de M. Quénu, le 16 septembre 1903.

Réglée à 13 ans, menstruation régulière.

Depuis plusieurs mois elle se plaignait de métrorrhagies abondantes durant de six à douze jours.

Depuis trois semaines, elle perd une grande quantité de liquide brun noirâtre à odeur infecte.

A l'examen, la malade paraît affaiblie et anémiée, elle répand une odeur extrêmement repoussante qui oblige à l'isoler dans une chambre spéciale.

Le ventre est très developpé, la palpation permet de sentir une tumeur arrondie, mobile, remontant jusqu'à l'ombilic. Au toucher, le col est ouvert, très ramolli, laissant échapper des débris putréfiés d'aspect sale, noirâtre, à odeur extrêmement repoussante.

La température est, le soir de l'entrée de la malade de 39°, le lendemain matin à la suite d'injections et de lavage prolongé, elle tombe à 37°.5, pour remonter le soir à 39°.

Hystérectomie totale par M. Launay le 19 septembre 1903. Drainage par l'abdomen et le vagin.

Bonnes suites opératoires. Guérison.

A l'examen, on trouve une tumeur du volume d'une tête d'adulte développée dans la paroi supérieure de l'utérus et remplissant toute la cavité utérine.

Cette masse, de consistance extrêmement molle, à odeur absolument infecte, est composée exclusivement de débris informes en pleine putréfaction qui se déchirent sous la pince et ne présentent aucune consistance. De toute la masse s'écoule un liquide brun noirâtre horriblement fétide.

L'examen d'un fragment pris à la partie toute supérieure au voisinage de la paroi utérine a montré que le tissu était formé par des travées fibreuses assez épaisses, formant une sorte de réseau dont les mailles étaient remplies par une masse molle putrilagineuse, complètement amorphe par endroits, présentant en d'autres des fibrilles conjonctives, des noyaux, des amas de leucocytes.

L'évolution anatomique de la gangrène des fibromes peut être divisée d'une façon un peu schématique en deux stades : l'un de nécrobiose aseptique, l'autre de gangrène vraie.

La nécrobiose précède toujours la gangrène proprement dite, mais elle peut être poussée plus ou moins loin. Dans les fibromes sous-péritonéaux, et surtout dans les fibromes interstitiels, les troubles nutritifs peuvent durer très longtemps et même amener une nécrose complète des éléments anatomiques sans qu'il y ait sphacèle. Dans les fibromes sous-muqueux, cette évolution est exceptionnelle ; en général, dès que les phénomènes d'ischémie et de nécrose sont un peu avancés, les agents infectieux envahissent la tumeur et en déterminent le sphacèle.

Nous étudierons successivement :

1° Les lésions de nécrobiose simple ;

2° Les lésions de sphacèle.

1° Les *lésions de nécrobiose simple* se traduisent surtout à la vue par un changement de coloration du tissu fibro-myomateux. Ce tissu prend une coloration brun feuille morte qui peu à peu devient plus sombre, ardoisée, parfois semblable à du caoutchouc. La consistance de la tumeur est peu modifiée, habituellement un peu diminuée ; souvent la tranche présente une odeur fade, très désagréable ; tantôt la disposition lobulée normale du tissu fibro-myomateux est conservée, tantôt au contraire, ce tissu prend un aspect uniforme. Au point de vue histologique, la première modification que l'on constate au début de la nécrobiose, c'est la substitution du tissu fibreux au tissu musculaire, les éléments musculaires s'atrophient, leur noyau diminue de volume et se colore mal par les réactifs ; les vaisseaux existent encore, toutefois ils sont habituellement peu nombreux, très rétrécis, montrant que la circulation, et partant la nutrition de la tumeur, est notablement diminuée.

A un stade plus avancé correspondant à la coloration brun foncée et à l'aspect caoutchouté du tissu fibromateux, on constate une dégénérescence complète de tous les éléments anatomiques : les fibres musculaires, les cellules ont complètement disparu, ou du' moins ne se colorent plus par les réactifs ; le tissu nécrosé présente l'apparence uniforme d'une masse grisâtre vaguement ondulée dans laquelle on ne peut déceler la présence d'aucun élément vivant. Les vaisseaux sont extrêmement peu nombreux réduits à des sortes de lacunes ; il est probable que dans les tumeurs complètement nécrosées ils disparaissent totalement, toutefois dans toutes les pièces que nous avons vues, quelques vaisseaux étroits persistaient toujours.

En somme, ce qui caractérise histologiquement la nécrobiose, c'est la dégénérescence sans désagrégation des éléments histologiques, tous les éléments vivants dégénèrent, cessent d'être colorables par les réactifs, mais ils restent sur place sans se désagréger, constituant un tissu à nutrition extrêmement diminué, qui, s'il ne s'infecte pas, pourra persister indéfiniment.

2° Ce qui caractérise la gangrène vraie, la gangrène septique, c'est au contraire la tendance à la destruction et à la désagrégation de tous les éléments vivants.

A son début la gangrène survenant dans une tumeur déjà nécrobiosée se traduit par un ramollissement, soit de toute la tumeur, ce qui est rare, soit d'un ou plusieurs points de la tumeur. A ce niveau, la coloration se modifie, prend souvent une teinte verdâtre et on voit bientôt se former une sorte de bouillie molle, putrilagineuse, à odeur infecte, infiltrant les mailles d'une sorte de réseau irrégulier représentant le vestige des travées fibreuses de la tumeur. Ce ramollissement putrilagineux s'étend rapidement à une grande partie de la tumeur, en même temps

il devient plus complet. Les bandes fibreuses se désagrègent
à leur tour, et, rien ne maintenant plus le tissu sphacélé, celui-ci
se creuse de cavités irrégulières remplies de détritus et de
liquide sanieux.

Finalement, la tumeur en arrive à ne plus être constituée
que par une masse molle, putrilagineuse qui s'effondre sous le
doigt en formant une bouillie infecte.

L'examen histologique fournit assez peu de renseignements
en raison de la destruction complète des tissus et de la difficulté des examens. Il confirme cependant l'examen macroscopique.

Au premier stade, on peut constater la désagrégation, la disparition de tous les éléments différenciés, tandis que les bandes
fibreuses plus résistantes persistent et forment une sorte de
réseau dont les mailles sont remplies par le tissu putrilagineux
résultant de la désagrégation des autres éléments.

Au deuxième stade, le tissu fibreux lui-même se laisse désagréger et tout finit par se transformer insensiblement en une
masse molle, putrilagineuse, sans aucune structure.

§ 3. —Evolution clinique.

La nécrobiose simple d'un fibrome ne se traduit quelquefois
par aucun symptôme, et peut passer complètement inaperçue ; le
plus souvent, il n'en est pas ainsi, le fibrome nécrosé constitue
un corps étranger que l'utérus s'efforce d'expulser au dehors,
d'où des crises de coliques utérines et des métrorrhagies plus ou
moins abondantes qui annoncent habituellement la mortification
de la tumeur.

L'influence de la nécrobiose de la tumeur est très nette dans
les cas où il s'agit de malades âgées atteintes depuis longtemps
d'un fibrome, ayant dépassé la ménopause, qui sont reprises de

douleurs et de métrorrhagies. La malade de notre observation 47 était un exemple remarquable de ce mode d'évolution.

En général, l'histoire clinique est moins nette, mais presque toujours les malades atteintes d'un fibrome nécrobiosé racontent que depuis quelque temps (en général, cinq ou six mois), elles éprouvent des douleurs vives, des coliques utérines et ont des hémorragies plus abondantes.

Alternant avec les hémorragies, on observe assez souvent des écoulements aqueux, sans odeur, ressemblant tantôt à de l'hydrorrhée, tantôt à un suintement lochial intense ; d'après Vautrin, il faudrait attribuer cet écoulement à un œdème du réseau veineux qui entoure la capsule du fibrome nécrosé.

En même temps que ces troubles locaux, les malades se plaignent habituellement d'un mauvais état général : anémie, affaiblissement, amaigrissement rapide.

Vautrin admet que ces troubles sont en rapport avec la résorption des produits de nécrobiose ; il ne semble pas qu'il y ait dans ce cas de résorption bien active, en effet, nous avons vu que la nécrobiose est justement caractérisée par l'absence de destruction des éléments anatomiques et par la suppression presque complète de la circulation dans son intérieur. Aussi admettons-nous avec Bisch, que les altérations graves de l'état général fréquemment constatées dans les observations, sont dues surtout aux pertes de sang abondantes que l'on rencontre habituellement, aux douleurs et aussi à ce fait que les malades sont souvent obligées de rester au lit et de changer complètement leur genre de vie.

L'évolution de la gangrène septique peut se diviser en deux périodes :

La première période est caractérisée par des phénomènes de résorption putride ; elle dure tant que le foyer gangreneux reste isolé dans sa coque sans communication avec les cavités naturelles de l'organisme (utérus, péritoine, rectum).

La deuxième période est consécutive à l'ouverture du foyer gangrené hors des limites de la paroi utérine : alors aux phénomènes de résorption putride de la première période viennent s'ajouter divers symptômes variables suivant la voie par laquelle s'éliminent les tissus sphacélés.

Les troubles en rapport avec la résorption des produits putrides élaborés dans le foyer sphacélé, consistent surtout en fièvre, mauvais état général, troubles digestifs. La fièvre est à peu près constante dans le sphacèle des fibromes, nous l'avons trouvée signalée dans toutes les observations cliniques ; parfois elle ne s'installe qu'assez lentement, le plus souvent dès le début du sphacèle il y a élévation de la température. L'allure de la fièvre est d'ailleurs assez variable. Dans notre observation 47, la fièvre était assez régulière, la température atteignait tous les soirs 39°,5 et même 40° pour tomber le matin à 38°.

Dans un cas de Chadwick, la température présentait de grandes oscillations irrégulières, allant de 36°,5 à 39°,8.

Dans les deux cas de Quénu, la température assez irrégulière ne dépassait pas 38° à 38°,5.

D'ailleurs, à cette première période, la fièvre n'est pas continue, le plus souvent la température monte pendant quelques jours, puis redevient normale pendant plus ou moins longtemps.

La fièvre s'accompagne presque toujours de troubles digestifs très marqués : les malades se plaignent d'anorexie, de vomissements, de nausées. Les digestions sont difficiles ; après les repas, les malades se plaignent de pesanteur, de ballonnement abdominal, de coliques parfois très vives.

L'état général est parfois bon jusqu'à une période très avancée, le plus souvent dès que la tumeur est infectée, sous l'influence de la fièvre, des troubles digestifs, des douleurs, la santé s'altère rapidement ; les malades maigrissent, s'anémient, le teint devient pâle, plombé, parfois jaunâtre comme celui des cancéreux.

La période de résorption putride sans élimination peut durer très longtemps dans les cas de fibromes interstitiels gangrenés; dans les cas de fibromes sous-séreux, et surtout dans le cas de fibromes sous-muqueux, cette période est d'ordinaire assez courte en raison de la facilité avec laquelle les tissus gangrenés peuvent s'éliminer hors des parois de l'utérus.

Dans le cas de fibrome sous-muqueux sphacélé, la voie d'élimination habituelle est la cavité utéro-vaginale dont la tumeur n'est séparée que par une muqueuse presque toujours altérée, souvent ulcérée dès le début. Sur les 10 cas de gangrène de fibromes sous-muqueux, sans intervention chirurgicale, que nous avons réunis, tous les 10 ont abouti à l'élimination des produits sphacélés par la cavité utéro-vaginale; dans 9 cas, l'élimination s'est faite dans la cavité utérine, dans 1 cas, celui de Lewers, la tumeur sphacélée s'est ouverte directement dans le vagin en déterminant l'ulcération de la paroi postérieure du col de l'utérus. Dans un cas de Jacobs ayant donné lieu à une intervention, le mode d'élimination était le même.

Dès que le foyer gangreneux communique avec la cavité utérine, on voit survenir des pertes vaginales à odeurs extrêmement fétides. Parfois ces pertes surviennent progressivement d'une façon discrète et n'acquièrent que peu à peu des caractères très marqués d'abondance et de fétidité. D'autres fois, au contraire, on assiste à une véritable débâcle de liquides fétides, renfermant de nombreux détritus sphacélés. Ces écoulements sont constitués par un liquide sanguinolent plus ou moins visqueux, mélangé ou non à des caillots ou à des fibres organisées. Leur principal caractère est leur odeur extrêmement fétide, rappelant assez bien l'odeur des pertes qui surviennent dans le cas de cancer utérin.

Dans des cas exceptionnels, après l'ouverture du foyer cancéreux, les phénomènes de résorption putride diminuent, la fièvre devient moins forte, et la guérison peut même survenir au bout d'un temps plus ou moins long, par expulsion complète de la masse sphacélée. Cette évolution est absolument exceptionnelle, nous n'avons pu en retrouver que deux cas, celui de Cruveilhier et celui de Haynes, et encore dans ces deux cas, les observations sont peu explicites et il n'est pas sûr qu'il ne s'agisse pas simplement d'un polype sphacélé.

Dans l'immense majorité des cas, l'écoulement au dehors ne diminue pas sensiblement les phénomènes de résorption putride, la fièvre persiste, l'état général s'aggrave de plus en plus et les malades finissent par mourir avec des phénomènes d'hecticité.

Les fibromes sous-péritonéaux n'ont que peu de tendance à venir s'ouvrir dans la cavité utérine dont ils sont séparés par toute l'épaisseur de la paroi utérine ; plus souvent, ils rompent la barrière péritonéale et viennent s'ouvrir en pleine cavité séreuse.

Cette ouverture dans le péritoine peut s'effectuer brusquement avant que des adhérences protectrices aient eu le temps de se créer, elle détermine alors une péritonite suraiguë, comme dans les cas de Duncan (8) d'Orthmann (16), de Nicholson (13).

D'autres fois, l'ouverture se produit lentement, précédée par des adhérences protectrices, les débris cancéreux peuvent venir alors se déverser dans une cavité voisine. L'ouverture dans la vessie n'a pas été signalée, l'ouverture dans l'intestin a été signalée dans l'observation de Rotureau.

Dans d'autres cas, la péritonite peut survenir sans ouverture du foyer gangreneux, l'infection se faisant soit par voie lymphatique soit par simple transsudation à travers la séreuse altérée. Dans les observations de Doleris (1), de Veyssière (2), d'Hirigoyen (3), il y avait de la péritonite généralisée, bien que le foyer gangreneux ne fût nulle part en communication avec la cavité séreuse.

§ 4. — **Diagnostic.**

Le diagnostic des fibromes gangrenés est difficile à la première période, lorsque le foyer gangreneux est inclus dans la paroi utérine et ne traduit sa présence que par des phénomènes de résorption putride.

L'altération de l'état général, les troubles digestifs, les métrorrhagies se rencontrent dans toutes les dégénérescences des fibromyomes. La fièvre est un symptôme plus sûr, mais qui peut être dû à une foule de causes et n'implique nullement l'idée de gangrène. Cependant lorsque chez une malade atteinte de fibrome, on constate un mauvais état général accompagné de fièvre, il faut toujours penser soit à la gangrène, soit à la suppuration de la tumeur, et différer l'intervention le moins longtemps possible.

A la deuxième période, le diagnostic est beaucoup plus facile, il se fait presque sûrement sur la simple constatation de pertes fétides renfermant des débris sphacélés. Lorsque ce signe est constaté chez une femme atteinte de fibrome, on peut presque affirmer le diagnostic de suppuration ou de gangrène.

Un épithélioma du corps de l'utérus coexistant avec un fibrome, peut déterminer des pertes extrêmement fétides, renfermant des débris sphacélés. Nous n'insisterons pas sur ce diagnostic que nous avons déjà étudié à propos des polypes sphacélés. D'ailleurs, le diagnostic est peu important, puisque dans les deux cas, l'intervention doit être la même.

Un fibrome gangrené sous-muqueux chez une femme jeune, chez laquelle le diagnostic de fibrome n'a pas été fait auparavant, peut-être très difficile à distinguer d'une rétention fœtale de quelques mois. Dans le cas de Labat et dans celui de Jacobs, le diagnostic était très délicat en raison de l'âge des malades et de l'absence d'antécédents indiquant la présence d'un fibro-myome.

§ 5. — **Pronostic**.

Le pronostic de la nécrobiose simple dépend surtout de l'intervention : opéré de bonne heure, le fibrome nécrobiosé n'est pas sensiblement plus grave qu'un fibrome simple. Abandonné à lui-même, le fibrome nécrosé est au contraire d'un pronostic grave : d'une part, il détermine des troubles généraux et des métrorrhagies qui affaiblissent rapidement la malade, d'autre part surtout, il constitue un terrain tout préparé qui finit presque inévitablement par s'infecter et par aboutir à la gangrène.

Le pronostic de la gangrène est extrêmement grave, abandonné à lui-même, le fibrome gangrené aboutit très fréquemment à la mort, soit lentement par cachexie et hecticité progressive, soit brusquement par péritonite ou septicémie. Le pronostic est d'ailleurs très différent suivant qu'il s'agit de fibromes pédiculés, de polypes ou de fibromes non pédiculés toujours plus redoutables à cause de la difficulté de l'élimination des parties sphacélées et de la fréquence des complications.

Sur 63 cas de fibromes gangrenés non pédiculés que nous avons réunis, 41 se sont terminés par mort, soit une proportion de près de 66 p. 100.

La gravité du pronostic semble d'ailleurs notablement différente suivant le siège du fibrome :

La gangrène paraît être surtout grave dans les fibromes complètement interstitiels dont les 6 cas se sont tous terminés par mort.

Ensuite viennent les fibromes sous-péritonéaux dont nous avons trouvé 11 cas avec 9 morts et 2 guérisons, soit 80 p. 100 de morts.

Les fibromes sous-muqueux fournissent 46 cas de gangrène avec 26 morts et 6 guérisons, soit 56 p. 100 de morts.

Le pronostic des fibromes gangrenés traités chirurgicalement est un peu moins sombre :

Nous arrivons à un total de 42 opérations avec 24 morts et 18 guérisons soit 57 p. 100 de morts.

Les 3 fibromes interstitiels gangrenés se sont tous terminés par mort.

Les 5 fibromes sous-péritonéaux opérés ont donné 2 guérisons et 3 morts soit 60 p. 100 de morts.

Les 34 opérations pour fibromes sous-muqueux gangrenés fournissent 18 morts pour 16 guérisons, soit 53 p. 100 de mortalité.

Il est à remarquer que ces chiffres comprennent toutes les variétés d'opérations, nous verrons en étudiant le traitement des fibromes gangrenés que le pronostic varie notablement suivant le mode d'intervention et que notamment l'hystérectomie abdominale totale donne des résultats bien supérieurs à ceux que nous venons de signaler.

IV. — TRAITEMENT DES FIBROMES GANGRENÉS

Le traitement des fibromes gangrenés doit être étudié successivement :

1° Pour les polypes sous-muqueux ;

2° Pour les fibromes sous-péritonéaux pédiculés ;

3° Pour les fibromes non-pédiculés.

§ 1. — Traitement des polypes sphacélés.

Le traitement des polypes sphacélés a fait l'objet d'une longue discussion à la Société de chirurgie en mars-avril 1898. De cette discussion, il nous semble résulter que, d'une façon un peu schématique, nous pouvons diviser, au point de vue thérapeutique, les polypes sphacélés en trois groupes :

1° Polypes de petit ou de moyen volume implantés sur l'utérus par un pédicule assez grêle ;

2° Polypes volumineux implantés sur la paroi utérine, soit par un pédicule, soit par une assez large surface ;

3° Polypes sphacélés, accompagnés d'une volumineuse masse fibromateuse ayant conservé sa vitalité normale.

1° Polypes fibreux sphacélés de petit ou de moyen volume à pédicule assez grêle. — Le traitement extrêmement simple, consistera en section du pédicule suivi d'un abondant lavage intra-utérin à l'eau oxygénée, et de drainage de la cavité utérine.

Ces polypes s'accompagnent assez fréquemment d'inversion plus ou moins complète de l'utérus. Poncet, Bérard, Routier, Lejars en ont rapporté des observations, Bérard fait même remarquer à juste titre que, lorsque l'utérus est inversé, le pronostic est toujours moins grave, les produits septiques s'écoulant facilement et s'étant pas résorbés dans la cavité utérine comme lorsque le col est fermé sur le pédicule. L'inversion de l'utérus expose à la blessure de cet organe.

LEJARS (1), croyant couper le pédicule d'un polype sphacélé, sectionna la paroi utérine inversée et amincie et vit apparaître les annexes gauches ; il pratiqua alors l'hystérectomie vaginale qui fut simple et la malade guérit sans incident.

Pour un cas analogue, ROUTIER (2), ayant incisé la paroi d'un utérus inversé, enleva la plus grande partie de l'utérus sphacélé en faisant l'hémostase avec une sonde élastique placée à l'union du col et du vagin.

Dans les où l'on reconnaît une inversion utérine, il est indiqué d'enlever le polype sphacélé, de laver largement à l'eau oxygénée et de drainer le vagin sans réduire l'inversion qui favorise la détersion des produits gangrénés. Plus tard, lorsque les phénomènes infectieux ont disparu, on s'occupera de l'inversion qui sera d'ailleurs presque toujours facile à réduire une fois le polype enleve.

Si au cours des manœuvres opératoires la paroi utérine était blessée, il serait indiqué, à l'exemple de Lejars, de pratiquer l'hystérectomie.

Lorsqu'il n'y a pas inversion utérine, et c'est le cas habituel, le drainage utérin devra être fait avec le plus grand soin ; le drainage avec de la gaze est souvent illusoire parce que la mèche

(1) LEJARS, *Société de Chirurgie*, Paris, 6 avril 1898.
(2) ROUTIER, *Ibid.*, 31 mars 1898.

peut être fortement serrée dans le col, et déterminer de la rétention avec pénétration du contenu infecté de la cavité utérine dans
la paroi au niveau de la section du pédicule. Pour éviter cet
inconvénient, il est préférable de drainer avec un drain soit en
caoutchouc rigide, soit mieux en verre entouré ou non d'une
mèche de gaze.

**2° Polypes sous-muqueux sphacélés de gros volume, polypes
utéro-vaginaux de Pozzi.** — Il s'agit alors de ces polypes volumineux remplissant le vagin avec œdème des grandes lèvres,
compression de la vessie, du rectum, etc. Ici encore, il faut commencer par une intervention vaginale de propreté, en enlevant
par morcellement, à l'instrument tranchant, toutes les portions
accessibles de la tumeur. Cela fait, on peut se trouver en présence
soit d'un polype assez bien pédiculé, incomplètement sphacélé
vers sa base et dont le point d'implantation à la paroi est nettement limité, soit d'un fibrome gangrené sessile à large surface
d'implantation, laquelle commence à se sphacéler.

Dans le premier cas, on se contentera en général d'enlever la
tumeur sphacélée en sectionnant le pédicule, et on complétera
l'intervention comme précédemment par un grand lavage à l'eau
oxygénée suivi de drainage de la cavité utérine.

Cette simple ablation suivie de drainage donne en général de
très bons résultats pour les tumeurs pédiculées, même lorsque
ces tumeurs sont volumineuses, complètement sphacélées,
s'accompagnant de symptômes généraux graves.

Potherat, Lejars, Routier, Ricord ont ainsi obtenu des guérisons dans des cas de polypes énormes (plus de 2 kilogrammes),
chez des femmes présentant des symptômes graves de septicémie.

Le mauvais état général ne constitue donc pas une contre-indi-
cation, il constitue au contraire une indication opératoire pressante. Si la malade est en septicémie, le seul moyen de la sauver

est de supprimer le foyer sphacélé où s'élaborent les produits toxiques qui sont résorbés dans l'utérus et le vagin.

Lorsqu'il s'agit d'un fibrome gangrené sessile implanté sur la paroi utérine par une large surface qui commence à se sphacéler, l'enlèvement de la masse gangrenée peut souvent être insuffisant; si l'utérus lui-même est profondément infecté, l'infection pourra continuer à évoluer après excision du polype malgré les lavages intra-utérins consécutifs et la plaie répondant à l'implantation de la tumeur constituera une large surface d'absorption pour les agents septiques de la cavité utérine.

Dans un cas de M. Tuffier, les accidents septiques continuèrent à évoluer et enlevèrent la malade plusieurs jours après l'enlèvement d'un volumineux polype sphacélé.

Poncet et Bérard ont rapporté des observations analogues.

Dans ces cas de gangrène de fibromes sessiles, ou de polypes volumineux implantés sur la paroi utérine par un large pédicule, il sera préférable après avoir enlevé par morcellement la partie vaginale de la tumeur, de pratiquer l'hystérectomie vaginale qui supprime l'utérus infecté et permet le drainage de la cavité pelvienne.

3° Polypes sphacélés accompagnant une volumineuse masse fibromateuse ayant conservé sa vitalité normale. — Dans ces cas, un fait semble admis aujourd'hui par presque tous les auteurs, c'est qu'il faut enlever non seulement la partie sphacélée, mais encore l'utérus avec toute sa masse fibromateuse, les opérations incomplètes exposant à des accidents graves d'infection et de septicémie sur lesquels nous avons déjà longuement insisté.

La voie à suivre dépend du volume de la tumeur. Si la tumeur est peu volumineuse, ne dépassant pas le volume d'une tête d'enfant, l'hystérectomie vaginale qui expose moins à l'infection du péritoine, constitue l'opération de choix.

Si la tumeur est plus volumineuse, il faudra avoir recours à une double intervention : par le vagin, on enlève le polype sphacélé ; par la voie abdominale, on enlève l'utérus fibromateux.

Dans quel ordre doivent se succéder les deux temps de l'opération ?

Au premier abord, il semble logique d'enlever d'abord le polype par le vagin, puis de faire l'hystérectomie abdominale ; mais il faut se rappeler que tous les procédés d'hystérectomie abdomino-vaginale dans lesquels on commençait l'intervention par le vagin pour la terminer par l'abdomen, ont dû être abandonnés à cause des nombreux cas d'infection péritonéale, même lorsqu'il s'agissait de tumeurs non infectées ; à plus forte raison ici où l'on devrait faire remonter dans l'abdomen le pédicule toujours infecté du polype sphacélé, l'opération devra être considérée comme très dangereuse et exposant presque sûrement à l'infection du péritoine. C'est ce que montre d'ailleurs une observation de Bouilly (*Soc. de Chir.*, 12 août 1898).

Il s'agissait d'une malade qui présentait une tumeur sphacélée faisant saillie à la vulve, se continuant avec un fibrome remplissant tout l'hypogastre et les flancs et atteignant l'ombilic. Bouilly tenta d'abord d'enlever la tumeur par voie vaginale, l'ablation des parties sphacélées fut très laborieuse en raison de leur friabilité, et quand on arriva à la portion intra-utérine dure et consistante, il fut impossible de l'abaisser. Force fut alors de faire la laparotomie et d'inciser le tissu utérin, de morceler le fibrome dans l'abdomen et de terminer l'opération en enlevant la coque utérine par voie vaginale. La malade continua son infection et succomba trois jours plus tard.

Il semble donc préférable de faire les deux temps de l'opération dans l'ordre contraire, c'est-à-dire commencer par une laparotomie qui permet d'enlever la portion non infectée de la tumeur et terminer en enlevant la portion gangrenée par l'hystérectomie vaginale.

L'intervention par voie abdominale doit se borner au strict

nécessaire pour ne pas ouvrir le foyer septique, c'est-à-dire à la libération de toutes les adhérences, à la ligature des pédicules utérins et à la décortication de l'utérus jusqu'à son segment inférieur. S'il y a de volumineux fibromes sous-péritonéaux ou interstitiels, ils seront énucléés, mais la tumeur dont dépend la masse vaginale sphacélée devra être respectée de façon à ne pas ouvrir la cavité interne et à ne pas provoquer l'irruption dans la séreuse de produits gangrenés et putrides.

Dans la seconde partie de l'opération, l'utérus libéré de toutes ses attaches supérieures se laissera facilement abaisser et morceler par le vagin, et l'intervention se terminera avec le minimum de danger.

Dans un deuxième cas analogue à celui que nous avons rapporté plus haut, Bouilly suivit cette technique, et guérit sa malade.

§2. — Fibromes sous-péritonéaux pédiculés et sphacélés.

Les fibromes sous-péritonéaux sphacélés sont toujours justiciables d'enlèvement par voie abdominale.

Si la tumeur est bien pédiculée, on pourra se borner à l'enlever en sectionnant son pédicule et en conservant l'utérus.

Tuffier (*Soc. de chir.*, Paris) a enlevé un fibrome sphacélé attaché à la corne droite de l'utérus par un pédicule tordu. La malade guérit sans incident.

Lorsque la tumeur sphacélée s'implante sur l'utérus par une large base, il est indiqué d'enlever l'utérus, on fera l'hytérectomie subtotale, à moins que des écoulements purulents n'aient indiqué une infection de la cavité utérine.

§ 3. — Fibromes non pédiculés sphacélés.

Deux cas principaux peuvent se présenter :

a) Le foyer gangrené est resté interstitiel sans communication avec l'extérieur, surtout avec la cavité utérine, dans ces conditions on peut avec de grandes précautions supprimer l'utérus en une seule masse, sans ouvrir le foyer septique. L'intervention parfaitement exécutable par voie vaginale s'il s'agit d'une tumeur de petit volume, sera plus aisément conduite par voie abdominale en ayant soin seulement de n'employer comme extracteur aucun instrument qui puisse amener une perforation de la cavité septique. Dans ces conditions l'opération n'offre pas beaucoup plus de chances d'infecter le péritoine que l'extirpation d'un fibrome simple.

b) Lorsque le foyer septique est ouvert dans le canal utéro-vaginal, et c'est le cas habituel pour les fibromes sphacélés sous-muqueux, l'intervention est plus grave et plus difficile.

Quelques auteurs conseillent encore de ne pas intervenir, mais d'attendre l'élimination spontanée des produits sphacélés, on trouve partout les observations de Demarquay, Ziemssen, Braun, Chiari, Spoeth, relatant la guérison après expulsion spontanée des produits sphacélés.

Dans ces cas déjà anciens, il s'agit en réalité de l'expulsion spontanée de polypes gangrenés, et dans le cas de fibromes sphacélés non pédiculés, la guérison par expulsion spontanée est encore beaucoup plus rare. Nous avons réuni 21 observations de fibromes gangrenés dans lesquels le chirurgien n'est pas intervenu, il y a eu 17 morts et seulement 4 guérisons Cruveilhier (18), Haynes (19), Chadwick (28), Chadwick (29), soit une proportion de mortalité de près de 80 p. 100 et encore dans les 4 cas ci-dessus, la guérison n'a été obtenue qu'après une longue suppuration ayant mis en danger les jours des malades.

L'enlèvement du fibrome gangrené par morcellement sans hystérectomie constitue ici une détestable opération. La paroi utérine est toujours profondément infectée, l'enlèvement des parties sphacélées est toujours incomplet; après l'opération, en dépit de lavages répétés, l'infection continuera à évoluer et sera d'autant plus dangereuse que l'on aura ouvert une plus grande quantité de vaisseaux sanguins et lymphatiques dans lesquels se déversent à flots les produits septiques : aussi fréquemment l'opération est suivie presque immédiatement de l'apparition d'accidents d'infection très redoutables. Nous avons trouvé dix observations de fibromes sphacélés enlevés par morcellement sans hystérectomie. Dans deux cas, Gouilloud (1), Bérard (2), la guérison a été obtenue mais après une foule de complications et une suppuration de plusieurs mois.

Dans les 8 autres cas (3), l'ablation par morcellement a été suivie de mort, soit 80 p. 100 de mortalité, proportion légèrement supérieure à celle que donnent les fibromes sphacélés évoluant sans intervention.

La seule intervention indiquée est donc l'hystérectomie, reste à savoir s'il faut la faire par voie vaginale ou par voie abdominale.

La plupart des auteurs récents Vautrin (4), Guyotat (5), Lambret (6), conseillent l'hystérectomie vaginale qui expose moins à la contamination du péritoine, ou du moins, limite le danger à la portion pelvienne de la séreuse beaucoup plus résistante à l'infection. Mais dans la majorité des cas de fibromes gangrenés, l'hystérectomie vaginale nous paraît difficilement

---

(1) Gouilloud, Thèse Guyotat obs. 17.
(2) Bérard, *Bull. Soc. de Chir.*, Lyon, 1903.
(3) Cas de Schaeffer (30), Bousquet (33), Nicoll (34), Delestre (35), Moreau (36), Vincent (46), Jacobs (49), Berard (56).
(4) Vautrin, *Annales de Gynécologie*, 1898, p. 89.
(5) Guyotat, Thèse de Lyon, 1899.
(6) Lambret, *Echo médical du Nord*, 1903, p. 269.

praticable en raison du volume de la tumeur, de la difficulté du morcellement qui provoque souvent des hémorragies, des adhérences que la tumeur a contractées avec les organes abdomino-pelviens :

Vautrin (*Loc. cit.*, p. 106) ne put enlever par voie vaginale un volumineux fibrome sphacélé et dut reprendre l'opération par voie abdominale.

Lambret voulant enlever un fibrome sphacélé par voie vaginale, eut dès le début de l'opération une hémorragie très considérable qu'il arrêta très difficilement par tamponnement et dut enlever la tumeur par l'abdomen. Jacobs (Société belge de gynécologie, 1897), ne put enlever par voie vaginale un fibrome calcifié et suppuré dont le morcellement fut impossible.

Nous n'avons trouvé que 3 observations dans lesquelles un fibrome sphacélé non pédiculé ait pu être enlevé par hystérectomie vaginale : dans le cas de Lauwers (45), la malade guérit. Elle mourut dans les cas de Richelot (31) et de Lambret (58).

L'hystérectomie abdominale, plus large, plus claire, permettant la libération des adhérences s'il y en a et la ligature méthodique des pédicules vasculaires, paraît donc préférable à l'hystérectomie vaginale, sauf pour les petits fibromes gangrenés, sans adhérences qui pourront s'enlever par le vagin.

En raison de l'ouverture du foyer sphacélé et de l'infection de la cavité utéro-vaginale, l'opération se fait dans des conditions bien différentes de celles ordinaires des fibromes, et le pronostic est beaucoup plus sévère.

On a conseillé de désinfecter préalablement la cavité utérine par un curettage. C'est là une très mauvaise opération, le curettage est fatalement incomplet, incapable d'extraire tout le tissu sphacélé et il est très dangereux, car il ouvre de nombreux vaisseaux lymphatiques et sanguins et provoque presque immédiatement l'apparition d'accidents septicémiques très redoutables.

Par contre, il est très recommandable de désinfecter, quelques jours avant l'opération, la cavité utéro-vaginale par des injections abondantes et répétées d'eau oxygénée.

L'hystérectomie subtotale, opération de choix pour les fibromes simples, n'est guère praticable dans les fibromes sphacélés ; la section du col ouvrirait la cavité utérine pleine de produits septiques dont il serait presque impossible d'empêcher l'écoulement partiel, et en somme, pour les mêmes raisons qui dans les fibromes simples font préférer l'hystérectomie subtotale qui n'ouvre pas le vagin, nous devons employer dans les fibromes sphacélés l'hystérectomie totale qui n'ouvre pas l'utérus.

L'hystérectomie subtotale a été faite 8 fois pour fibromes sphacélés ; dans 7 cas : Chadwick (4), Boursier (15), Depla (37), Doyen (39), Cullingworth (40), Lauwers (53), Nicholson (13), elle a été suivie de mort. Jacobs, Vanderlinden et Bruck ont pratiqué l'énucléation de fibromes sphacélés, suivie de suture du pédicule à la paroi et ont obtenu deux guérisons.

Récemment, M. Polosson (1) a préconisé l'hystérectomie supra-vaginale à pédicule externe, pour le traitement des fibromes gangrenés du fond de l'utérus ; il procède de la façon suivante : Dès que la paroi abdominale est ouverte, l'utérus est attiré au dehors, une broche est placée au ras de l'ouverture abdominale, et une ligature élastique est passée au-dessus de la broche. On pratique alors la suture du péritoine, des plans musculo-aponévrotiques, puis de la peau ; quand l'abdomen est complètement refermé, l'utérus est sectionné au thermo-cautère hors de l'abdomen. Le volumineux pédicule conservé se sphacèle rapidement, M. Polosson conseille de l'extirper secndairement, 8 à 10 jours après l'opération.

Cette technique a donné 2 succès dans les 2 cas où M. Po-

<hr>

(1) POLOSSON, *Société de Chirurgie* de Lyon, 1903.

losson l'a employée ; bien que ce soit là un beau résultat, l'opération avec la suppuration inévitable et l'extirpation secondaire du pédicule‘ ne nous séduit guère, il nous semble qu'elle constitue non un progrès de technique, mais un recul de 15 ans dans la pratique chirurgicale.

L'hystérectomie abdominale totale nous parait donc constituer l'opération de choix dans le traitement des fibromes sphacélés ; c'est elle, en effet, qui a donné les meilleurs résultats. L'hystérectomie abdominale totale a été faite 16 fois pour des fibromes gangrenés, elle donna 7 morts : Édebohls (5), Édebohls (38). Hartmann et Mignot (6), Orthmann (16), Diksson (42), Jacobs (43), Quénu (51)-— et 9 guérisons : Martin (14), Gatti (17), Gatti (41), Vautrin (48), Quénu (52), Matthaei (60), Rochard (61), Launay (62), Launay (63), soit 56 p. 100 de guérison, c'est-à-dire un peu plus de la moitié.

Cette statistique peu brillante au premier abord, le devient beaucoup si on la compare aux 80 p. 100 de mortalités données par l'abstention ou par le morcellement des fibromes. De plus, il est à remarquer que 3 des cas de mort remontent à une époque déjà éloignée (les 2 cas d'Edebohls datent de 1871, et celui d'Orthmann de 1886) où l'asepsie était peu pratiquée, et la technique chirurgicale mal réglée. Si nous ne tenons compte que des opérations pratiquées depuis 15 ans, nous trouvons 33 interventions avec 4 morts : Dicksson (1893), Jacobs (1897), Hartmann et Mignot (1896), Quénu (1901) et 9 guérisons : Gatti (1895), Gatti (1895), Martin (1898), Vautrin (1898), Quénu (1901), Lambert (1893), Matthæi (1904), Rochard (1904), Launay (1904), Launay (1904).

Dans ces conditions, la proportion de mortalité tombe à 31 p. 100.

Divers détails de technique ont été proposés dans ces dernières années pour éviter l'infection du péritoine ; on a songé,

pour empêcher l'écoulement des produits septiques contenus
dans l'utérus, à oblitérer au préalable l'ouverture du col. Far-
jas a inventé, dans ce but, une serre-fine spéciale et Guéry a
proposé de fermer le col par quelques points de catgut.

Rochard conseille, après avoir sectionné les ligaments larges
et décollé le dôme vaginal en avant et en arrière, de placer sur
la partie supérieure du vagin, à droite et à gauche, deux pinces
en L qui se rejoignant sur la ligne médiane, bouchent complètement toute communication de l'utérus avec l'extérieur ;
deux autres pinces semblables sont placées 1 centimètre plus
bas, parallèlement aux premières de façon à oblitérer le conduit
vaginal. Le vagin est sectionné entre les deux pinces et un
surjet est placé sur la tranche vaginale avant enlèvement des
pinces inférieures.

Cette technique est évidemment très ingénieuse et très satisfaisante en théorie ; en pratique, nous croyons qu'elle sera le
plus souvent difficile à appliquer, en raison des dimensions, de
la friabilité du col, des difficultés qu'il y aura à décoller assez
loin le col vaginal.

D'ailleurs, nous croyons que le plus souvent on pourra suffisamment protéger le péritoine en ayant soin de garnir le champ
opératoire de compresses et de n'ouvrir le vagin que le plus tard
possible, après section et hémostase complète des deux ligaments larges ; l'utérus étant débarrassé de ses ligaments larges,
se laisse facilement attirer très haut, presque hors du ventre, et
peut être isolé du reste du champ opératoire par un lit de compresses qui seront changées immédiatement après désinsertion
de l'utérus et fermeture de l'orifice vaginal.

La question du drainage est intéressante, nous avons vu un
beau succès obtenu par M. Launay en drainant à la fois par le
vagin et par l'abdomen, cependant c'est là une pratique que
l'on ne peut conseiller que dans des cas exceptionnels, et
nous croyons que dans la majorité des cas il sera préférable de

fermer complètement l'orifice vaginal, de faire par-dessus
une péritonisation soignée et de drainer seulement par l'abdomen.

OBSERVATIONS DE FIBROMES NON PÉDICULÉS GANGRENÉS.

1° *Fibromes interstitiels gangrenés.*

1. Doleris, *Arch. Tocologie,* 1883, p. 134.— Sphacèle de plusieurs petits
fibromes interstitiels à la suite de tentative d'extraction d'un polype
fibreux inséré au fond de l'utérus. Mort par septicémie.

2. Lewers, *Guys Hosp. Rep.* 1841, v. VII. — Fibromes interstitiels
gangrenés après accouchement. Septicémie. Mort.

3. Hirigoyen, *Journal de médecine de Bordeaux,* 24 février 1884. —
Fibrome interstitiel gangrené à la suite d'accouchement. Mort par péritonite.

4: Chadwick, *Boston Med. and Surg. Journ.,* 22 avril 1897, p. 707. —
Fibrome interstitiel gangrené à la suite d'électrisation par la méthode
d'Apostoli. Hystérectomie supra-vaginale. Mort par infection générale.

5. Edebohls, *Americ. Journal of Obstetrics,* 1891, p. 620. — Fibromes
interstitiels gangrenés par galvanopuncture. Hystérectomie totale. Mort.

6. Hartmann et Mignot, *Annales de gynécologie,* juin 1896, —
Fibromes interstitiels gangrenés. Hystérectomie totale. Mort. Dans le
pus, bacilles courts, volumineux, anaérobies.

2° *Fibromes sous-péritonéaux gangrenés.*

7. Apostoli (*Union médicale,* 16 octobre 1886). — Fibrome volumineux
lobulé, remontant à 22 centimètres au-dessus du pubis. Galvano-punc
ture par ponction électrique intra-fibromateuse. Suppuration et gangrène
du fibrome. Mort.

8. Duncan (*Med. Times and Gazette,* 1885, p. 38). — Fibrome gangrené
ouvert dans le péritoine. Mort.

(1) Nous rapportons ici l'indication de tous les cas de gangrène de fibromes
non pédiculés que nous avons pu réunir, nous n'avons pas cru devoir
rapporter les cas beaucoup plus nombreux de gangrène de myomes pédiculés.

9. Rotureau (*Bull. de la Sociélé analomique*, 1842, p. 135). — Fibrome sous-péritonéal, gangréné et ouvert dans l intestin. Mort par septicémie.

10. Giraudeau (*Sociélé analomique*, 1882, p. 353). — Fibrome sous-péritonéal gangrené. Mort par septicémie et embolie gangreneuse. A l'examen anatomique, on reconnaît qu'il s'agissait d'une tumeur en partie calcifiée en voie de sphacèle.

11. Veyssière (*Sociélé analomique*, oct. 1873, p. 622). — Fibromes sous-péritonéaux sphacélés à la suite d'avortement. Mort par septicémie.

12. Pinault (*Sociélé analomique*, 1828, p. 5). — Fibrome sphacélé et suppuré avec perforation de la paroi abdominale. Mort par péritonite.

13. Nicholson (*Brilish Medic. Journ.*, 2 février 1895, p. 950). — Fibrome sous-péritonéal gangrené rompu dans le péritoine. Hystérectomie supra-vaginale. Mort par septicémie.

14. Martin (*Normandie médicale*, 1898, p. 371). — Fibrome sous-péritonéal gangrené. Hystérectomie totale. Guérison. A l'examen, on constate qu'il s'agissait d'un fibrome œdématié en voie de gangrène.

15. Boursier (Lasnier, Th. de Bordeaux, 1898). — Fibrome sphacélé à la suite de quatre séances d'électrisation. Hystérectomie sus-vaginale.

16. Orthmann, *Centralblall für Gynec.*, 1886, n° 45, p. 735. — Fibrome gangrené ouvert dans le péritoine. Hystérectomie abdominale. Mort.

17. Gatti, *Policlinica*, Roma, 1895, p. 324. — Fibrome sous-péritonéal gangrené après un avortement. Hystérectomie totale. Guérison.

3° *Fibromes sous-muqueux gangrenés.*

a) *Cas n'ayant pas donné lieu à une intervention chirurgicale* :

18. Cruveilhier, *Anat. path. génér.*, t. III, 656. — Fribrome gangrené sous-muqueux chez une femme de 45 ans. Elimination par le vagin. Guérison.

19. Haynes, *Amer. Journ. of Obst.*, New-York, 1887, p. 932. — Fibrome gangrené sous-muqueux chez une femme de 45 ans. Elimination par le vagin. Guérison.

20. Lawson-Tait, *Zeilschrift für Geburl und Gynäk.*, Bd XV. — Fibrome sous-muqueux, gros comme une tête de fœtus. A la suite de deux

séances d'électrisation, il se produit des douleurs vives, bientôt accompagnées de fièvre et d'élimination par le vagin de débris sphacélés. Mort par péritonite.

21. Agostini, *Montpellier médical*, 1885, p. 397.— Fibrome utérin sous-muqueux existant depuis plusieurs années. A la suite de cautérisations et d'électropuncture, fièvre, coliques utérines, puis expulsion de débris de fibrome sphacélé. Mort par septicémie au bout de un mois.

22. Labat, *Société anatomique*, 1880, p. 345. — Fibrome sous-muqueux gangrené expulsé en partie par le vagin. Mort par septicémie.

23. Lewers, *The Lancet*, 1900, p. 444. — Femme de 40 ans. Fibro-myome sous-muqueux gangrené en masse, et éliminé partiellement à travers la paroi postérieure du col. Nécrose. Mort par septicémie.

24. Giraudeau, *Société anatomique*, 1882, p. 353. — Fibrome sous-muqueux sphacélé chez une femme de 42 ans. Mort par septicémie.

25. Cockle, *Medical Times*, 1863, p. 697. — Fibrome sous-muqueux sphacélé faisant saillie dans la cavité utérine. La trompe dilatée avait laissé passer du liquide purulent de la cavité utérine dans la cavité péritonéale, ayant déterminé une péritonite mortelle.

26. Zweifel, *Leçons de gynécologie clinique*, Berlin, 1892. — Fibrome sous-muqueux gangrené à la suite de traitement électrolytique.

27. Stuart Nairne, *Provinc. med. Journ.*, 1891, p. 110-112. — Fibrome sous-muqueux gangrené à la suite d'électrisation. Mort.

28. Chadwick, *Boston med. Journ.*, 22 avril 1897. — Fibromes gangrenés à la suite de galvano-puncture. Elimination par le vagin.

29. Chadwick, *Ibid.* — Fibrome gangrené à la suite de galvano-puncture. Elimination par le vagin.

b) *Cas de fibromes sous-muqueux gangrenés ayant donné lieu à une intervention* :

30. Schoeffer, *Société de gynécologie de Berlin*, 11 décembre 1891. — Fibrome sous-muqueux sphacélé à la suite d'électro-thérapie. Extirpation par morcellement. Mort.

31. Richelot, *in* thèse Guery, p. 93. — Fibrome sous-muqueux gangrené. Hystérectomie vaginale très laborieuse à cause du volume de l'utérus. Mort le lendemain par syncope.

32. Vanderlinden et Buck, *Bull. acad. royale de méd. belge*, 1896, p. 888. — Fibrome sous-muqueux partiellement gangrené. Laparotomie, énucléation de la tumeur sphacélée et fixation du moignon utérin à la paroi abdominale sur tout le pourtour de l'incision. Guérison après une longue suppuration.

33. Bousquet, *Bull. et Mémoires de la société de chirurgie de Paris*, 2 mai 1898. — Fibrome sphacélé sous-muqueux et sarcome de l'ovaire. Le 28 mars 1898, laparotomie et enlèvement de l'ovaire sarcomateux sans toucher au fibrome. A la suite de l'opération, douleurs, fièvre, écoulement de liquide et de débris sphacélés. Enlèvement par morcellement d'une énorme masse sphacélée intra-utérine. Mort par septicémie.

34. Nicoll, *New-York med. Journal*, 1882, p. 178. — Fibrome sous-muqueux. Enlèvement par morcellement. Mort par septicémie.

35. Delestre, *Société anatomique*, 18 mars 1898.— Fibrome sous-muqueux gangrené. Ablation par voie vaginale. Mort.

36. Moreau, *Société anatomique*, 1850, p. 364. — Fibrome sous-muqueux gangrené quinze jours après un accouchement chez une femme de 22 ans. Enlèvement par morcellement. Mort par septicémie.

37. Depla, *Presse médicale belge*, 25 février 1896. — Fibrome sous-muqueux sphacélé. Hystérectomie sus-vaginale. Mort. L'examen bactériologique de la tumeur montre la présence de colibacilles purs.

38. Edebohls, *American Journal of obstetrics*, 1871, p. 620.— Fibrome sous-muqueux gangrené à la suite de galvano-puncture. Hystérectomie abdominale totale. Mort.

39. Doyen, *Archives provinciales de chirurgie*, 1892. — Enorme fibrome sphacélé. Hystérectomie abdominale à pédicule externe. Mort.

40. Cullingworth, *Transact. of obstet. Society*, 1894, p. 268.— Hystérectomie sus-vaginale. Mort. Fibrome sous-muqueux gangrené.

41. Gatti, *Policlinica Roma*, 1895, p. 328. — Fibrome sous-muqueux œdématié et en voie de gangrène et de suppuration. Hystérectomie totale. Guérison. L'examen du pus montra la présence de staphylocoque pyogène blanc.

42. Dicksson, *Berlin. klin. Woch.*, 11 juin 1895.— Hystérectomie abdominale pour gangrène d'un fibro-myome sous-muqueux de la paroi utérine postérieure, chez une femme de 70 ans. Morte le quarante et unième jour par débilité cardiaque.

43. Jacobs, *Société belge de gynécologie*, 1897. — Fibrome putréfié de la grosseur d'une tête d'adulte, faisant saillie dans la cavité utérine, les incrustations calcaires de la tumeur s'opposant à son enlèvement total par voie vaginale, laparo-hystérectomie. Mort par septicémie.

44. Jacobs, *Société belge de gynécologie*, 1898, p. 9. — Fibrome utérin partiellement sphacélé, faisant saillie dans la cavité utérine. Hystérectomie supra-vaginale. Guérison.

45. Lauwers, *Société belge de gynécologie*, 1897. — Fibro-myomes multiples, dont un gangrené. Épithélioma avancé de la muqueuse utérine. Hystérectomie vaginale.

46. Vincent, *in* thèse Guyotat, Lyon, 1899. — Myome-sous-muqueux gangrené. Ablation par morcellement en deux séances. Mort par septicémie au bout de quatre jours.

47. Gouilloud, *in* thèse Guyotat, Obs. 47. — Fibrome utérin sphacélé, extrêmement volumineux, remontant jusqu'aux fausses côtés. Ablation par morcellement. Suppuration pelvienne incisée et drainée par voie vaginale. Guérison.

48. Vautrin, *Sem. gynécolog.*, 20 septembre 1898, p. 301. — Fibrome sous-muqueux gangrené. Hystérectomie totale. Guérison.

49. Jacobs, *Bull. de la Société belge de gyn. et d'obstétrique*, 1901, n° 41. — Fibrome sous-muqueux gangrené. Enlèvement par morcellement. Hystérectomie totale secondaire. Mort.

50. Jacobs, *Bull. de la Société belge de gynécologie*, 1901, n° 3. — Fibrome sphacélé de la portion sus-vaginale, col ayant amené la nécrose de la paroi vaginale. Ablation par l'abdomen sans hystérectomie, ouverture de la vessie et section de l'uretère. Implantation vésicale de l'uretère. Guérison.

51. Quénu, *in* thèse Bisch. — Fibrome sous-muqueux gangrené. Hystérectomie abdominale totale. Mort. L'examen histologique montre un épithélioma pavimenteux de la muqueuse utérine ayant envahi le fibro-myome gangrené.

52. Quénu, *in* thèse Bisch. — Fibrome sous-muqueux gangrené. Hystérectomie totale. Guérison. L'examen histologique montre un épithélioma de la muqueuse du corps utérin ayant envahi le fibro-myome gangrené. Malade revue au bout de deux ans en bonne santé.

53. Lauwers, *Semaine gynécologique*, 5 janvier 1904. — Fibrome sous-muqueux du poids de 5 kilogrammes complètement putrifié. Hysté-

rectomie subtotale. Mort par septicémie. L'examen bactériologique de la tumeur montre la présence de coli-bacille et de staphylocoque.

54-55. Pollosson, *Bull. Soc. Chirurgie*, Lyon, 1903. — Deux cas de volumineux fibromes sous-muqueux sphacélés faisant saillie dans la cavité utérine. Hystérectomie supra-vaginale à pédicule externe. Extirpation secondaire du pédicule. Guérison.

56. Bérard, *Bull. Soc. de chirurgie*, Lyon, 1903. — Fibrome sous-muqueux sphacélé faisant saillie dans la cavité utérine. Enlèvement par morcellement. Mort par septicémie.

57. Bérard, *Ibid.* — Fibrome sous-muqueux sphacélé gros comme les deux poings, faisant saillie dans la cavité utérine. Enlèvement par morcellement. Guérison.

58. Lambret, *Echo médical du Nord*, 1903, p. 269. — Fibrome sous-muqueux sphacélé remontant jusqu'à l'ombilic. Hystérectomie vaginale. Mort par septicémie le troisième jour.

59. Lambret, *Ibid.* — Volumineux fibrome sphacélé remontant à trois travers de doigt au-dessus de l'ombilic. L'hystérectomie vaginale est tentée, mais ne peut être faite à cause d'une hémorragie très considérable survenue dès qu'on commence à morceler la tumeur. Hystérectomie abdominale totale. Guérison après suppuration assez longue.

60. Matthjei, *Soc. d'obstét. de Hambourg*, 19 avril 1904. — Fibrome sous-muqueux sphacélé du volume d'une tête d'adulte. Hystérectomie,

61. Rochard, *Société de chirurgie*, Paris, 26 juillet 1904, p. 778. — Fibrome sous-muqueux gangrené. Extirpation de l'utérus en vase clos à l'aide de pinces en L placées sur le vagin. Guérison.

62. Launay, Observation rapportée plus haut. — Fibrome sous-muqueux nécrobiosé avec sphacèle partiel. Hystérectomie abdominale totale. Guérison.

63. Launay, *Ibid.* — Volumineux fibrome complètement sphacélé en voie d'élimination par le vagin. Hystérectomie abdominale totale. Guérison.

CONCLUSIONS

Après avoir étudié au point de vue anatomique et clinique les principales dégénérescences des fibro-myomes de l'utérus, il reste à résumer en quelques lignes les parties les plus importantes de l'histoire de ces dégénérescences en déterminant : 1° quelle est la proportion des fibromes dégénérés par rapport aux fibromes sains ; 2° quelle est la proportion relative de chaque dégénérescence ; 3° quelle est l'époque de l'apparition de ces dégénérescences.

1° Si nous résumons ce que nous avons dit en étudiant la fréquence des diverses variétés de dégénérescences, nous trouvons que sur 100 fibromes il y en a un peu plus de 30 dégénérés. Cette proportion concorde à peu près avec celle indiquée dans la plupart des grandes statistiques de Lauwers, Jacobs, Noble, Martin, etc. ;

2° Quant à la proportion relative des diverses dégénérescences, nous trouvons :

Sur 100 fibromes altérés :

33 cas de dégénérescence fibreuse ;

10 cas de dégénérescence calcaire ;

25 cas de dégénérescence œdémateuse ;

6 cas de dégénérescence sarcomateuse ;

9 cas de coexistence de fibrome et d'épithélioma ;

4 cas de nécrobiose ;

3 cas de suppuration ;

3 cas de gangrène ;

7 cas de tumeurs fibro-kystiques.

3° Le pronostic de ces diverses dégénérescences est évidemment très variable, il n'y a aucune comparaison à établir entre la dégénérescence fibreuse par exemple et la dégénérescence sarcomateuse ou la gangrène ; mais quelle que soit la dégénérescence, elle est l'indice d'un trouble grave dans la vascularisation et la nutrition de la tumeur, partant elle assombrit toujours le pronostic sinon par sa gravité propre, tout au moins par la possibilité de complications ultérieures dont elle favorise l'apparition.

4° Toutes les dégénérescences, sans exception, présentent leur maximum de fréquence entre 40 et 55 ans, c'est-à-dire aux environs de la ménopause. Sur ce point, les chiffres tirés de l'étude des dégénérescences sont confirmés éloquemment par les statistiques chirurgicales (celles de Péan, Bouilly, Martin, Lauwers, Jacobs, Quénu, entre autres) qui montrent que c'est presque exclusivement entre 40 et 55 ans que les femmes viennent réclamer une intervention chirurgicale.

Nous en arrivons à cette conclusion que si dans quelques cas la ménopause amène une amélioration dans les troubles fonctionnels, ou même exceptionnellement une diminution des fibromes, la période qui précède la ménopause est une période dangereuse, presque constamment elle amène une augmentation des douleurs et des troubles fonctionnels ; dans près d'un cas sur trois, elle détermine des dégénérescences et des transformations qui assombrissent gravement le pronostic des fibromes.

La ménopause et la période qui la précède représentent, suivant l'expression du professeur Jacobs, l'âge critique des myomes ; loin de compter sur une amélioration, il est indiqué, toutes les fois que la chose est possible, d'opérer les malades avant cette période de troubles et de complications, alors que l'intervention est encore simple et peu dangereuse.

TABLE DES MATIÈRES

22-2-05. — Tours, imp. E. Arrault et Cⁱᵉ.

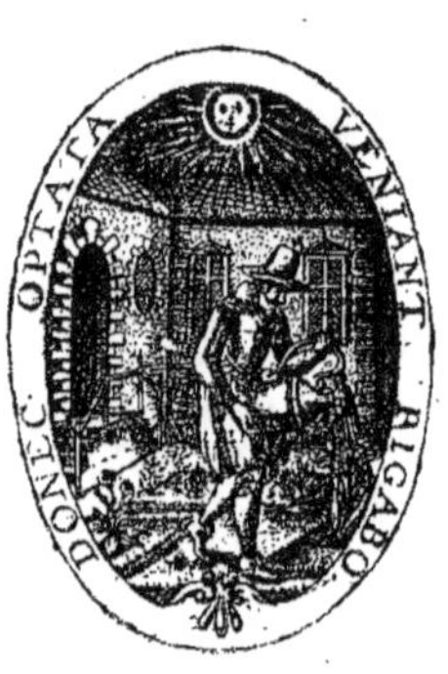

30-11-04. — Tours, Impr. E. ARRAULT et Cⁱᵉ.

9 782016 137178